臟 象 學

한의학박사 朴 贊 國 編譯

成 輔 社

譯 者 序

臟象學이라 함은 인체의 구조보다는 인체의 기능을 파악하려는 학문이다. 그러나 구조물이 없으면 事物을 인식할 수 없으므로 形體가 있는 五臟을 빌어 그 기능을 탐지할 수밖에 없다.

人體 內에는 五臟六腑가 있는데 五臟은 五神(魂·神·意·魄·志)을 藏하고 있어 人體生理가 꾸준히 이루어지는 원동력이 되고, 十二經絡이 五臟六腑에 뿌리를 두고 身體 밖으로 흐르므로, 이 經絡을 따라 氣와 血이 運行되어 人體生理의 平衡이 이루어지고 있다.

萬物은 常이 있으면 반드시 變이 있는 法이다. 常은 시간의 흐름에 따라 變하고 있으니 오히려 시간에 따르는 變이 그 常이 될 수 있다.

우리가 人體의 生理를 연구하고자 하는 것도 고정불변의 常을 연구하려는 것이 아니고 시간과 환경에 따라 변하고 있는 그 常을 연구코자 하는 것이다. 인체에서 변하는 常을 연구하는데 五臟과 六腑, 氣血과 經絡 등으로 나누어 五臟을 세밀하게 설명하는 것을 "臟象學"이라고 한다.

우리가 직접 內經이나 難經을 읽고 이해한다면 말할 나위가 없겠지만 그렇게 이해하려면 많은 시간이 걸리므로 本書를 펴내게 된 것이다.

本書는 內經·難經·傷寒論 등의 基本書를 基礎로 하고 現代的 研究를 참고하여 東西醫學의 융합을 시도하기도 하였다. 그러나 東西醫學의 융합에는 별다른 성과가 보이지 않고 단지 內經 등의 理論書를 알아보기 쉽게 정리하였다는데 보다 더 큰 意味가 있다.

本書는 臟象을 이해하는데 많은 도움이 될 것이며 또한 內經을 연구하고자 하는 이에게도 많은 도움이 될 것이다. 물론 本書에도 많은 미비점이 있지만 이러한 책이 나온 것을 보면 이미 內經에 대한 연구가 어느 정도였는지를 짐작할 수 있다. 단순히 남의 연구를 보고 이를 비평하거나 이용하려고만 하지 말고 우리도 스스로 古典을 연구하여 이와 같은 지식의 產物이 많이 출판되기를 바란다.

譯者는 아직 힘이 미치지 못하므로 단순히 本書를 번역하여 앞으로의 연구에 보탬을 삼고자 한 것이니 현명하신 독자들의 양해를 구할 따름이다.

끝으로 本書의 번역에 동참하여 많은 고생을 한 성보사 편집부 朴文亨 양과 출판에 여러가지로 격려와 채근을 아끼지 않으신 裵秉哲 사장님께 감사드립니다.

1992. 2. 10

朴 贊 國

目　　次

槪　論

第一章　氣·血·津液

第一節　氣

第二節 血

第三節 津 液

第四節 氣·血·津液의 상호관계

第二章 經 絡

第一節 經絡의 槪念과 經絡系統의 構成

第二節 十二經脈

第三節 奇經八脈

第四節 經別・別絡・經筋・皮部

第五節 經絡의 生理機能과 病理上의 作用

第六節 診斷과 治療에서의 經絡의 應用

第三章 臟 腑

第一節 臟腑의 위치·형태 및 기본기능

第二節 臟腑와 臟腑 사이의 관계

第三節 臟腑와 情志活動의 관계

第四章 形體·官竅

第一節 形 體

第二節 官 竅

第五章 體 質

第一節 體質의 개념 및 체질학설의 형성과 발전

第二節 體質의 분류

第三節 체질의 形成・유형의 固定 및 變化

概　　論

一. 臟象學의 特性과 基本內容

(一) 臟象學의 特性

「臟」字는 고대에 "藏"이라 썼는데, 신체내부의 형태를 갖춘 組織器官을 가리키며, 「象」은 신체의 외부로 나타나는 각종 생리기능적 활동의 徵象을 가리키는 말이다. 臟象學은 인체의 조직구조 및 생리기능을 연구하는 학과이며, 한의학 특유의 인식방법에 따라 인체의 정상적 생리기능의 활동규율과 아울러 이러한 생리활동과 외부환경과의 상호관계를 연구하는 전문학과이다.

인체의 구조와 기능은 매우 복잡하지만, 生命現象은 完整한 생동하는 유기체에서 구체적으로 실현된다. 인체의 구조와 기능은 밀접한 관계가 있으나 臟象學은 형체의 구조에 대한 세밀한 분석을 중요시하지 않으며, 臟象學이 표방하고 있는 인체의 정상적인 생리활동의 규율이란 생명활동에서 나타나는 각종 徵象에 근거하여 유기체의 내부에서 일어나는 실제활동을 개괄하고 해석한 것이다. 그러므로 臟象學을 해부실험과 세포조직의 관찰 등 微視的 분석방법으로 이해된 생명활동의 機制와 동일시해서는 안된다.

臟象學은 臟腑·經絡·形體·官竅·氣血津液의 생리기능을 연구하는 한편, 총체적으로 조직기관의 복잡한 내재적 관계 및 정연하게 상호협조하는 그들의 활동규율을 밝히고, 아울러 氣候·氣象·地理 등의 외부환경요소가 유기체의 생리활동에 미치는 영향도 중시하였다.

臟象學은 한의학이론체계의 중요한 일부로서 가장 기초적인 학과이다.

(二) 臟象學의 기본내용

臟象學은 인체 각 부분의 형태구조, 생리적 특성 및 기능의 활동규율을 氣血津液·經絡·臟腑·形體官竅·體質 등 5個部分으로 나누어 논한다.

氣血津液은 인체가 생존하는데 필요한 기본물질이다. 本章은 주로 氣·血·津液의 生成·機能·운행규율 및 상호관계를 연구하고, 氣·血·津液이 臟腑機能活動의 물질적 기초일 뿐만 아니라 장부기능활동의 產物임을 설명한다.

經絡은 인체의 上下와 表裏를 소통하고 臟腑와 官竅를 연결지으며, 氣血을 유통시키는 체계적 조직구조이다. 本章은 주로 經絡體系의 구성 및 분포·주행방향·交接規律·循行路綫·生理機能, 病理·診斷·治療에서의 응용을 論한다.

臟腑는 五臟·六腑·奇恒之府를 포괄한다. 본장에서는 주로 臟腑의 부위·형태·생리기능과 臟腑 사이의 상호관계, 臟腑와 精神情志活動의 관계를 서술한다.

形體官竅에서 "形體"는 皮·肉·筋·骨·脈을 가리키고, "官竅"는 耳·目·口·鼻·舌·咽喉·前陰·後陰을 가리킨다. 형체관규는 인체에서 정해진 기능을 하는 조직기관으로서 臟腑經絡의 기능활동과 밀접한 관계가 있다. 주로 형체관규의 기본구조·생리기능 및 臟腑經絡과의 구체적 연결체계를 서술한다.

體質이란 群體에 대하여 個體가 형태구조·생리기능 및 외계에 대한 반응에 있어서 갖는 특이성이다. 本書는 체질의 기본개념·형성·정착·발전과정·분류 등을 논함으로써 체질에 대한 연구가 개체의 생리적 특성을 인식하고 發病傾向을 판단하여, 개체에 맞는 적절한 치료를 하는 데 중요한 意義가 있음을 밝힌다.

(三) 臟象學을 연구하는 목적과 意義

臟象學은 정상적인 인체의 形態와 機能에 대한 연구를 주요과제로 하는 학과이므로, 臟象學을 연구하는 근본목적이란 전면적·심층적으로 생명의 물질구조·활동규율을 알아 내는 것이다.

臟象學은 한의학이론체계의 주요부분이며, 기초과목으로서 기타 한의학과와 긴밀한 관계를 갖는다. 인체의 器官·形態·機能을 정확히 인식해야만 그 병리과정과 변화기제를 이해할 수 있으며, 정확한 인식이 없으면 정상과 이상 즉, 生理와 病理를 판단할 수 없으므로 임상에서 辨證·診治 등을 할 수 없다. 그러므로 淸代의 醫家인 唐容川은 "業醫不知臟腑, 則病原莫辨, 用藥無方"이라 하였다. 결국, 臟象學에 대한 학습은 病因病機學·診斷學·辨證學·豫防治療學 등 한의학기초를 닦기 위한 발판이다.

臟象學은 인체생리활동의 규율뿐만 아니라, 이론의 독특성으로 인해 생명현상을 관찰하고 인식하는 특수한 방법을 제시해 준다. 미래는 생명과학의 시대라고도 말하는데, 현재까지의 인간의 생명과정에 대한 우리의 인식에는 많은 미지수가 존재하고 있다. 거의 백년에 걸친 세계의학발전사는 조직형태의 구성요소를 분석하는 방법으로 인체를 고립된 부분으로 해부한 다음, 고립된 부분의 규율을 찾아내고 고립된 부분을 다시 더하여, 전체적 생명활동의 규율과 동일시하였으므로 왕왕 미흡한 면이 있었음을 분명하게 보여준다. 인체에 대한 臟象學의 관찰과 연구는 정상적 생리활동을 파괴하지 않는다는 전제하에서 진행된다. 整體的으로 인체를 파악하고자 하여 인체를 자연계의 時空에 투영하고 인체내외환경의 全體的 변화규율을 탐색하였으므로, 비교적 합리적으로 인간과 자연·유기체와 기능·형체와 정신간의 복잡한 관계를 인식할 수 있었다. 현대과학이 부단히 발전함에 따라 整體的으로 인체를 파악하는 臟象學의 인식방법은 점차 학술계에서 중시되고 있다. 따라서 장상학에 대한 깊은 연구는 생명현상의 비밀을 밝히고 광활한 사고의 영역을 개척하는 데 도움을 주리라는 것을 알 수 있다.

二. 臟象學의 形成과 發展

(一) 臟象學의 形成

臟象學은 오랜 역사적 과정을 거쳐 형성되었으며 그 기원은 의료활동의 시작시기까지 거슬러 올라간다. 春秋戰國時代에서 西漢年間에 걸쳐 형성된, 현존하는 最早의 醫學經典文獻인 《黃帝內經》에서 최초로 주요골격이 갖추어지고 이론적인 체계가 잡혔으며, 후대에 점차 발전하여 완전하게 되었다. 臟象學形成의 역사적 과정을 살펴보면 고대인과 醫家들의 장기간에 걸친 생활관찰, 반복된 의료행위, 고대의 해부경험 및 고대철학사상 등이 영향을 미치고 있다.

1. 生活觀察

의학의 기원은 인류 생활과 관계가 있으며, 臟象學의 기원과 형성도 장기간에 걸친 생활 속에서의 관찰과 불가분의 관계를 맺는다. 예를 들면 매일 음식을 섭취하던 중 지나치게 먹으면 복부가 脹滿하므로 음식을 받아들여 腐熟하는 胃가 복부에 있으며, 음식을 적게 섭취하면 수척해지고, 여러 날 먹지 않으면 기력이 쇠진하며 심하면 사망함을 알게 되었다. "음식을 섭취하지 않으면, 반나절만에 氣가 쇠진하고 한루만에 氣가 줄어든다(穀不入, 半日則氣衰, 一日則氣少矣)"《靈樞・五味》. 이러한 일상적 현상과 해부하여 드러난 胃腸道의 실제모습을 결합시킴으로써 점차 "胃爲水穀之海", "人以胃氣爲本", "五臟者, 藏精氣而不瀉也……", "六腑者, 傳化物而不藏." 說 및 胃로 음식이 들어가서 어떻게 淸・濁이 분별되어 精氣가 넘치게 되고, 營・衛・氣・血・津液을 化生하는가에 대한 이론이 성립되었다. 예를 들면, 어린이가 울 때 눈물을 흘리며 기침을 하므로 肺가 "悲"를 주관하며, 液은 "涕"이고, 變動은 "咳"임을 인식하였다. 또한 생활 속에서 "肺得水而浮, 肺熟而復沉"《難經》함을 발견하여 간단한 실험으로써 "肺藏氣"이론을 증명하였다. 《靈樞・五癃津液別》에 의하면 古人은 날씨가 寒冷한 계절에 小便量이 많아지고 땀이 적게 나며, 날씨가 무더운 계절에 땀이 많이 나고 소변량이 적어짐을 관측하였다. 이로써 인체의 진액대사와 계절기후의 변화가 밀접한 관계가 있음을 인식하였다. 經絡現象의 발견 역시 생활관찰과 관계가 있다. 인체에 白色綫狀의 "航迹雲"현상이 나타나거나 肢體의 어떤 부위(穴位)를 누르면, 綫條狀放射性의 酸・痲・脹한 감각을 느낀다. 이는 실제로 후세에 이른 바 "經絡循經感傳"현상이다. 이러한 현상의 우연한 발견은 점차 축적되어 經絡學說이 형성되도록 방향을 제시하였다.

2. 古代의 解剖實踐

원시공동사회 시대에는 도살시킨 동물과 전쟁에서 잡은 포로를 이용해 동물과 인체의 내부기관을 관찰하고 이해하였다. 이는 해부학의 기원이며 인체에 대한 인식의 발단이나, 당시 동물과 인체를 해부・관찰한 행위는 의식적인 의료활동이 아니었다. 도살의 직접적인 목적은 제사와 양식이었으며, 관찰과 인식은 부수적이고 우연한 행위였다. 인류의 지식발전과 질환치료의 필요에 따라 동물과 인체의 內臟에 대한 관찰은 점차 자각적인 인식활동이 되었다. 《漢書·王莽傳》에 "王莽이 翟義의 무리를 베고서 太醫 尙方과 노련한 백정을 시켜 가죽을 벗겨 五臟을 측정하고, 대죽으로 脈을 짚어 가서 그 시작과 끝을 알아내고는 병을 치료할 수 있겠다고 하였다(莽誅翟義之徒, 使太醫尙方與巧屠共刳剝之, 度量五臟, 以竹筳導其脈, 知所終始, 云可以治病)."고 기록되어 있다. 이는 중국역사상 最早의 인체해부에 대한 사실기록이다.

《內經》시대에 이미 시체해부가 인체를 인식할 수 있는 중요한 방법임을 자각하였다. 《靈樞·經水》에서 "若夫八尺之士, 皮肉在此, 外可度量切循而得之, 其死, 可解剖而視之, 其藏之堅脆, 府之大小, 谷之多少, 脈之長短, 血之淸濁, 氣之多少, 十二經之多血少氣, 與其少血多氣, 與其皆多血氣, 與其皆少血氣, 皆有大數"라 하였다. 인체의 骨骼·血脈의 길이·내장기관의 위치·크기와 용량 등에 대한 《內經》의 記載는 기본적으로 실제상황과 부합한다. 예를 들면 《靈樞·腸胃》에서 食道와 腸의 比를 1:35로 한 기록은 현대해부학의 1:37과 매우 근접한다. 《內經》의 기록은 서양 最早의 네오나르도 다빈치(1452~1519)의 인체해부보다 1,500년 정도 빠르다. 血液의 循環에 관해 《內經》에 "心主身之血脈"《素問·痿論》說이 있고, 혈액의 經脈循環에 대해 孫脈에 가득 차면 絡脈으로 들어가고 絡脈에 가득 차면 大經脈으로 흘러들어가 "流行不止, 環周不休"한다고 인식하였다. 이러한 論述은 天才的 假說에 속하나 확실히 대단한 가치가 있다.

인체를 해부하고 直觀的 관찰을 하여 人體內臟組織器官의 위치와 구조를 이해했을 뿐만 아니라 조직기관의 주요기능 및 유기체의 생명활동이 갖는 의의를 인식하였다. 해부실험을 통해 얻은 지식은 臟象學의 일부를 형성했을 뿐만 아니라 臟腑生理活動規律에 대한 표면적 관찰에서 심도있는 인식을 가능케 하는 중요한 기초가 되었다.

3. 반복된 醫療活動

인류가 생활하기 시작하면서부터 의료활동도 시작되었으며, 장기간에 걸친 의료경험이 축적되어 臟象學形成의 풍부한 기초가 되었다.

甲骨文의 考證에 의하면, 일찌기 殷代에 이미 질병을 인식하여 疾首·疾目·疾耳·疾鼻·疾身 등과 같이 주로 신체부위에 따라 질병의 명칭을 정했음을 알 수 있다. 戰國時代에 이미 일정한 진료방법으로 장부조직에서 일어나는 病理變化를 인식할 수 있음을 이해하였다. 예를 들면, 《周禮·天官》에서 "以五氣·五聲·五色視其死生, 兩之以九竅之變, 參之以九臟之動."이라 하였다.

針刺와 導引術의 성행도 臟腑와 經絡에 대한 인식에 도움을 주었다. 《靈樞·背腧》에 "欲得而驗之, 按其處, 應在中而痛解"라는 기록이 있다. 內臟에 병이 있을 때, 체표의 어떤 部位를 누르면 反應點이 나타나고 통증은 즉시 누그러진다. "五臟에 病이 있으면 十二原의 部位에 반응이 나타난다……原穴의 성질을 알 수 있고, 穴位에 나타난 반응을 관찰하여 五臟의 病態를 알 수 있다(五臟有疾也, 應出于十二原……明知其原, 睹其應, 而知五藏之害矣)"《靈樞·九針十二原》. 古代의 醫家들은 審·切·循·捫·按 등의 방법으로 오랫동안 의료행위를 하던 중 인체의 체표에서 大量의 "點" 즉 穴位를 발견하였다. "點"에 針刺하여 內臟의 질환을 치료하였으며, 나아가서 穴位에 內臟과 연결되는 통로가 존재하리라는 추측을 하게 되었다. 일정량의 "點"이 연결된 선은 經絡의 최초 형식이다. 按蹻·導引·氣功으로 치료했을 때, 환자에게 脈氣의 運行·擴散, 그리고 일정한 방향으로 전도되는 감각이 나타난다. 치료경험이 축적됨에 따라 점차 인체내에 "脈氣"가 전도되는 "通路"(經絡의 萌芽이다)와 같은 여러가지 복잡한 연결통로가 존재함을 이해하게 되었다.

外科手術의 전개는 人體의 形態構造에 대한 인식과 직접적인 관계가 있다. 전해내려오는 바에 의하면 扁鵲은 이미 外科手術로 질병을 제거하는 方法을 이해하고 있었다. 《史記·扁鵲倉公列傳》에 의하면, 兪跗라는 醫生이 "割皮解肌, 决脈結筋"하는 외과수술로 內臟의 病變을 치료했다고 한다. 後漢의 華佗는 [麻沸散]을 응용하여 환자를 마취시키고, 복부를 가르는 수술을 하였다. 최근 長沙의 馬王堆 漢墓에서 출토된 의학자료에 이미 수종의 외과수술법이 기재되어 있다.

장기적으로 거듭되는 의료행위를 하면서 많은 질병현상을 접촉하고 관찰한데 이어 이러한 병리현상을 反證하고 推論하여, 점차 정상적 상황하에서의 生理活動規律을 인식하게 되었다. 《素問·玉機眞藏論》에서 "善者不可得見, 惡者可見"이라 하였다. "善惡"은 生理·病理의 대명사이며, 應見·不應見의 現象對比를 통해 生理 혹은 病理에 속하는 현상인가를 판단한다. 예를 들어 寒冷한 氣를 받으면, 惡寒·發熱·咳嗽·鼻塞과 맑은 콧물이 흐르는 등의 증상이 나타난다. 이것은 風寒襲肺의 臨床表現으로 이로써 肺는 皮毛와 合하고, 鼻로 開竅하며, 變動하여 咳가 됨을 추론할 수 있었다. 임상에서 "肺氣가 虛하면 코가 막혀 통하지 않으므로 氣가 부족해지며 實하면 호흡이 촉박해지고 가슴이 답답해지므로 고개를 뒤로 젖히고 숨이 가쁘게 된다(肺氣虛則鼻塞不利, 少氣, 實則喘喝胸盈仰息)"《靈樞·本神》. 이러한 증상은 呼吸 및 氣의 盛衰와 관계있으므로 肺가 呼吸을 관장하고 전신의 氣를 주관함을 알게 되었다. 또한 "心氣가 虛하면 슬프고, 實하면 계속 웃게 됨(心氣虛則悲, 實則笑不休)"(同上)은 슬픔과 웃음 등의 情志異常이 心氣의 虛實과 관련이 있기 때문이며, 나아가서 心이 神明을 주관하고 혹은 心이 神을 藏함을 인식하게 되었다. 이러한 病理過程에서 反推된 生理機能에 대한 인식은 임상에서 반복된 驗證으로 형성된 것이다. 의료행위가 끊임없이 진보함에 따라 인체의 生理·病理에 대한 인식은 날로 깊어져 臟象學의 실천적 기초를 형성하였다.

4. 古代哲學思想의 흡수

臟象學理論의 형성과정에서 실천적 지식과 인체구조에 대한 인식이외에 당시의 전체적 자연계에 대한 인식과 이해 역시 중요한 일부를 차지한다. 인체는 자연계 만물 중의 하나로서 인체생리활동규율에 대한 정확한 인식은 자연계에 대한 총체적 인식이란 기초위에서 古代哲學思想의 도움을 받아 진행되어야 한다. 그러므로 臟象學의 형성과 中國古代哲學思想의 침투 및 영향은 밀접하게 관련되어 있다.

古代哲學家들은 宇宙의 本元을 연구하는 동시에 人類生命의 起源과 本質을 탐색하였다. 예를 들면, 戰國時代의 "精氣學說"은 "精氣"를 우주만물의 本元으로 인식하였을 뿐만 아니라 人體를 구성하는 基本物質로 보았다. "氣變而有形, 形變而有生"《莊子》. 이러한 소박한 관념이 의학의 영역에 도입되어 臟象學에 "氣"라는 基本概念이 점차 형성되었다. 이 개념은 醫療行爲에서 흡수한 지식과 밀접하게 결합하여, "氣"에 광범위하고도 구체적인 含義를 부여하였으며, 이로써 인체의 각종 生理現象을 해석함에 따라 점차 독특한 "氣"이론이 형성되었다. 이 이론은 臟象學에서 매우 중요한 위치를 차지한다.

古代哲學의 陰陽學說은 陰陽이 모든 自然現象의 發生·發展·變化의 근원

이며, 陰陽의 對立·統一·盛衰를 우주의 기본규율로 보았다. 陰陽學說이 의학에 침투하여 陰陽으로 인체구조와 생리기능에 존재하는 상호의존·상호제약 및 상호전화 관계를 설명하게 되었다. 예를 들면, 《素問·金匱眞言論》에서 "夫言人之陰陽, 則外爲陽, 內爲陰. 言人身之陰陽, 則背爲陽, 腹爲陰. 言人身之藏府中陰陽, 則藏者爲陰, 府者爲陽. 肝心脾肺腎五藏者爲陰, 膽胃大腸小腸膀胱三焦六府皆爲陽"이라 하였다. 인체의 모든 組織構造는 陰陽의 對立面으로 개괄하여 설명할 수 있다. 또 《素問·陰陽應象大論》에서 "淸陽出上竅, 濁陰出下竅; 淸陽發腠理, 濁陰走五藏; 淸陽實四肢, 濁陰歸六府"라 하였다. 陰陽으로 臟腑의 機能活動을 해석한 것이다. 유기체 내부의 물질대사는 "陽化氣, 陰成形"의 規律과 불가분이며, 人體臟腑生理機能의 정상활동여부를 보여주는 근본적인 標志는 陰陽의 對立·統一·平衡·協調이다. 陰陽의 矛盾運動은 天地萬物에 존재할 뿐만 아니라 생명의 전과정에 보편적으로 존재한다.

古代哲學의 五行學說은 五行을 宇宙의 보편적 규율로 보고 이로써 객관세계 내부의 사물과 사물의 관계를 설명하고, 五行의 속성을 분류하여 世界萬物의 五行圖式을 제시하였다. 古代의 醫家들은 장기적인 의료행위중에 인체의 臟腑組織器官 間의 활동은 결코 독자적인 것이 아니라 상호관련되어 밀접하게 연결됨을 관찰·발견하였다. 실천에서 얻은 이러한 인식을 이론으로 정립할 필요가 있었으므로 臟象學은 五行學說의 生克規律로 臟腑間의 상호관계를 귀납하고 설명하였다. 五行을 단순하게 五臟에 연결하지 않고 五行의 특성과 五臟의 기능적 특징간의 相類關係에 근거하여 귀납하였다. 예를 들면, 木의 性質은 曲이며 直이고 枝葉은 條達하며 生發하는 특성을 갖고 있다. 肝氣는 條達을 좋아하고 抑鬱됨을 싫어하며 疏泄機能이 있으므로 肝은 木에 속한다. 연역하여 肝과 유관한 筋·目·爪 등을 木에 귀속시켰으며, 나아가 方位·季節·氣候·生化規律 등과 연결지어 五臟을 중심으로 하는 內外環境을 통일하여 整體的인 系統을 세웠다.

中國古代哲學의 풍부한 내용은 의학에 침투하여 다방면에 걸쳐 영향을 미쳤다. 고대의 의학자들은 당시의 다양한 唯物主義哲學思想의 영향을 흡수하고, 인류의 오랜 생활과 의료행위에서 축적한 경험을 승화·개괄하여 체계적 이론인 臟象學을 완성하였다. 이로써 인체의 構造와 生理現象을 해석하고 나아가 醫療行爲의 前道를 열었다. 이것이 한의학이론에 풍부한 思辯性과 哲學性이 있게 된 原因이다.

(二) 臟象學의 발전

臟象學의 기본이론은 《內經》에서 이미 형성되었으나 《內經》이 책으로 만들어지기 이전에는 충분히 체계를 갖추지 못했다. 예를 들면 《管子·水地篇》에 五臟·九竅·五肉(膈·骨·腦·革·肉)에 대한 언급이 있고 《周禮·天官》에 人體의 "九臟"一즉, 五臟과 胃·大小腸·膀胱一에 대한 記述이 있다. 《呂氏春秋·達鬱》에 "凡人三百六十節, 九竅·五藏·六府"說이 있고, 馬王堆 漢墓에서 출토된 의학자료에 "十一脈"이 있다. 《內經》 자체는 당시의 모호한 臟腑概念에 대해 《素問·五藏別論》에서 "方士或以腦髓爲藏, 或以腸胃爲藏, 或以爲府, …….."라고 토로하였다. 이로 인해 于鬯은 《香草續校書》에서 "臟腑之說, 今醫工一從《金匱眞言論》, 而在古則初無定論."이라 하였다.

"藏象"이란 용어는 《素問·六節藏象論》에 최초로 등장한다. 《內經》은 인체의 臟腑組織器官의 形態構造에 대해 비교적 깊이 이해했을 뿐만 아니라 각 臟腑組織器官의 生理機能·상호간의 관계·외계환경과의 연결에 대해 비교적 전면적이며 체계적인 진술을 함으로써 臟象學 理論體系의 기본틀을 마련하였고 後世 臟象學理論의 發展에 중요한 영향을 미쳤다.

《內經》을 기초로 하여 《難經》은 일보 전진하여 臟腑의 해부학적 형태와 기능을 인식하였다. 먼저 "左腎右命門"의 관점을 제시하여 後世 命門學說의 물꼬를 텄으며, "腎間動氣"가 인체생명의 원천임을 강조하였고, 최초로 "奇經八脈"이란 용어를 사용하여 奇經이 十二經의 氣血을 조절하는 작용을 한다고 하였으며, 三焦理論에 대해서도 비교적 깊이 있는 기술을 하였다. 後漢 張仲景의 《傷寒卒病論》은 雜病을 辨證할 때, 비교적 많은 부분에서 臟象理論을 응용하였다. 晋代의 皇甫謐은 《針灸甲乙經》에 349개에 달하는 穴位를 기재하고 각 穴位의 명칭·위치·針刺의 深度 및 穴位로 치료할 수 있는 병증 등을 상세하게 소개함으로써 經絡學說에 공헌하였다.

唐代의 孫思邈은 《千金方》에서 五臟六腑의 무게·크기·길이·폭·용량 등을 기술하고 五時·五方, 五臟·五體 등을 五行의 궤도에 귀속시켜 臟腑器

官과 臟腑器官 및 외부환경과의 整體的인 연결을 설명하였다.

南宋의 宋慈는 《洗冤錄》에서 전신의 각 부위에 있는 骨骼의 명칭과 수량·형태를 상세히 기술하고 檢骨圖를 첨부하였다.

金元時代의 劉完素는 "人與天地相參"이란 관점에 의거하여 "五臟六腑應五運六氣"說을 제시하고, 臟腑의 생리활동이 "亢則害, 承乃制"의 법칙에 따라 진행됨을 인식하였다. 李東垣은 《脾胃論》에서 인체의 생리활동에서 중요한 위치를 갖는 脾胃는 元氣를 滋養하는 원천이며, 臟腑氣의 升降運動은 脾胃氣의 推進에 의존함을 강조하였다. 朱丹溪는 생명을 유지시키는 중요한 역할을 하는 相火가 "肝腎兩部에 머무르며(寄)", 臟腑氣血의 생리활동이 相火의 작용에서 구체적으로 실현됨을 중요시하는 한편, "陽常有餘, 陰常不足"論을 창안하여 인체의 기본생리활동을 개괄하고, "陰升陽降"의 관점으로 臟腑氣血의 생리활동이 갖는 특징을 설명하였다. 滑壽는 《十四經發揮》에서 十四經의 循行路綫과 위치를 고증하고, 氣血이 經絡에서 운행하는 원리에 대해 새로운 의견을 제시하였다.

明代의 孫一奎는 《難經》의 "左腎右命門"說을 이어 "命門乃兩腎中動氣"說을 제창하였다. 즉 命門은 坎卦 중앙의 陽爻와 같고, 生命 본래의 始源이다. "三焦, 包絡은 相火"이며, 兩者는 氣血을 주관하면서 협동하여 인체의 정상생리기능을 유지시킨다고 하였다. 孫一奎는 命門의 元氣에 근원을 두고 宗氣에 의존하여 肺가 氣를 呼出하며, 腎이 氣를 吸入하는 것으로 呼吸의 生理를 이해하였다. 趙獻可는 《醫貫》에서 "形景圖說"을 열거하고, 전편에 걸쳐 臟腑器官의 형태·위치·상호관계 및 기능적 특징을 서술하였으며, 命門이 十二官을 주재하는 "眞君眞主"이며, 인체의 先天과 後天을 주도하는 작용을 한다고 하였다. 張景岳은 《類經》 전편에 걸쳐 "臟象"을 열거하고, 《內經》의 심오한 의의를 서술하였으며, 陰精과 陽氣의 관계에 대해 많은 의견을 제시하였다. 李時珍은 《內經》의 "頭者, 精明之府"說을 기초로 하여 "腦爲元神之府"說을 제창하고 大腦를 정신사유활동의 發源地로 보았다. 또한 《奇經八脈考》에서 奇經의 循行部位·作用·주관하는 病證에 대해 체계적으로 서술하였다. 李中梓는 脾胃의 중요한 역할을 강조하고 "先天의 本은 腎(先天之本在腎)"이며, "後天의 本은 脾(後天之本在脾)"라고 하였다. 楊繼洲는 《針灸大成》에서 역대의 經絡學說에 대한 문헌을 집대성하고 "寧失其穴,

毋失其經"이란 유명한 논점을 제시하였다.

淸代의 葉天士는 脾胃의 生理에 대해 "脾宜升則健, 胃宜降則和"하며, "脾喜剛燥, 胃喜柔潤"하고, "太陰濕土, 得陽始運 ; 陽明陽土, 得陰自安"이라는 독자적인 견해를 갖고 있었다. 王淸任은 시체해부에 치중하고 臟腑에 대한 前人의 그릇된 견해를 과감하게 지적하였으며, "心主思"說을 부정하고 "靈機記性在腦不在心"說을 제창하였으며, "業醫診病, 當先明臟腑"할 것을 강조하여 臟象學形成에 있어 불멸의 공헌을 하였다. 淸代의 《經脈圖考》는 전신골격의 위치로써 穴位의 위치를 고증하고 橫骨取穴法을 논술하여 穴位의 고정된 위치에 대한 비교적 명확한 標志를 창안하였다.

최근 30여 년 동안 의료기술·교수법·학과별연구가 발전함에 따라 臟象理論에 대해서도 다양한 연구가 진척되어 만족할만한 성과를 거둠으로써 臟象學理論의 발전을 촉진하였다. 다음과 같이 세 가지로 연구성과를 개괄할 수 있다.

(1) 역대문헌 중에 臟象學理論에 관한 자료를 모아 체계적으로 정리·연구하여 基礎理論敎材 및 臟象經絡理論專門書를 출판함으로써 臟象學理論을 체계화하였다.

(2) 현대과학의 실험수단을 이용하여 "臟"의 실질을 탐구하고 "臟象"의 물질적 기초와 객관적 통계수치를 밝혔으며, 그 중 肝脾腎·經絡·氣의 본질에 대한 연구성과는 더욱 뚜렸하다.

(3) 체계론·제어론·정보론 등의 현대선진과학이론으로 臟象學이론의 과학적 內包를 밝혔다. 또한 변증유물론의 관점으로 臟象이론의 철학적 기초와 방법론을 분석하여 臟象學의 형성을 촉진하는 새로운 길을 열고자 하였다.

상술한 바를 종합하면, 이천여 년 간의 역사에 걸쳐 형성되고 발전되어 온 臟象學은 일반인과 醫家가 질병과 싸우면서 얻은 경험의 결정이며, 현대과학이 끊임없이 발전하고 의료기술과 학과별연구가 진행됨에 따라 臟象學에 새로운 내용이 부여되었다. 하나의 독립된 學科로서 새로 태어난 臟象學은 臟象이론이 높은 수준까지 발전했음을 보여준다.

三. 臟象學의 주요특징

(一) 五臟을 中心으로 하는 整體觀

인체는 매우 복잡한 유기적 整體이며, 인체의 整體的 기능은 각 부분의 기능을 단순히 합친 것과는 같지 않다. 臟象學의 연구대상은 생명활동을 하는 유기체인 인간이다. 인체를 구성하는 부분들은 상호 불가분의 형태구조로 되어있어 생리기능적으로 협조하고, 밀접하게 연결되어 물질대사를 하며 病理變化時 영향을 주고 받는다.

유기체의 整體的 統一性은 五臟을 중심으로 六腑가 配合되고, 經絡系統의 "內屬于臟腑, 外絡于肢節" 작용에 의해 형성된다. 五臟은 인체의 五個系統을 대표하며, 인체의 모든 器官을 이 五個系統으로 포괄할 수 있다. 그 系統構造는 다음과 같다.

肝系統：肝→ 膽→ 筋→ 目→ 爪
心系統：心→ 小腸→血脈→舌→ 面
脾系統：脾→ 胃→ 肉→ 口→ 唇
肺系統：肺→ 大腸→皮→ 鼻→ 毛
腎系統：腎→ 膀胱→骨髓→耳→ 髮

臟象學이 五臟을 주체로 하여 六腑・五體・五官・九竅・四肢百骸 등 전신의 組織器官을 긴밀하게 연결함으로써 유기적 정체가 형성된다. 이 五個系統은 개별적으로 고립된 것이 아니며, 經脈의 絡屬作用에 의해 소통되고 氣血의 貫流로 상호 연결된다. 五行의 生克制化 규율에 따라 조절되고 통제됨으로써 상대적으로 안정된 상태가 유지되고 유기체 생명활동의 통일성이 영속적으로 이어진다.

(二) 人體와 自然의 통일성

인체는 유기적 整體이면서 자연계와 통일성을 유지한다. 인간은 자연계에서 태어나 자연조건에 의존하여 생존하므로 인간의 생명활동규율은 자연환경의 제약과 영향을 받고, 유기체는 자연환경의 영향에 대해 필연적으로 상응하는 반응을 하게 된다. 《素問·至眞要大論》에서 "天地之大紀, 人神之通應也"라 하였다. 여기에서 "人神"은 인체의 生理機制를 가리키며, 인체의 生理活動規律은 자연계 변화의 "大紀"(規律)와 상응한다는 것이다. 그러므로 《靈樞·邪客》에서 "人與天地相應也"라 하였다. 인체와 天地를 동일한 체계에 두고 연구·고찰하여, 內外環境의 통일성을 강조한 것이 臟象學의 두 번째 특징이다.

臟象學은 五行學說을 응용하여 자연계의 五方·五時·五氣·五化 등을 인체의 五大機能系統과 긴밀하게 연결지음으로써 內外가 상응하는 整體的 圖式을 제시하였다.

		五行:	木	火	土	金	水
人體와 自然의 統一	自然界	五方:	東	南	中	西	北
		五時:	春	夏	長夏	秋	冬
		五氣:	風	熱	濕	燥	寒
		五化:	生	長	化	收	藏
	人體	五臟:	肝	心	脾	肺	腎
		五腑:	膽	小腸	胃	大腸	膀胱
		五體:	筋	脈	肉	皮	骨髓
		五官:	目	舌	口	鼻	耳
		五華:	爪	面	唇	毛	髮

위의 圖式은 풍부한 과학적 내용을 담고 있다. 계절기후면에서 "五臟과 四時의 변화는 상응하면서 영향을 주고 받는다(五藏應四時, 各有收受)"《素問·金匱眞言論》. 五臟의 陰陽屬性과 五時氣의 陰陽의 消長은 상응한다. 心臟은 "陽中의 太陽으로 夏氣와 통하고(爲陽中之太陽, 通于夏氣)", 肺臟은 "陽中의 少陰으로 秋氣와 통하며(爲陽中之少陰(原:太陰)通于秋氣)", 腎臟은 "陰中의 太陰으로 多氣와 통하고(爲陰中之太陰(原:少陰)通于多氣)", 肝臟은 "陽中의 少陽으로 春氣와 통하며(爲陽(原:陰)中少陽, 通于春氣)", 脾臟은 "至陰의 類로 土氣에 통한다(爲至陰之類, 通于土氣(長夏))." 張景岳은 이에 대하여 "인체는 春의 溫氣로 肝臟을 補養하며, 夏의 熱氣로 心臟을 보양하고, 長夏의 氣로 脾臟을 보양하며, 秋의 涼氣로 肺臟을 보양하고 冬의

藏氣로 腎臟을 보양한다(人應春溫之氣以養肝，以夏熱之氣以養心，以長夏之氣以養脾，以秋凉之氣以養肺，以多藏之氣以養腎)."고 생각하였다. 五臟氣의 虛實과 强弱은 四時의 기후변화와 밀접한 관계가 있고, 인체의 脈象 또한 四時의 기후변화를 따라 변동한다. "四時陰陽의 升降運動에 상응하여 오르내리는 脈象(四變之動，脈與上下)"은 "봄에 물고기가 水面에서 浮游하듯이 微浮하고 여름에 초목이 무성하듯이 힘있게 淺表에 나타나며, 가을에 蟄虫이 동면을 준비하듯이 皮下로 수그러들고, 겨울에 蟄虫이 동면하고 사람이 실내에 머물듯이 骨까지 沉伏한다(春日浮，如魚之游在波；夏日在膚，泛泛乎萬物有餘；秋日下膚，蟄虫將去；多日在骨，蟄虫周密，君子居室)"《素問・脈要精微論》. 春夏에 脈은 대개 浮大하고, 秋多에 脈은 대개 沉小하다. 脈象의 변화는 유기체가 四時의 단계적인 변화의 영향을 받으며, 氣血이 유발하는 적응성 調節現象의 반영이다. 주야의 陰陽變化와 四時變化의 특징이 비슷하므로 "하루의 시간을 四時에 분배하면, 아침은 春이고, 해가 正中에 있을 때는 夏이며, 해질무렵은 秋이고 밤은 多이다(以一日分爲四時，朝則爲春，日中爲夏，日入爲秋，夜半爲多)"《靈樞・順氣一日分爲四時》. 인체의 陽氣盛衰와 주야의 陰陽氣 消長의 리듬은 일치하므로, "인체의 陽氣는 낮에 체외를 돈다. 새벽에 陽氣가 生發하고, 정오에 隆盛하며, 해가 서쪽으로 기울면 虛弱해지고, 곧 땀구멍도 닫힌다(故陽氣者，一日而主外，平旦人氣生，日中而陽氣隆，日西而陽氣已虛，氣門乃閉)"《素問・生氣通天論》. 인체의 陽氣가 낮에 體表로 향하고 밤에 체내로 향하는 현상은 人體가 晝夜・早夕의 자연변화속에서 그 생리활동의 적응성을 보여주는 것이다.

지역과 방위면에서 臟象學은 五行의 특성에 따라 五方과 五臟을 연결하였다. 東方은 木에 속하고 升發을 주관하므로 肝氣와 상응하며, 南方은 火에 속하고 生長을 주관하므로 心氣와 상응한다. 이러한 類推는 지역과 방위가 다르면, 氣候・水土・飮食・居處 및 生活習俗도 다르므로 體質과 발병경향도 같지 않다는 과학적 논리를 함축하고 있다. 예를 들면, 江南은 濕氣와 熱氣가 많으므로 腠理가 이완되고, 北方은 燥氣와 寒氣가 많으므로 腠理가 치밀하다.

요컨대, 인체의 생리활동은 자연계의 季節・氣候・生化 및 地理的 環境과 밀접하게 연관되어 不可分의 統一體를 형성한다.

(三) "象"을 관찰하여 內臟의 생리활동의 규율을 파악한다.

이른 바, 臟象의 "象은 形象이다. 체내에 있는 臟은 체외로 그 形象을 드러낸다. 그러므로 臟象이라 한다(象, 形象也. 藏居于內, 形見于外, 故曰藏象)"《類經·藏象類》. 다시 말하면, 臟은 인체내에 있는 形態構造를 갖춘 臟腑이고, 象은 외부로 드러난 內臟機能活動의 徵象이다. "象"은 "臟"의 外在的 反映이며, "臟"은 "象"의 內在的 本質이다. 古代의 醫學家들은 동물과 시체를 해부했을 뿐만 아니라, 생명이 있는 인체를 整體的으로 관찰하여, 상이한 환경과 외계의 자극에 대한 인체의 상이한 반응을 분석하여 인체의 生理와 病理規律을 인식하였다. 臟象學의 세번째 특징은 이와 같이 "象"을 관찰하여 內臟의 생리활동규율을 파악한 것이다.

외부로 표현되는 현상과 사물내부의 실질은 긴밀하게 연결된다. "밑에 진창이 있으면 지상에 갈대와 부들이 자라는 이치를 근거로 하여, 인체외형의 강약을 관찰함으로써 氣血의 多少를 추론한다(下有漸洳, 上生葦蒲, 此所以知形氣之多少也)"《靈樞·刺節眞邪》. 地面에 자라는 갈대의 興衰가 水土의 비옥함과 척박함을 반영하는 것과 마찬가지로 유기체 외부의 각종 표현은 內臟의 생리활동과 연결되어 상응한다. 예를 들면, 혈색이 좋고 원기가 왕성하며 정신이 맑고 舌色이 홍조이며 脈象이 완만하고 힘이 있는 상태는 심장의 기능이 정상임을 반영한다. 臟象理論形成 당시의 과학기술 수준의 한계로 인하여 심장의 實體를 상세히 이해할 수 없었으나, 醫學家들은 오랜 세월에 걸쳐 의료행위를 하고, 관찰하면서 面·舌·脈·精神 등의 각종 변화가 심장의 생리활동과 관계함을 인식하였다. 그러므로 面色·舌象·脈搏·精神活動 등 가시적 徵象을 관찰하여 심장의 기능적 활동의 정상여부를 파악할 수 있었다. 臟象學은 유기체의 動態에서 관찰한 비고립적인 表象을 정보로 하고, "나를 추론하여 그를 알고, 表를 추론하여 裏를 아는(由我知彼, 由表知裏)" 간접적인 방법으로 內臟의 활동규율을 파악하고자 하였다. 이른바 "외재적 반응을 관찰하여, 內臟을 파악하는(視其外應, 以知內臟)" 방법이다.

臟象은 생명체의 외부로 드러나는 機能活動現象을 고도의 사상으로써 개괄하고 추상화하여 생명의 본질과 현상을 통일하였다. 臟象에는 해부학적인 면이 있으나, 일부 주요한 분석은 유기체의 조직을 해부학적으로 연구하여 얻은 결과에 미치지 못한다. 臟象學의 肝·心·脾·肺·腎 등의 臟腑는 현대 해부학의 臟器와 명칭이 일치하나, 그 含義는 완전히 일치하지 않는다. 한의학의 臟象은 해부학적 실체이며 집합적 기능이라는 이중의 의미를 함축하고 있다. 臟象學은 생명의 본질과 현상의 밀접한 관계를 연구하는 학문이다.

第一章 氣·血·津液

氣·血·津液은 인체를 구성하는 기본물질이며 인체의 생명을 유지하는 기본 물질이기도 하다. 氣·血·津液은 인체의 臟腑·經絡 등 조직기관이 생리활동을 하여 얻어진 산물이다. 또한 조직기관이 생리활동을 하는데 필요한 물질적 기초이기도 하다.

氣는 활동력이 강하여 부단히 운동하는 아주 미세한 물질(육안으로 볼 수 없을 정도이므로 古人은 形이 없다고 하였다)이며, 血은 脈을 운행하고 전신을 濡養하는 紅色液體로서 血液이라 하고, 津液은 인체에 있는 모든 정상적 水液의 총칭이다. 氣·血·津液의 상대적 속성을 근거로 하여 음양을 나누면 氣는 無形이며, 끊임없는 운동을 하면서 推動·溫煦하므로 陽에 속하고 血과 津液은 有形이며 液體이고 인체를 滋潤·濡養하므로 陰에 속한다.

氣·血·津液의 생성 및 유기체에서 진행되는 신진대사는 모두 臟腑·經絡과 같은 조직기관의 생리활동에 의존한다. 한편, 조직기관이 생리활동을 할 때도 반드시 氣의 推動·溫煦, 血과 津液의 滋潤·濡養에 의존한다. 그러므로 生理·病理狀況下의 氣·血·津液과 臟腑·經絡과 같은 조직기관사이에는 상호의존적인 밀접한 관계가 존속한다.

이외에 인체를 구성하고 인체생리활동을 유지하는 기본물질로 한의학에는 "精"이 있다. "精"의 한의학적 의미는 廣義와 狹義로 나뉜다. 광의로서의 精은 모든 精微한 물질이며 氣·血·津液 및 음식에서 섭취한 영양물질이고, 협의의 "精"은 통상적으로 말하는 腎에 저장된 精으로 인간의 생장·발육·생식과 직접적인 관계가 있다. 腎에 저장된 精에 대해서는 第三章에서 논하려 한다.

第一節 氣

一. 氣의 基本概念

氣는 매우 미세한 물질이며 동시에 활동력이 매우 강하여 부단히 운동하는 물질이기도 하다.

중국의 고대철학자들은 氣를 전체적 우주를 구성하는 기본물질로 생각하였다. 이러한 관점이 의학에도 도입되어 氣를 인체를 구성하고 인체의 생명활동을 유지시키는 가장 기본적인 물질로 인식하게 되었다. 철학과 의학이론은 점차로 발전하면서 서로 영향을 주고 받았는데 氣에 대한 인식 역시 의학은 철학에서 많은 영향을 받았다.

(一) 氣는 우주를 구성하는 가장 기본적인 물질이다.

중국고대의 철학자들은 우주의 만물이 氣로 이루어졌다고 생각하였다. 춘추전국시대의 莊子는《莊子·知北游》에서 "天下는 통털어 하나의 氣일 따름(通天下一氣耳)"이라고 갈파하였다.

고대인들은 먼저 우주의 모든 사물중 天·地·水·火·日·月이 氣로써 이루어지는 과정을 기술하였다.《淮南鴻烈·天文訓》에서 "天地가 아직 형성되지 않았을 때 馮馮翼翼, 洞洞濁濁하였으므로 太始라 하였다. 太始는 虛廓을 生하고 虛廓은 宇宙를 生하였으며, 宇宙는 氣를 生하였고 氣는 漢垠(重安한 모습)이 있게 되었다. 맑은 陽氣는 엷게 퍼져서 天이 되고 탁한 陰氣는 모여서 地가 되었다. 淸妙한 氣의 모임은 쉽고 重濁한 氣의 응집은 어려우므로 天이 먼저 이루어지고 나서 地가 안정되었다(天地無形, 馮馮翼翼, 洞洞濁濁, 故曰太始. 太始生虛廓, 虛廓生宇宙, 宇宙生氣, 氣有漢垠. 淸陽者, 薄靡而爲天 ; 重濁者, 凝滯而爲地, 淸妙之合專易, 重濁之凝竭難, 故天先成而地後定)."고 하였다. 劉安은 우주가 형성되기 이전, 천지가 아직 존재하기 이전의 혼돈

된 상태를 太始라고 하였는데, 最初라는 뜻이다. 그후에 점차로 虛廓·宇宙·氣가 형성되었다. 가볍고 맑은 氣는 흩어져서 天이 되고 무겁고 탁한 氣는 모여서 地가 되었다. 劉氏는 같은 책에서 "陽의 熱氣가 쌓여서 火를 生하고, 火氣의 精이 日이 되었으며, 陰의 寒氣가 쌓여서 水를 生하고 水氣의 精이 月이 되었다(積陽之熱氣生火, 火氣之精者爲日 ; 積陰之寒氣生水, 水氣之精者爲月)"고 하였다. 즉 水·火·日·月은 모두 氣로 이루어졌다는 것이다.

天地 사이의 만물도 氣가 化生한 것이므로 王充은 《論衡·言毒》에서 "만물의 생명은 모두 元氣에서 받은 것이다(萬物之生, 皆稟元氣)"라고 하였다. 氣가 어떻게 만물을 化生하는가에 대해서 "陰陽交感"이론으로 설명하였다. 《素問·天元紀大論》에서 "하늘에 있으면 形이 없는 六氣가 되고 땅에 있으면 形이 있는 五行이 되었다. 無形의 六氣와 有形의 五行이 서로 감응하여 만물을 化生하였다(在天爲氣, 在地成形, 形氣相感而化生萬物矣)"고 하였다. 天의 陽氣가 내려오고 地의 陰氣가 올라가서 交合하고 感應하여 만물을 化生한다. 그러므로 만물은 氣에 생성근원을 둔다. 氣는 우주에 두 가지 형태로 존재한다. 그 하나는 확산되어 극렬한 운동을 하는 상태로 존재하며 분산되어 끊임없이 운동하므로 육안으로 볼 수 없다. 즉 無形으로 존재하는 氣이다. 다른 하나는 미세하게 분산되었던 氣가 응집하여 만질 수 있는 형체를 이룬다. 즉 有形으로 존재하는 氣이다. 습관적으로 형체가 없는 氣를 "氣"라 하고 형체를 이룬 氣를 "形"이라 한다. 그러므로 "氣가 모이면 形이 존재하고 氣가 흩어지면 形이 없어진다(氣聚則形存, 氣散則形亡)"라는 說이 있다.

氣는 우주를 구성하며 氣의 운동변화는 세계의 운동변화를 일으킨다. 明의 羅欽順(1465~1547)은 《困知記》에서 "대개 天과 地, 古와 今을 통털어서 氣로 이루어지지 않은 것이 없다. 氣의 본성은 통일이다. 한 번 動하면 한 번 靜하고, 한 번 往하면 한 번 來하며, 한 번 闔하면 한 번 闢하고, 한 번 升하면 한 번 降하여 끊임없이 순환한다. 미세한 것이 모여 형체를 드러내는가 하면 형체는 다시 미세하게 흩어진다. 이렇게 四時의 溫·凉·寒·暑를 이루고 만물의 生·長·收·藏의 모체가 된다(蓋通天地, 亘古今, 無非一氣而已. 氣本一也, 而一動一靜, 一往一來, 一闔一闢, 一升一降, 循環無已, 積微而著, 由著復微, 爲四時之溫凉寒暑, 爲萬物之生長收藏)"고 하였다. 요컨대, 중국 고대의 철학자들은 세계의 운동·변화를 모두 氣의 운동·변화가 구체적으로 드러난 것이라고 생각하였다.

(二) 氣는 인체를 구성하는 기본적인 물질이다.

《素問·寶命全形論》에서 "人間은 天地의 氣에 의존하여 태어났으며 四時變化의 규율에 순응하면서 생활한다(人以天地之氣生, 四時之法成)", "天과 地가 氣를 모으니, 이것을 命名하여 人間이라 하였다(天地合氣, 命之曰人)"고 하였다. 이는 바로 인간이 天地의 氣에 의존해서 태어나, 四時의 規律에 따라 성장함을 설명한 것이다. 天과 地의 氣가 결합하여 인간이 태어나므로 天과 地의 氣는 인체를 구성하는 가장 기본적인 물질이다.

인체를 구성하는 氣도 역시 두 가지가 있다. 그 하나는 모여서 형체를 이루는 氣로서, 인체의 臟·腑·竅·精·血·津液 등은 모두 여기에 속한다. 다른 하나는 흩어져서 형체를 이루지 않는 氣로서 元氣·宗氣·衛氣 등이 여기에 속하며 이들은 아주 미세하고 끊임없이 운동한다. 후자는 氣의 본래적 모습이며, 本章에서 논하고자 하는 氣이다. 전통적인 한의학에서 "氣"라고 지칭하는 것은 주로 형체를 이루지 않는 氣이다. 모여서 형체를 이룬 氣에 대해서는 精·血·津液·臟·腑 등으로 命名하고 "氣"라 하지 않았다.

(三) 氣는 인체의 생명활동을 유지하는 데 필요한 기본적인 물질이다.

인체는 자연계로부터 氣를 섭취해야만 생명을 유지할 수 있다. 인간의 생명활동은 인체에 있는 氣의 운동·변화이며, 이러한 변화와 운동이 멈추면 생명을 잃게 된다.

《素問·六節藏象論》에서 "天은 인간에게 五氣를 공급하고 地는 五味를 공급한다. 五氣는 코로 들어가 心·肺에 저장되고, 운행하여 혈색을 좋게 하며, 음성을 크고 낭랑하게 한다. 五味는 입으로 들어가 腸·胃에서 소화되어 五臟의 氣를 滋養한다. 水穀의 氣와 五臟의 氣가 합하여 氣·血·津液을 化生하는 기능을 推動함으로써 생명활동이 왕성해진다(天食人以五氣, 地食人以五味, 五氣入鼻, 藏于心肺, 上使五色修明, 音聲能彰 ; 五味入口, 藏于腸胃, 味有所藏, 以養五氣, 氣和而生, 津液相成, 神乃自生)"고 하였다. 天이 인간에게 氣를 공급하면 인체는 코로 받아들이며 地가 味(각종 음식물)를 공급하면 입을 통해서 腸·胃로 받아들임을 설명하였다. 氣와 味는 인체가 생명을 유지하는데 없어서는 안되는 물질이다. "五氣"는 본래의 氣이며, 味 역시 《內經》에서 "氣가 모여서 형체를 이룬다(氣合而有形)"《素問·六節藏象論》고 한대로 氣가 모여서 이루어진 물질이다. 그러므로 인간이 자연계에서 섭취하는 것으로 생명이 필요로 하는 모든 물질은 氣이거나, 혹은 氣에 의존해서 생성되는 것이다. 이로써 氣가 생명을 유지하는데 필요한 매우 중요한 기본물질임을 알 수 있다.

인간의 생명활동에서 氣의 운동은 매우 중요한 작용을 한다. 예를 들면, 인간은 淸氣를 받아들이고 濁氣를 내보내는 氣의 出入運動을 통해서 자연계와 氣體를 교환함으로써 생명을 유지한다. 또 水穀을 섭취하여 胃·腸에서 소화한 후, 精微한 물질은 흡수하고 찌꺼기는 배출한다. 精微한 물질은 다시 營氣·衛氣·津液 등이 되어 전신을 돈다. 이와 같이 음식물이 체내에서 소화되며, 찌꺼기가 배설되고 혈액이 흐르며 진액이 분포되는 등의 물질운동은 모두 氣의 推動에 의해서 진행된다. 그러므로 인간의 생명활동에서 형체가 없는 氣의 운동이 가장 먼저 이루어진다고 한다. 形體가 없는 氣의 本性은 끊임없이 운동하는 것이므로 이 氣의 推動에 의해서 血·津液·水穀 등 형체가 있는 물질은 체내에서 이동된다. 이러한 운동이 없다면 생명은 존재할 수 없을 것이다.

分化·聚合·轉化와 같은 인체내 물질의 변화 역시 생명활동의 중요한 일부이다. 예를 들면 음식물을 精華와 찌꺼기로 나누고, 精華를 다시 津液·營氣·衛氣로 나누며, 水穀의 精微와 받아들인 淸氣를 결합하여 宗氣를 만들고, 營氣와 津液을 결합하여 血液을 만들며, 津液代謝를 하여 땀 혹은 오줌을 만드는 활동 등이다. 이러한 변화는 모두 氣의 작용에 의해서 이루어지며 氣의 推動이 없다면 변화도 없고 생명도 따라서 멈출 것이다.

인간은 끊임없이 자연계의 氣를 섭취해야만 생명을 보존할 수 있으며, 인체내의 모든 물질운동과 변화가 氣의 推動에 의존하므로 氣는 인체의 생명활동을 유지하는데 필요한 가장 기본적인 물질이다.

二. 氣의 生成

인체의 氣는 부모에게서 받은 선천의 精氣와 음식물의 水穀精氣(간략하게 말해서 "穀氣" 즉 영양물질), 자연계에 존재하는 淸氣에서 來源한다. 肺·脾·胃 등 臟腑의 생리작용에 의해서 精氣·穀氣·淸氣는 결합된다. 그러므로 《醫門法律·先哲格言》에서 "眞氣의 존재함에는 세가지 뜻이 내포되어 있다; 이른바 上·中·下이다. 上氣는 하늘(자연)에서 받은 것으로 呼吸으로써 通한다. 中氣는 水穀에서 만들어진 것으로 營衛를 養한다. 下氣는 精에서 氣化된 것으로 命門에 저장되어, 三焦의 근본을 이룬다. 그러므로 上焦에는 膻中이라 하는 氣海가 있어 肺가 이것을 다스린다. 中焦에는 中氣라 하는 水穀氣血의 海가 있어 脾·胃가 이것을 다스린다. 下焦에는 丹田이라 하는 氣海가 있어 腎이 이것을 다스린다. 인간이 의존하는 氣는 오직 이러한 氣일 뿐이므로 氣가 모이면 살고 氣가 흩어지면 죽는다(眞氣所在, 其義有三; 曰上中下也, 上者所受于天, 以通呼吸者也, 中者生于水穀, 以養營衛者也. 下者氣化于精, 藏于命門, 以爲三焦之根本者也. 故上有氣海, 曰膻中也, 其治在肺. 中有水穀氣血之海, 曰中氣也, 其治在脾胃. 下有氣海, 曰丹田也, 其治在腎. 人之所賴, 惟此氣耳, 氣聚則生, 氣散則死)."라고 하였다.

선천적인 精氣는 부모의 "生殖之精"에서 來源하므로 인간이 출생하기 이전에 이루어진다. 즉 부모의 精이 交合·結聚해서 胚胎되므로 이미 부모로부터 받은 선천의 精을 소유하게 된다. 이는 인체가 생장·발육하고 번식하는데 필요한 가장 근본적인 물질기초이다. 그러므로 《靈樞·天年》에서 "인간의 생명은 어떠한 氣를 기초로 하며, 어떻게 하여 잉태되는가? 모친의 陰血을 기초로 하고 부친의 陽精에 의존한다(人之始生, 何氣築爲基? 何立而爲楯? ……岐伯曰; 以母爲基, 以父爲楯)."고 하였으며, 《靈樞·決氣》에서 "男女가 교합한 후 孕胎가 이루어졌을 때 身體 보다 앞서 존재하는 것을 "精"이라 한다(兩神相搏, 合而成形, 常先身生, 是謂精)."고 하였다. 《素問·金匱眞言論》에서 "精은 신체의 근본이다(夫精者, 身之本也)"라고 하였으므로 精이 없으면 생명도 없음을 알게 된다. 精은 인간의 생명형성 과정에서 최초로 생성된 물질이므로 《靈樞·經脈》에서 "생명이 처음 孕胎되었을 때 먼저

精이 만들어지고 精이 만들어진 다음 腦髓가 만들어진다. 이후에 점차로 人體가 형성되는데 骨格은 枝幹의 역할을 하고 脈道는 氣血이 흐르는 통로가 되며 筋은 剛하게 骨格을 결속시키고 근육은 벽처럼 臟器와 筋骨과 血脈을 보호하여, 피부는 견실해지고 모발은 성장한다(人始生, 先成精, 精成而腦髓生, 骨爲幹, 脈爲營, 筋爲剛, 肉爲墻, 皮膚堅而毛髮長)."고 하였다.

先天의 精氣는 腎에 저장된다. 아울러 腎臟이 "封藏·固攝"하는 생리기능으로 精을 내부에 저장하여 함부로 外泄하지 않아야 선천의 精氣는 生理效果를 충분히 발휘할 수 있게 된다.

水穀精氣는 음식물에서 來源한다. 인간은 출생 후, 乳食을 섭취하는데, 음식은 胃에서 소화되어 精華와 찌꺼기로 나뉘어진다. 찌꺼기는 大腸을 통해서 체외로 배설되며, 水穀의 精氣는 脾胃를 거쳐 전신에 運化·輸布되어 氣血의 주요한 來源이 된다. 그러므로《靈樞·營衛生會》에서 "인체는 水穀에서 氣를 받아들인다. 음식은 胃로 섭취되며, 그 精微는 肺로 전해지고, 다시 五臟六腑에 고루 퍼져 인체의 모든 기관이 氣를 받아들이게 된다(人受氣于穀, 穀入于胃, 以傳于肺, 五臟六腑, 皆以受氣)."라고 하였다.

자연계의 淸氣는 肺의 호흡기능에 의해서 체내로 흡수된다. 인간은 모체를 떠나자마자 호흡을 시작하여 氣의 주요한 來源인 淸氣를 흡수하므로, 호흡이 잠시라도 멈추어서는 안된다. 孫一奎가 "인간은 모태를 떠나면 곧 호흡을 시작한다…… 정상인이 곡기를 7일동안 끊으면 사망한다. 수곡이 고갈되면 五臟六腑가 氣를 받아들여 충실해질 수 없기 때문이다. 그러나 반드시 7일이 지나서 사망하므로 호흡이 끊어지면 즉시 사망하는 것과 같지 않다(人一離母腹時, 便有此呼吸, ……平人絕穀, 七日而死者, 以水穀具盡, 臟腑無所充養受氣也. 然必待七日乃死, 未若呼吸絕而即死之速也)"《醫旨緖餘·原呼吸》라고 한 것과 같다.

氣의 來源 혹은 생성과정을 살펴보면, 선천적으로 부여받은 氣, 음식의 영양분 및 자연환경, 이외에도 腎·脾·胃·肺의 생리기능과 밀접한 관계가 있음을 알 수 있다. 腎·脾·胃·肺 등이 정상적으로 생리기능을 발휘하면 인체의 氣는 충만해진다. 반대로 腎·脾·胃·肺 등의 생리기능에 이상이 생기거나 불균형해지면 氣의 生成 혹은 생리기능의 정상적인 발휘에 영향이 미친다. 예를 들면, "腎이 精을 저장하는" 기능을 발휘하지 못하면 선천의

精氣가 새어나가 손상되며, 脾·胃가 運化作用을 하지 못하면 水穀의 精微를 충분하게 흡수할 수 없으므로, 精微物質과 찌꺼기가 뒤섞여 체외로 배설된다. 마찬가지로 각종 원인에 의해서 肺에 호흡장애가 발생할 경우 자연계의 淸氣를 순조롭게 받아들일 수 없다. 이러한 현상들은 氣의 생성근원을 고갈시키거나 氣의 정상적인 생성을 방해함으로써 氣를 虛하게 하여 각종 병리변화를 유발한다.

氣의 생성과정에서 脾·胃의 運化機能은 특히 중요하다. 인간은 출생 후 음식물의 영양분에 의존해서 생명을 유지하며, 인체는 脾·胃의 受納·腐熟과 運化機能에 의존하여 음식물에서 영양분을 섭취한다. 음식물이 정상적으로 소화·흡수되면 그중의 영양분은 水穀淸氣로 化生되어 전신에 공급됨으로써 안으로는 五臟六腑를 기르고, 밖으로는 皮·脈·肉·筋을 충실히 하며, 위로는 淸竅를 濡潤한다. 그러므로 《內經》에서 "脾에 병이 있으면 四肢를 쓸 수 없다(脾病而四支不用)"《素問·太陰陽明論》 "頭痛·耳鳴·九竅不利는 腸·胃의 병에서 생긴다(頭痛, 耳鳴, 九竅不利, 腸胃之所生也)."《素問·通評虛實論》고 하였다.

동시에 선천의 精氣 역시 水穀精氣의 充養에 의존해야만 생리효과를 발휘할 수 있다. 그러므로 《脾胃論·脾胃虛則九竅不通論》에서 "眞氣는 元氣라고도 하는데 신체가 형성되기 이전의 精氣이며, 胃氣가 아니면 이것을 滋潤할 수 없다(眞氣又名元氣, 乃先身生之精氣也, 非胃氣不能滋之)."고 하였다. 脾·胃가 水穀精氣를 運化하는 기능은 氣의 생성과정에서 매우 중요하므로 《靈樞·五味》에서 "穀氣를 반나절 동안 끊으면 氣가 쇠약해지며, 하루 동안 끊으면 氣가 감소한다(故穀不入半日則氣衰, 一日則氣少矣)."고 하였다.

三. 氣의 生理機能

氣는 인체를 구성하고 생명활동을 유지하는데 필요한 가장 기본적인 물질이며, 인체에서 다양하게 중요한 생리기능을 담당한다. 그러므로 古人은 "氣者, 人之根本也"《難經·八難》, "人之有生, 全賴此氣"《類經·攝生類》라고 하였으며 "氣가 化生되면 만물이 생명을 얻고, 氣가 변화하면 만물도 변하며, 氣가 왕성하면 만물도 건장하고, 氣가 약하면 만물도 쇠약하며, 氣가 정상이면 만물도 조화롭고, 氣가 어지러우면 만물에 병이 생기며, 氣가 끊어지면 생명도 사멸하니, 이로보아 氣를 마땅히 길러야 함이 명백하다. (氣化則物生. 氣變則物易, 氣盛則物壯, 氣弱則物衰, 氣正則物和, 氣亂則物病, 氣絶則物死. 是氣之當養也, 明矣). "《醫方考·氣門》고 하였다.

氣의 생리기능은 推進運動·溫煦·防禦·固攝·營養·氣化作用 등 여섯가지가 있다.

(一) 推進運動

氣는 활력이 아주 강하고 精微한 물질이다. 氣는 인체의 생장과 발육, 각 臟腑·形骸·九竅·經絡 등 조직기관의 생리활동과 혈액의 생성·운동, 진액의 생성·수송·분포·배설을 추진하며 촉발하는 작용을 한다. 氣가 부족하면 추진하고 촉발하는 힘이 약해지므로, 인체의 생장·발육은 늦어지거나 早老하게 되며 臟腑·肢節·九竅·經絡의 생리활동도 따라서 약해진다. 또한 血과 진액의 생성도 부족하게 되고 운행도 늦어지는 등 각종 생명활동이 무력해지는 현상이 나타난다.

인체의 생장·발육·생식을 추진하는 氣의 운동에 대해서, 《內經》의 《素問·上古天眞論》에서 "여자가 칠세가 되면 腎氣가 성숙해지기 시작하고, 이가 다시 나며 모발이 길게 자란다. 십사세가 되면 天癸가 이르며, 任脈이 통창하고 太衝脈이 충만해져서 月經을 주기에 맞춰 하게 되므로, 자녀를 가질 수 있다. 이십일세가 되면 腎氣가 충만해지므로, 사랑니가 나고 성장이 극에 달한다. 이십팔세가 되면, 筋骨이 튼튼해지고 모발이 풍성해지며, 신체가 壯大해진다, ……남자가 팔세가 되면, 氣가 충실해지기 시작하며, 모발이 빨리 자라고 이가 다시 난다. 십육세가 되면, 腎氣가 충만해져서 天癸가 이르고, 精氣가 체내에 가득 차게 되므로, 男女가 交合하면 자녀를 가질 수 있다. 이십사세가 되면 腎氣가 왕성해져 근골이 튼튼해지므로 사랑니가 나고 성장이 극에 달하고, 삼십이세가 되면 근골이 壯大해지고 근육이 튼튼해진다(女子七歲, 腎氣盛, 齒更髮長；二七而天癸至, 任脈通, 太衝脈盛, 月事以時下, 故有子；三七, 腎氣平均, 故眞牙生而長極；四七, 筋骨堅, 髮長極, 身體盛壯……丈夫八歲, 腎氣實, 髮長齒更；二八, 腎氣盛, 天癸至, 精氣溢瀉, 陰陽和, 故能有子；三八, 腎氣平均, 筋骨勁强, 故眞牙生而長極；四八, 筋骨隆盛, 肌肉滿壯

……)."고 하였다. 윗글에서 말하는 "腎氣"는 腎에 저장된 先天의 精氣이다. 출생 후 水穀精氣의 자양을 흡수하여 점차 충실하고 왕성해진다. 腎氣가 점차 왕성해짐에 따라 인체 역시 끊임없이 생장·발육한다. 腎氣의 왕성함이 일정 수준에 이르면, "天癸"라는 물질이 생산되어 성적인 성숙을 촉진하며, 생식기능을 갖게 된다. 인체의 생장·발육·생식은 腎의 精氣가 추진운동함으로써 얻어진 산물이다. 반대로 腎의 氣가 쇠퇴하면 생장·발육이 지연되거나 혹은 정지하므로 노쇠해진다. 생식기능 역시 쇠퇴하다가 소멸한다. 《素問·上古天眞論》에서 "여자가……사십구세가 되면, 任脈이 허약해지고, 太衝脈의 氣血이 쇠약해지며, 天癸가 고갈되고 月經이 멈추므로 형체가 쇠약해지고, 생식능력이 없어진다. ……남자가……오십육세가 되면, 肝氣가 쇠약해지고, 근육을 제대로 움직이지 못하며, 천계가 고갈되고 精氣가 허약해지며, 腎臟이 쇠약해지므로 형체가 노쇠해진다. 육십사세가 되면 치아와 모발이 빠진다(女子……七七任脈虛, 太衝脈衰少, 天癸竭, 地道不通, 故形壞而無子也.……丈夫……七八肝氣衰, 筋不能動, 天癸竭, 精少, 腎臟衰, 形體皆極; 八八, 則齒髮去)."고 한 것과 같다. 그러나 腎의 精氣가 오랫동안 왕성하게 유지된다면 노년에도 생식능력을 갖게 된다. 《素問·上古天眞論》에서 "어떤 사람들은 노쇠해도 생식능력을 잃지 않는 것은 무슨 까닭인가? 기백이 말했다. 天壽가 보통사람보다 길고, 氣血·經脈이 소통하므로 腎氣의 여분이 있기 때문입니다(有其年已老而有子者, 何也? 岐伯曰; 此其人天壽過度, 氣脈常通, 而腎氣有餘也)."라고 한 것과 같다. 윗글에서의 "腎氣" 역시 腎의 精氣이다. 腎에 저장된 精氣의 추진운동은 인체의 생장·발육·생산 그리고 생식기능을 유지하는데 필요한 가장 기본적인 동력이다.

역대의 의학자들은 氣가 臟腑·形體·九竅의 생리기능을 추진하는 운동에 대해 상세하게 논술하였다. 예를 들면, 《靈樞·口問》에서 "上焦의 氣가 부족하면 腦髓가 충분하지 못하게 되므로, 耳鳴이 생기며, 머리가 기울어지게 되고, 눈이 어두워진다. 中焦의 氣가 부족하면 二便에 병변이 발생하거나 腸鳴 등을 증상이 나타나고, 下焦의 氣가 부족하면, 四肢가 痿弱無力해지거나, 厥冷해지며 胸悶 등의 증상이 나타난다(上氣不足, 腦爲之不滿, 耳爲之苦鳴, 頭爲之苦傾, 目爲之眩; 中氣不足, 溲便爲之變, 腸爲之苦鳴; 下氣不足, 則乃爲痿厥心悗)."고 하였다. 윗글의 "上氣不足"은 楊上善注에 "頭爲上

也"《黃帝內經太素·十二邪》라고 하였듯이 頭部의 정기부족이다. 氣가 虛하면 腦의 精氣가 부족해져, 귀가 精氣의 추진을 받지 못함으로 인하여 청력이 감퇴하고 耳鳴이 생기고, 눈의 정기 역시 부족해져 눈이 침침해지고 사물이 흐릿하게 보인다. 氣의 추진운동이 九竅와 腦의 정상활동과정에서 차지하는 중요성을 알 수 있다. 脾·胃는 인체의 가운데 위치하므로, 이른바 "中氣不足"은 脾·胃의 精氣가 虛함을 말한다. 氣의 충분한 추진운동이 없으면 脾·胃의 운화작용은 무력해진다. 水穀이 胃腸에 들어가서 消化·吸收·輸送·分布되지 못하면, 精微·津液·찌꺼기가 모두 하행하므로 腸鳴·泄瀉와 排尿異常이 일어난다. 이로써 氣의 추진운동이 臟腑의 생리활동유지에 매우 중요한 역할을 하는 동력임을 알 수 있다. 下部의 精氣가 부족하면 下肢의 생리활동이 추진받지 못하므로 하체가 무력해지고 冷해진다. 腎 역시 하부에 있는데 精氣의 추진운동이 부족하면 氣가 상승하지 못하므로 승강운동이 균형을 잃게 되어, 心氣가 펴지지 못하므로 가슴이 답답해진다. 《靈樞》의 上·中·下 三氣가 부족하여 발생하는 병에 대한 진술은 氣의 추진운동이 인체의 각 臟腑·形骸·九竅가 정상적인 생리활동을 유지하는 데 필요한 관건임을 증명하였다.

氣는 臟腑의 氣化活動을 추진시킴으로써 水穀精氣를 진액과 혈액으로 化生한다. 진액과 혈액은 유형의 물질로서 陰에 속하고 성질은 고요하다. 그 흐름과 분포는 氣의 추진운동에 의존해서 이루어지므로 《證治準繩·瘍醫·腫瘍》에서 "氣는 陽이고 血은 陰이며, 陽이 운동하면 陰이 이것을 따르고, 氣가 운행하면 혈이 이것을 따라 운행한다. 陽이 鬱結하면 陰도 鬱結되고, 氣가 약해지면 血이 죽는다(夫氣陽也, 血陰也, 陽動則陰隨, 氣運則血行; 陽滯則陰凝, 氣弱則血死)."고 하였다. 또한 《赤水玄珠·血·鼻衄》에서 "바람이 불면, 물이 움직이듯이 氣가 지나가면 血이 흐른다(風行水動, 氣行血流)"고 하였다. 氣가 虛하여 추진력을 잃으면 王肯堂이 말한 바와 같이 "氣弱則血死"하여, 瘀血이 형성되고, 진액 역시 뭉쳐서 腫脹과 痰飮이 된다.

상술한 내용을 종합하여, 氣의 추진운동을 두 가지로 개괄할 수 있다. 첫째로, 氣는 스스로 운동해서 혈액과 진액의 흐름을 추진한다. 둘째로 氣는 인체의 모든 조직기관이 정상적인 생리활동을 유지하도록 추진한다. 즉 인체의 생장·발육을 촉진하고 각 內臟·形骸·九竅의 생리활동을 추진한다.

요컨대, 인체의 모든 생명활동은 氣의 추진운동 즉, 激發과 促進에 의해서 이루어진다. 그러므로 氣의 추진운동이 약해지면 생명활동도 따라서 쇠약해지고, 氣의 추진운동이 소멸하면 생명도 멈추게 된다.

(二) 營養作用

精微物質인 氣는 전신의 各 臟腑·形骸·九竅·經絡 등의 조직기관에 고루 분포하여, 생리활동이 필요로 하는 영양을 충분히 공급한다. 氣의 이러한 기능을 영양작용이라고 한다. 인체의 조직기관은 氣를 轉化의 원료로 하여 자신의 구조를 갖춘다. 혹은 氣를 에너지로 轉化시켜 생리활동에 필요한 에너지를 충족시킨다.

예를 들면, 胃로 섭취된 음식물은 脾·胃의 運化·輸送에 의해 水穀精氣로 化生되어 전신에 분포된다. 조직기관은 이 精氣를 轉化하여 스스로의 구조를 튼튼하게 한다. 건강한 脾·胃가 정상적으로 음식물을 소화·흡수하여 많은 수곡정기를 생산하면, 조직기관이 충분한 영양을 섭취할 수 있으므로 인체는 健壯해진다. 반대로 脾·胃가 허약해져서 運化力이 약해지고 受納과 消化를 못함으로 인해 수곡정기가 정상적으로 생산되지 못하면, 氣의 영양이 결핍되어 신체가 날로 쇠약해진다. 李東垣이 "脾胃俱旺, 則能食而肥; 脾胃俱虛, 則不能食而瘦."《脾胃論·脾胃勝衰論》라고 한 것과 같다. 소아의 경우, 신체가 성장·발육단계에 있으므로 조직기관의 발육을 촉진하는데 더 많은 영양이 필요하다. 그러므로 소아의 음식물은 소화되기 쉬워야 하고 영양이 풍부해야 하며, 脾·胃는 항상 세심한 보호를 받아야 한다.

天地의 精氣는 자연계의 淸氣, 水穀의 精氣를 포괄한다. 天地의 氣는 전신을 돌며 각 臟腑·形骸·九竅·經絡에 고루 분포한다. 아울러 氣化活動을 거쳐 轉化하며, 氣가 轉化하여 발생한 에너지는 생리활동에 이용된다. 모든 활동은 에너지를 필요로 하며, 힘(力)은 에너지가 표현된 양태이다. 氣가 소모되어야 힘이 생기므로, 氣가 없으면 힘도 없게 된다. 氣가 왕성하면 힘도 강력해지며, 氣가 쇠약해지면 힘도 쇠약해진다. 그러므로 예로 부터 氣와 力을 나란히 일컬어 "氣力"이라 하였다. 인체가 어떠한 노동을 하든지간에 氣力이 필요하다. 氣力을 생산하기 위해서는 필연적으로 氣를 소모해야 한다.《素問·擧痛論》에서 "勞則氣耗"라고 한 것과 같다. 소모된 氣에 자연계의 淸氣가 포함되어 있다. 淸氣가 지나치게 많이 소모되면 호흡을 빨리함으로써 淸氣의 흡수량을 늘리고 濁氣의 배출량을 증가시키게 된다. 소모된 氣에 水穀의 精氣 또한 포함되어 있다. 그러므로 음식물의 양이 부족하면, 수곡정기가 결핍되고 에너지도 따라서 부족하게 된다.《靈樞·五味》에서 "故穀不入半日則氣衰, 一日則氣少矣."라고 한 것과 같다.

(三) 氣化作用

氣化란 氣의 운동으로 인하여 발생하는 각종변화이다. 구체적으로 말해서 氣는 끊임없이 운동하며, 그 운동과정 속에서 氣 자체도 각종 변화를 일으킨다. 동시에 氣의 작용아래에서, 精·血·津液·組織器官도 變化 혹은 轉化한다. 이러한 변화는 모두 氣化의 범주에 속하며 인체에 있어서는 신진대사활동으로 표현된다.

氣는 운동하면서 스스로 변화하는데, 대체로 세가지 유형이 있다. 첫째로 다른 종류의 氣로 변하는 것이다. 예를 들면, 水穀의 精氣는 조직기관에서 老廢物(濁氣를 포함한)로 轉化되면서, 조직이 활동하는데 필요한 에너지를 방출한다. 자연계의 淸氣는 水穀의 精氣와 結合·轉化하여 宗氣가 된다. 이러한 氣의 轉化過程이 氣化이다. 두번째는, 氣가 유형의 물질로 전화하는 것이다. 氣의 營養作用에서 서술한대로, 氣는 조직기관에 분포되고 이용됨으로써 조직자체의 구조로 轉化한다. 無形의 氣에서 轉化하여, 有形의 물체로 변화하는 과정 역시 氣化이다. 세번째는 유형의 氣가 轉化하여 무형의 氣로 되는 것이다. 인체의 생리활동속에서 조직기관의 일부 성분은 전화하여 무형의 氣가 된다. 이 氣는 활동에 필요한 에너지를 방출하면서 소모된다. 이렇게 유형의 물체가 전화하여 무형의 氣로 변화는 과정 역시 氣化에 속한다. 氣는 無形이면서 운동하므로 陽이며, 형체는 有質(物質)이면서 고요하므로 陰이다. 氣가 변하여 形이 되는 "成形"과정은 陽이 陰으로 轉化하는 과정이며, 여기에는 陰이 작용한다. 형체가 氣로 변하는 "化氣"과정은 陰이 陽으로 전화하는 과정이며, 여기에는 陽이 작용한다. 이렇게 氣化過程 자체에도 陰陽의 구분이 있으므로《內經》에서 "陽化氣；陰成形"《素問·陰陽應象大論》이라 하였다. 氣가 作用하면 체내의 모든 물질은 신진대사를 하거나 혹은 상호전화한다. 예를 들면, 脾胃氣의 작용하에 음식물은 精華와 찌꺼기로 나누어져, 찌꺼기는 체외로 배설되고 精華는 흡수된다. 흡수된 精氣는 氣血로 化生된다. 水液의 精은 脾胃로 흡수되어 津液이 되고, 진액은 氣의 작용으로 땀 혹은 소변이 되어 방광을 통해 배설된다. 이러한 氣의 작용하의 모든 물질변화가 구체적인 氣化現象이다.

인체에서 氣化作用은 매우 중요하다. 부모의 精이 결합하여 새로운 생명이 형성되면, 이 생명체는 자신의 精氣를 이용하여 모체의 精氣를 吸收하고, 이것을 氣化하고 轉化하여 胎를 만든다. 이와 같이, 십개월 동안 발육하면 성숙한 태아가 된다. 분만된 후에, 天氣를 흡수하고 地의 味(水穀精味)를 섭취하여 자신의 精氣를 만들며, 이것을 氣化하여 形을 만듦으로써, 끊임없이 성장해서 壯大해진다. 동시에 인체의 일부 물질은 氣化·轉化作用으로 氣가 되면서 생리활동에 필요한 에너지를 만들며, 소모된 후 노폐물로 배출된다. 이렇게 氣化하여 만들어진 氣는 有形의 물질이 되어 인체의 조직구조를 충실히 하고, 이미 노쇠한 조직을 대신한다. 또한 형체(陰)가 氣로 전화되면서 에너지를 생산하는 과정을 인체조직구조의 신진대사라 한다. 신진대사는 유기체의 특징으로 인체의 精·氣·血·津液은 모두 끊임없이 신진대사를 한다. 다시 말하면, 끊임없이 새로운 물질을 생산하는 동시에 물질을 배설하고 소모한다. 새로운 精·氣·血·津液의 化生과 물질의 소모 및 신진대사에 의한 노폐물 배설은 모두 氣化作用을 거쳐야 한다. 그러므로 氣化가 없으면 生命도 없어진다고 할 수 있다.

상술한 바를 종합하면, 氣의 추진작용·영양작용·기화작용은 각기 작용하면서도 밀접한 관계를 맺는다. 추진운동은 조직기관의 생리활동을 促發하고 계속 유지시키므로 추진작용은 일종의 촉진운동 혹은 激發作用이다. 영양작용은 조직기관의 생리활동이 필요로 하는 물질의 공급을 보장한다. 생장·발육은 精微物質을 原料로 삼고, 각종 생리활동은 精微物質을 에너지원으로 삼는다. 氣는 精微한 물질을 만들어 생리활동의 요구를 충족시키는 영양작용을 한다. 氣化作用이란, 인체에서 氣가 운동하면서 각종 물질 변화를 일으킴을 말한다. 주로 氣·血·津液과 인체조직성분의 화생·변화·소모와 배설 등을 포괄한다. 요컨대, 인체의 모든 신진대사활동이다.

氣의 推進·營養·氣化作用은 다음과 같이 관계를 맺는다.

推進은 氣化活動을 촉진하며 營養作用은 전신의 氣化에 필요한 精微物質

을 제공한다. 영양작용을 하는 水穀의 精氣와 추진을 하는 元氣도 氣化에 의해서 생산된다. 이 세가지 작용의 긴밀한 연결은 떨어질 수 없다.

(四) 溫煦作用

溫煦作用이란, 氣가 인체의 안팎을 따뜻하게 하는 기능을 말한다. 氣는 氣化하여 스스로 消耗됨으로써 노폐물이 되는 동시에 열량을 생산하여 인체를 따뜻하게 한다. 그러므로 《難經·二十二難》에서 "氣主煦之"라 하였다.

인체의 체온은 氣의 온후작용에 의존해서 상대적으로 항상 일정하게 유지된다. 각 臟腑·形骸·九竅·經絡 등의 조직기관은 氣의 온후작용하에 정상적 생리활동을 한다. 혈액과 진액의 순환運行도 氣의 온후작용하에서만 정상적으로 진행될 수 있다.

氣의 온후작용이 정상궤도를 벗어나면, 두가지 주요한 상황이 나타난다. 첫째 온후작용이 부족하면 대부분 氣가 虛해지므로 열량이 지나치게 적게 생산되어 "寒象"이 나타난다. 항상 寒氣를 싫어하고 熱氣를 좋아하며, 四肢가 따뜻하지 않고 체온이 저하되며, 혈액과 진액의 운동이 느려지는 현상이 나타난다. 그러므로 "五臟의 氣가 虛하면, 안으로 寒氣가 생긴다(夫臟氣虛, 則內生寒也)."《諸病源候論·冷氣候》고 하고 "衛氣는 熱氣이다. 肌肉이 따뜻할 수 있는 것은 ……衛氣의 작용 때문이다. 虛하면 寒病이 들고 지나치게 實하면 熱病이 든다(衛氣者, 熱氣也. 凡肌肉之所以能溫……衛氣之功用也. 虛則病寒, 實則病熱)"《讀醫隨筆·氣血精神論》고 하였다. 둘째 온후함이 지나칠 경우, 어떤 원인으로 하여 氣가 울결하면 不通하고, 모이면 흩어지지 않으므로 氣가 지나치게 뭉치게 되어 많은 熱이 나므로 "熱象"이 나타난다. 朱丹溪가 《丹溪心法·火》에서 "氣有餘便是火"라고 한 것과 같다. 대부분 熱을 싫어하고 冷을 좋아하며, 몸에 열이 나고 얼굴이 붉어지며, 心煩하게 되는 증상이 나타난다. 그러므로 《素問·刺志論》에서 "氣實者, 熱也；氣虛者, 寒也."라고 하였다.

(五) 固攝作用

固攝은 制禦·統攝의 뜻이다. 고섭작용이란 血·津液·精液 등의 물질이 유실되지 않도록 방지하는 작용이다. 구체적으로 혈액을 固攝하여 脈管을 흐르게 하고 脈外로 벗어나는 것을 막는다. 땀·소변·타액·위액·장액 등을 固攝하여 분비량·배설량·배출시간을 통제함으로써 유실을 막는다. 또한 정액을 固攝하여 헛되게 쓰이지 않게 한다. 氣의 固攝作用이 약해지면, 체내에 있는 액체상태의 물질이 대량으로 유실되므로 위험에 놓이게 된다. 氣가 혈액을 固攝하지 못하면, 각종 출혈증상이 나타나는데 張景岳이《景岳全書·血證·便血證治》에서 "脾는 혈액을 통섭하는데 脾의 氣가 虛하면 통섭할 수 없다. 脾는 혈액을 운화하는데 脾의 氣가 虛하면 운화할 수 없다. 이는 모두 혈액을 주관하는 것이 없으므로 인하여 脈外로 溢脫하여 망녕되게 흐르는 것이다(蓋脾統血, 脾氣虛則不能收攝；脾化血, 脾氣虛則不能運化, 是皆血無所主, 因而脫陷妄行)."라고 한 것과 같다. 氣가 진액을 固攝하지 못하면 식은땀이 나게 된다. 그러므로 張景岳은《景岳全書·汗證·證治》에서 "인체는 衛氣로써 체표를 固攝하므로 衛氣가 固攝하지 못하면 체표가 虛하여 식은땀이 나는데 이것은 진액이 새는 것이다(人以衛氣固其表, 衛氣不固則表虛自汗, 而津液爲之發泄也)."라고 하였다. 氣가 진액을 固攝하지 못하면 小便이 失禁하고 양이 많아지는 증상이 나타난다.《醫學入門·小便不禁》에서 "虛, 乃腎與膀胱氣虛"라고 한 것과 같다. 氣가 精을 固攝하지 못하면 遺精·早泄·滑精 등의 증상이 나타난다. "滑精은 腎氣를 지키지 못했기 때문이다(滑精者, 無非腎氣不守而然)."《景岳全書·遺精·論證》

氣의 固攝과 추진운동은 相反相成의 양면성을 띠고 있다. 氣는 한편으로는 혈액의 흐름과 진액의 수송·분포·배설을 추진하는 운동을 하면서, 한편으로는 이러한 액체상태의 물질을 固攝하여 지나친 유실을 방지한다. 예를 들면, 氣가 혈액에 작용할 때, 한편으로는 혈액의 흐름을 추진하는 운동을 하고 한편으로는 혈액을 固攝하여 脈을 溢脫하지 않도록 한다. 氣가 추진운동을 하지 않으면 혈액의 흐름이 느려지거나 脈에 瘀血이 생긴다. 氣가 固攝하지 못하면, 혈액은 脈을 따라 흐르지 못하고 脈 밖으로 넘쳐 흐르게 된다. 津液의 배설과정에서, 氣는 한편으로는 氣化를 추진하는 운동을 하여 땀과 소변의 형성과 배설을 촉진한다. 한편으로는 腠理와 방광을 固攝하여 땀과 소변의 배설량을 조절한다. 氣의 추진운동과 氣化作用이 약해지면 땀과 소변은 적어진다. 氣가 固攝하는 힘을 잃으면 무제한으로 땀과 소변이 배설되어 진액이 고갈될 염려가 있다. 그러므로 氣의 추진운동과 固攝작용이 조화되면, 체내에 있는 액체상태물질의 흐름·분비·배설을 조절·통제할 수 있으므로, 인체의 혈액순환·수액대사가 정상으로 유지된다.

(六) 防禦作用

유기체의 방어작용은 氣·血·津液·臟腑·經絡 등 다방면을 포괄하는 종합작용으로서 매우 복잡하다. 氣의 作用은 이러한 방어작용에서 중요한 역할을 한다.

氣는 전신의 肌表를 보호하고 外邪의 침입에 저항하는 방어작용을 한다. 孫一奎가 《醫旨緖餘·宗氣營氣衛氣》에서 "衛氣는 신체의 외부를 돌면서 호위하므로 "衛氣"라 한다. 分肉을 따뜻히 하고 腠理를 살지게 하여 外邪가 침범하지 못하도록 한다(衛氣者, 爲言護衛周身, 溫分肉, 肥腠理, 不使外邪侵犯也)"고 한 것과 같다. 氣의 방어작용이 약해지면 저항력이 떨어져 外邪가 쉽게 유기체에 침입하므로 병이 생긴다. 그러므로 《素問·評熱病論》에서 "邪之所湊, 其氣必虛"라고 하였다.

明·淸代로 내려오면서 의학자들은 外邪가 입과 코로 침입하는 현상을 객관적 사실로서 중시하게 되었다. 동시에 인체의 氣가 왕성하면 病邪가 쉽게 침입하지 못하며, 인체의 氣가 虛하면 病邪가 쉽게 입과 코로 침입하여 발병함을 인식하였다. 鄭重光이 "인체의 코와 입의 氣는 天氣와 통하며, 本氣가 충실하면 病邪가 침입할 수 없다……本氣가 훼손되어 虛하면, 呼出하고 吸入하는 사이에 외부에서 病邪가 이를 틈타서 침입한다(凡人口鼻之氣, 通乎天氣, 本氣充實, 邪不能入……因本氣虧虛, 呼吸之間, 外邪因而乘之)."《溫疫論補注·原病》라고 한 것과 같다. 이로써 氣는 주로 근육과 피부에서 저항작용을 하나 근육과 피부에 국한된 것은 아니며, 外邪는 인체의 구멍으로 침입하고 氣의 방어작용 또한 어디서나 가능함을 알 수 있다.

四. 氣의 운동과 운동형식

인체의 氣는 매우 활동력이 강하여 끊임없이 운동하는 精微物質이다. 氣는 전신을 흐르면서 안으로는 臟腑까지, 밖으로는 形體·肢節·經絡·九竅까지 도달하지 않는 곳이 없다. 氣의 끊임없는 운동과 변화에 의하여 인체의 각종 생리활동이 이루어진다.

氣의 운동을 "氣機"라고 하며, 氣의 운동형식은 氣의 종류에 따라 다르다. 營氣는 脈의 내부에서 활동하고 衛氣는 脈의 외부에서 활동한다. 元氣가 三焦를 통해 전신을 흐르는 외에 五臟·六腑의 氣가 있으며, 그 운동형식은 모두 다르다. 다만 升·降·出·入의 네가지 형식으로 귀납할 수 있다.

이른 바, 升이란 氣가 아래에서 위로 흐르는 운동이며, 降은 위에서 아래로 흐르는 운동이다. 出은 氣가 안에서 밖으로, 入은 氣가 밖에서 안으로 흐르는 운동이다. 이 네가지 운동형식은 한편으로 氣의 흐름과 氣에 의해 추진되는 혈액, 진액의 흐름 속에서 구체화된다. 다른 한편으로, 臟腑·經絡 등 조직기관의 생리적 활동 속에서 구체화된다.

氣의 흐름은 다양하다. 예를 들면, 호흡할 때, 清氣를 받아들이는 운동은 "入"이라 하며, 濁氣를 내뿜는 운동은 "出"이라 한다. 氣는 肺에서 윗쪽으로 인후와 鼻孔을 거쳐 체외로 배출된다. 氣는 이때 위와 밖으로 흐르며, "出"과 "升"의 운동을 한다. 氣를 받아들일 때 氣는 아래로 흐르는 동시에 안으로 흐른다. 鼻·咽喉를 거쳐 肺로 들어가는 "入"과 "降"의 운동을 하게 되므로 呼吸作用에서 氣는 "升·降·出·入"운동을 모두 한다. 氣가 진액을 수송하고 배포하는 작용에 대해서 《素問·經脈別論》에서 "음식이 胃로 섭취됨으로써 충만해진 精氣는 윗쪽의 脾로 수송된다. 脾氣가 진액을 배포하는 작용에 의해 肺로 수송되며 肺氣의 水道를 通調하는 기능에 의해 다시 방광으로 보내진다. 일부의 진액은 전신에 고루 퍼지면서 五臟의 經脈으로 흘러 들어간다(飮入于胃, 游溢精氣, 上輸于脾. 脾氣散精, 上歸于肺. 通調水道, 下輸膀胱. 水精四布, 五經并行)."고 하였다. 진액은 음식물에 있는 수액의 精이며, 胃에서 來源하여 윗쪽의 脾에 도달한 후 肺로 가는 "升"의 운동을 한다. 肺에 이른 진액은 肺의 水道를 通調하는 기능에 의해 두 갈래로 나뉜다. 한 갈래는 하강하여 "방광으로 내려가고" 다른 한 갈래는 "전신에 고루 퍼지면서 五臟의 經脈으로 흘러들어간다." 이 과정속에서 氣는 "升·降"의 운동을 한다. 수액의 精이 사방으로 퍼질 때 肺는 皮毛로 精을 운반하는데 이것은 안에서 밖으로 배포하는 "出"의 운동이다. 진액의 흐름 또한 "升·降·出·入"운동임을 알 수 있다. 다만, 진액의 輸布는 氣의 추진운동에 의해서 진행되므로, 진액의 배포과정에서 氣의 "升·降·出·入"운동을 볼 수 있다.

臟腑의 생리활동 또한 臟腑에 있는 氣의 升·降·出·入 運動을 그 자신의 특성에 맞추어 구체화한다. 脾·胃·腸을 예로 들자면, 음식물은 胃로 들어가서 소화된 다음 精微物質과 찌꺼기로 나뉜다. 精微物質은 흡수되어 脾의 運化에 의해 전신에 輸布된다. 그 과정은 李東垣이 《脾胃論·脾胃勝衰論》에서 "胃로 섭취된 음식물에서 나온 精微는 먼저 陽道로 가서 陽氣의 "升"함을 따라 "浮"한다. 浮란 陽氣에 의해 皮毛에 가득 퍼지는 것이며, 升이란 정수리까지 가득 채움이다. "升·浮"하면 九竅가 원활하게 소통된다(飮食入胃, 先行陽道, 而陽氣升浮也. 浮者, 陽氣散滿皮毛；升者, 充塞頭頂, 則九竅通利也)."라고 한 것과 같다. 脾氣는 주로 "升"과 "浮散"의 운동을 함을 알 수 있다. 한편, 위장에 남은 찌꺼기는 아래로 보내져 항문을 통해 배설된다. 그러므로 위장의 氣機는 "降"을 순리로 한다. 下焦에 있는 腎을 예로 들면 "精"을 저장하는 기능을 하며, 이 精은 三焦를 거쳐 전신에 분포되는 元氣를 化生한다. 腎이 인체의 하부에 있어 元氣가 전신에 퍼지려면 上行해야하므로 "升"의 운동을 한다. 腎은 "納氣"를 주관하여 肺의 호흡작용을 도와 받아들인 氣를 "丹田"(배꼽아래)으로 보내므로 "降"과 "入"의 운동을 주관하게 된다. 또 수액을 주관하여 수액을 蒸騰氣化하는 작용을 한다. 전신의 수액중에서 淸淨한 것을 위로 升騰시켜 전신을 윤택하게 하며, 탁한 것을 방광으로 보내 방광의 氣化作用에 의해 소변으로 배설되도록 한다. 이는 이미 升이 있었다면 또 降과 出이 있다는 것이다.

氣의 "升·降·出·入"운동은 인간의 생명에 대해 매우 중요한 작용을 한다. 예를 들면 腎의 精氣, 脾·胃에 의해서 化生되는 水穀의 精氣, 肺로 吸入된 淸氣는 모두 升·降·出·入 운동으로 상호작용하여 전신에 흩어져 생리적 효능을 발휘한다. 혈액과 진액은 氣의 運行에 의해 끊임없이 흐르면서 전신에 영양을 공급한다. 臟腑·形體·九竅·經絡간의 상호연결·영향·협조는 氣의 운동을 통해서 구체적으로 실현된다. 그러므로 인간의 생명활동에서 氣의 升·降·出·入은 없을 수 없다. 인간과 외부환경 사이에도 升·降·出·入이 없어서는 안된다. 예를 들면, 淸氣를 마시고 濁氣를 뱉어내며 음식물을 섭취하고 대·소변을 배설하는 생리과정은 인간과 외부환경의 물질교환이며, 升·降·出·入의 구체적 표현이다. 또한 자연계 자체도 升·

降·出·入이 없어서는 안된다. 그러므로 古人은 "天地의 氣가 盛하니 만물을 化生한다(天地氤氳；萬物化醇)"《周易·繫辭》고 하였다. 땅의 氣가 오르지 못하고 하늘의 氣가 내려오지 못한다면 하늘과 땅의 氣가 서로 交感할 수 없는데 어떻게 氣가 서로 합하여 만물이 화생할 수 있겠는가? 그러므로 《素問·六微旨大論》에서 "출입운동이 파괴되면 생명활동이 소멸하며, 승강운동이 정지하면 자연계의 각종 사물도 존재할 수 없다. 그러므로 출입운동이 없으면 태어나 자라서 건장해지고, 늙어 죽는 생명과정 또한 없다. 승강운동이 없으면 생하고 장하고 화생하고 거두어 저장하는 生化의 과정 또한 없다. 결국, 升·降·出·入의 운동을 하지 않는 사물은 없다(出入廢則神機化滅, 升降息則氣立孤危. 故非出入, 則無以生長壯老已；非升降, 則無以生長化收藏. 是以升降出入, 無器不有)."라고 하였다.

氣의 升과 降·出과 入은 상대적인 통일을 이루는 모순된 운동이다. 부분적으로 보면 모든 臟腑가 생리활동에서 升·降·出·入의 네가지 운동을 모두 필요로 하는 것은 아니며, 각기 일부의 운동만을 활용한다. 肝과 脾의 氣는 升하고 肺와 胃의 氣는 降한다. 그러나 전체적인 유기체의 생리활동에서 볼 때, 升과 降·出과 入의 운동 사이에는 협조와 균형이 필요하다. 예를 들면, 肝의 升과 肺의 降, 脾의 升과 胃의 降하는 운동 사이에도 협조와 균형이 필요하다. 이러한 협조와 균형 속에서 인체의 정상적인 생리활동이 이루어지므로 氣의 升·降·出·入의 운동은 각종 생리활동이 협조와 균형을 이루는데 필요한 중요한 요소이다.

氣가 정상적으로 운동하려면, 다음 두 가지 요소를 갖추어야 한다.

첫째로 氣의 升·降·出·入에 협조와 균형이 이루어져야 한다.

둘째로 氣의 흐름이 원활해야 하고 장애가 없어야 한다.

氣의 운동이 정상일 때를 "氣機調暢"이라 하며, 升·降·出·入의 운동이 균형을 잃었을 때를 "氣機失調"라 한다. 氣의 흐름이 원활하지 못하고 遲滯되었을 때를 "氣機不暢"이라 하는데 氣機가 순조롭게 펴지지 않는 것에는 다양한 형식이 있으나 자주 볼 수 있는 것으로 다섯가지가 있다.

"氣滯"는 어떤 부위의 氣機가 원활하지 못하거나 遲滯되어 유통하지 못함을 말한다. "氣逆"은 氣機가 지나치게 상승하여 하강하지 못하는 것이다. "氣陷"에는 氣가 상승하지 못하는 경우가 많고 지나치게 하강하는 예는 드

뭍다. "氣脫"은 氣가 안으로 보존되지 못하고 溢脫함을 말한다. "氣閉"는 氣가 안에서 鬱結·閉塞되어 흐르지 못하는 것이다. 氣機의 정상상태와 병변구조를 인식하면, "氣機失于調暢"을 치료하는 방법을 파악하는데 도움이 된다.

五. 氣의 분포와 분류

인체의 氣는 기본적으로 腎의 精氣, 脾·胃의 運化에서 來源된 水穀精氣와 肺로 吸入된 淸氣로 구성되는 것인데, 腎·脾胃·肺 等의 종합적인 生理機能의 활동으로 생산되는 것이며 전신에 고루 분포되어 가지 않는 곳이 없다. 구체적으로 말하면, 인체의 氣는 주요구성성분·분포부위·기능이 다르므로 각기 다른 명칭을 갖는다. 전신을 흐르는 氣의 종류는 다음과 같다.

(一) 元 氣

元氣는 인체의 가장 근본적이며 중요한 氣로서 인체생명활동의 원동력이다.

1. 생성과 분포

元氣는 腎에 저장된 精氣를 위주로 하여, 腎의 精氣에 의해서 化生되는 것이지만 동시에 후천적으로 脾·胃에서 化生된 水穀精氣의 滋養을 받아야 된다.

예로부터, 元氣는 命門에서 생산된다고 생각하였다. 예를 들면, 《難經·三十六難》에서 "命門者, 諸精神之所舍, 原氣之所系也"라고 하였다. 바로 命門이 精을 저장하고 精이 元氣(原氣)를 化生함을 설명하였다. 일반적으로 命門을 腎으로 본다(本書 第三章을 보시오). 그러므로 "命門爲元氣之根"과 "元氣爲腎中精氣所化生"은 같은 말이다.

元氣는 비록 腎의 精氣에 의해 化生되지만 반드시 水穀의 精氣의 滋養을 받아야 된다. 腎의 精氣는 부모의 精에서 오므로 胚胎時 이미 존재한다. 출생 후, 精氣는 끊임없이 氣化하여 元氣를 생산하며, 이것을 전신에 고루 퍼뜨려 생장발육과 각종 생명활동을 추진한다. 元氣를 化生하는 과정중에, 精은 끊임없이 氣로 化하므로 腎의 精은 점차 감소하며 만약 보충되지 않으면 고갈된다. 사실상 腎의 精은 줄어듬이 없이 오히려 증가하며, 일정량이 充足되면 天癸를 생산하여 생식을 촉진한다. 출생 후, 腎의 精은 한편으로 元氣를 化生하면서 소모되지만, 동시에 후천적 精(水穀精味)의 滋養으로 보충되기 때문이다. 아동과 청소년기에는 소모보다 보충이 많으므로 精은 날로 충만해진다. 이른바 후천의 精은 脾·胃에서 化生되어 직접 腎精을 滋養하는 水穀의 精氣를 말하며, 이것은 元氣의 끊임없는 화생을 보장한다. 한편 기타 臟腑의 氣化에 의해 생산된 精 또한 선천의 精을 끊임없이 滋養하여 충만하게 한다. 그러므로 《素問·上古天眞論》에서 "腎者主水, 受五臟六腑之精而藏之"라고 하였다. 腎의 精을 선천의 精이라고 하는 까닭은 부모의 精에서 來源하여, 출생이전에 이미 腎에 저장되어 있기 때문이다. 그러나 腎精의 모든 성분이 언제나 모체에서 온 것이라고 할 수 없다. 腎精 자체도 끊임없이 소모되며 보충되는 신진대사 과정에 있기 때문이다. 다만 腎精은 일생동안 "선천의 精"을 유지하는 기능과 대사작용을 특징으로 할 뿐이다. 後天의 精은 腎精을 滋養하고, 腎精은 元氣를 化生하므로, 元氣의 化生은 脾·胃가 運化하여 만든 水穀精氣의 滋養과 관계있다. 그러므로 선천의 精이 부족하여 元氣가 허약하면, 후천적 培養으로 선천적 결핍을 보충할 수 있다. 張景岳이 "인간이 잉태될 때 精血의 원천에 뿌리를 두지만, 태어나서는 水穀의 기름에 의존한다……水穀의 海는 본디 先天의 精을 위주로 하며, 精血의 海는 後天의 精을 資料로 한다. 그러므로 인간이 태어나서 죽을 때까지, 선천의 精이 부족하면 후천적 배양만 잘하더라도 선천의 精의 반이상은 보완할 수 있다. 이와 같이 脾·胃의 氣가 인간의 생명에 관여하는 바는 적지 않다(盖人之始生, 本乎精血之原, 人之既生, 由乎水穀之養, ……是以水穀之海, 本賴先天爲之主；而精血之海, 又必賴後天爲之資. 故人之自生至老, 凡先天之有不足者, 但得後天培養之力, 則補天之功, 亦可居其强半. 此脾胃之氣, 所關于人生者不少)"《景岳全書·雜證謨·脾胃》고 한 것과 같다.

元氣는 三焦를 통과하여 전신을 흐르므로 《難經·六十六難》에서 "三焦는 元氣의 別使이며, 三氣의 통행을 주관하여 五臟六腑에 두루 미치도록 한다(三焦者, 元氣之別使也, 主通行三氣, 經歷于五臟六腑)."라고 하였다. 元氣는 三焦를 통해 五臟六腑·形骸와 여러 孔竅에 분포하여 인체의 생리활동을 추진한다.

2. 주요기능

元氣는 주로 인체의 생장·발육·생식을 추진하는 기능을 한다. 또 각 臟腑·經絡·形體·九竅의 생리활동을 추진한다. 전자는 《素問·上古天眞論》에서 설명한 腎의 精氣가 남녀의 생장·발육·생식을 추진하는 작용으로 本章一節, 氣의 기능에서 이미 상세히 논하였다. 후자의 표현형식은 매우 복잡하다. 腎의 精氣는 元氣로 化生되어 三焦를 통해 전신에 퍼져 각종 기능을 추진한다. 元氣는 心神을 흥분시킬 수도 있으며 안정시킬 수 있고, 氣化作用을 촉진하여 "成形"을 촉진시키기도 하지만 "化氣"도 촉진한다. 氣의 溫煦作用을 촉발하여 臟腑와 形體의 운동을 촉진하지만, 滋潤作用도 촉진시킨다. 이러한 다양한 기능들을 "陰·陽"으로 개괄한다면, 전신의 臟腑·形體·九竅의 운동을 유도하고 興奮시키며 溫煦와 氣化를 촉진하는 작용은 元氣의 "陽"에 속하는 기능으로, 전신의 陽을 助長한다. 臟腑·形體·九竅를 안정시키며, 자양을 공급하고 成形作用을 추진하는 기능은 "陰"에 속하는 기능으로 전신의 陰을 助長하고 滋潤한다. 전신의 陰陽은 모두 腎의 精氣에 의해서 化生된 元氣의 추진운동에 의존한다. 그러므로 張景岳은 "命門은 元氣의 根이며 水火의 宅이다. 五臟의 陰氣는 이것이 없으면 滋養을 받을 수 없고 五臟의 陽氣는 이것이 없으면 發生할 수 없다(命門爲元氣之根, 爲水火之宅, 五臟之陰氣非此不能滋, 五臟之陽氣非此不能發)"《景岳全書·傳忠錄·命門餘義》고 하였다. 요컨대, 인체의 모든 생명활동은 元氣의 추진운동에 의해서 진행되므로 元氣를 "생명의 原動力"이라 할 수 있다.

(二) 宗　氣

宗氣는 胸部에 쌓인 氣이다. 胸部의 중앙은 "膻中"이라 하며, 전신의 氣가 모인 곳이므로 "氣海"라고도 한다. 孫一奎가 《醫旨緖餘·宗氣營氣衛氣》에서 "宗氣란 氣의 宗主라는 뜻이며, 이 氣가 흉중에 뭉쳐서 맴돌고 있으므로 그 시작과 끝을 알 수 없다(宗氣者, 爲言氣之宗主也. 此氣搏于胸中, 混混沌沌, 人莫得見其端倪……)."라고 한 것과 같다.

1. 生成과 分布

宗氣는 肺로 받아들인 자연계의 淸氣와 脾·胃가 음식물을 運化하여 생성한 水穀의 精氣가 주요성분으로 결합하여 만들어 진다. 《靈樞·邪客》에서

"五穀은 胃로 들어가 糟粕·津液·宗氣로 나뉘어 각각의 길로 가며, 宗氣는 胸部의 중앙에 쌓인다(五穀入于胃中, 其糟粕, 津液, 宗氣分爲三隧. 故宗氣積于胸中)."고 하였고 《靈樞·五味》에서 "水穀이 胃로 들어가 化生된 精微는 胃로 부터 中·上兩焦로 나와 五臟에 영양을 주며 두갈래로 나뉘어 營·衛氣가 흐르는 통로로 간다. 맴돌며 흐르지 않는 大氣는 胸部의 중앙에 쌓이며, 이를 "氣海"라 한다(穀始入于胃, 其精微者, 先出于胃之兩焦, 以漑五臟, 別出兩行營衛之道. 其大氣之摶而不行者, 積于胸中, 命曰氣海)."고 하였다. 이들 經文에 의해, 水穀이 胃에 들어가 소화되면 糟粕·津液·精微 세가지로 나뉘어짐을 알 수 있다. 그중의 精微는 營氣·衛氣·宗氣로 나누어지며, 營氣와 衛氣는 中·上焦에서 나와 五臟으로 흘러들어간다. 水穀의 精微로서 胸部로 흘러가서 肺가 받아들인 大氣와 결합하여 胸部의 중앙에 쌓이는 氣를 宗氣라 한다. 그러므로 肺의 호흡기능과 脾의 運化機能의 정상여부는 宗氣의 생성과 성쇠에 직접 영향을 준다.

《靈樞·邪客》에서 "胸部의 중앙에 쌓인 宗氣는 肺에서 나와 咽喉를 지나 心脈을 관통하여 氣를 呼出하고 吸入한다(宗氣積于胸中, 出于喉嚨, 以貫心脈, 而行呼吸)."고 하였다. 이것은 宗氣의 분포에 대한 전면적인 개괄이다. 말하자면, 宗氣는 형성된 후 胸中에 쌓였다가 두 방향을 따라 분포한다. 한 갈래는 心臟을 거쳐 經絡에서 흐르는데 《靈樞·刺節眞邪》에서 "宗氣는 胸部의 중앙에 쌓여 氣海에 머무르며, 일부는 하행하여 氣街로 흘러들어간다(宗氣留于海, 其下者, 注于氣街(腹股溝에 있다))"고 한 것은 그 일례이다. 다른 갈래는 肺·氣管·咽喉를 거치면서 呼吸作用을 하므로 《靈樞·五味》에서 "出于肺, 循喉嚨, 故呼則出, 吸則入"이라 하였다.

2. 主要機能

宗氣는 두가지 기능을 갖고 있다. 첫째로 氣道를 통해 호흡작용을 한다. 언어·목소리·호흡은 宗氣와 관계가 있으므로 언어가 분명하고, 목소리가 크고 맑으며, 호흡이 완만하고 고르면 宗氣는 정상이다. 반대로 언어가 분명하지 못하고 목소리가 작고 약하며 호흡이 짧고 촉박한 현상은 宗氣가 부족한 탓이다. 喩昌이 《醫門法律·明辨息之法》에서 "호흡은 코를 통해서 이루어지며, 그 氣는 膻中에 분포한다. 膻中의 宗氣는 上焦의 氣道를 주관하면서 항상 肺·胃와 관통하고 있으므로 혹은 호흡이 맑고 완만하거나 혹은 짧고 촉박하기도 한데 모두 宗氣의 盛衰를 알아 볼 수 있는 것이다(息出于鼻, 其氣布于膻中. 膻中宗氣主上焦息道, 恒與肺胃關通, 或淸而徐, 或短而促, 咸足以占宗氣之盛衰)"라고 한 것과 같다.

둘째로, 心脈을 관통하여 氣血을 운행한다. 氣血의 흐름과 脈의 박동은 宗氣와 관계가 있으므로, 맥박이 완만하고 고르며 힘이 있으면 宗氣는 정상이고 맥박이 조급하고 불규칙하며 미약한 것은 宗氣가 부족한 徵表이다. 《素問·平人氣象論》에서 "胃經의 大絡을 虛里라 한다. 脈은 胃에서 나와 횡격막을 관통하여 위로 肺에 연결된다. 왼쪽 유방의 아래로 나오는 脈의 박동을 손으로 느낄 수 있는 것은 脈에 宗氣가 있기 때문이다. 박동이 빠르고 급박해지다가 자주 끊어짐은 병이 있기 때문이다. ……脈氣가 끊어지면 죽는다. 유방의 아래에서 宗氣가 밖으로 새면 脈의 박동이 옷으로 느껴진다(胃之大絡, 名曰虛里, 貫膈絡肺, 出于左乳下, 其動應衣, 脈宗氣也. 盛喘數絶者, 其病在中, ……絶不至, 曰死；乳之下, 其動應衣, 宗氣泄也)."고 하였다. 이 經文은 "虛里"脈과 宗氣의 밀접한 관계를 설명한다. 박동이 정상이면 宗氣에 병이 없으며, 박동이 소멸하면 宗氣가 끊어진 것으로 사망한다고 할 수 있다. 宗氣가 크게 虛하면 脈이 조급히 옷을 당기면서 뛴다. 宗氣가 부족하면 "虛里"뿐만 아니라 다른 經脈의 박동 역시 짧고 급해진다. 陸錦燧는 《鯉溪醫論選·論怔忡驚悸恐懼健忘煩躁宗氣動》에서 "宗氣의 활동을 上焦에서는 가슴에서, 下焦에서는 臍部에서 볼 수 있다. 때없이 박동하는 感이 있어 마음이 불안하다. 經에서 胃經의 大絡을 虛里라 한다. 유방의 아래에서 宗氣가 밖으로 새면 脈의 박동이 옷위까지 느껴진다고 하였다. 下焦의 陰이 虛하면 宗氣의 뿌리가 없는 것과 같으므로 宗氣는 돌아갈 곳이 없어진다(宗氣動者, 上或見于胸臆, 下或見于臍旁, 無時振憾, 不能安也. 經曰；胃之大絡, 名曰虛里, 出于左乳下, 其動應衣, 宗氣泄也. 此惟陰虛于下, 則宗氣無根, 故氣不歸源)"고 하였다. 宗氣가 왕성하면 氣血은 脈에서 정상으로 흐르고, 宗氣가 虛하면 맥박이 조급해지며, 瘀血(營血瘀滯) 등 氣血의 흐름이 무력해짐으로 인한 병변이 발생한다.

宗氣는 호흡과 혈액의 흐름을 추진하는 운동을 하므로 인체의 각종 기능에 영향을 미친다. 그러므로 周學海는 "宗氣는 動的인 氣이다. 무릇 호흡·언어·목소리 및 肢體의 운동과 筋骨의 강약은 宗氣의 기능에 의존한다(宗

氣者，動氣也，凡呼吸，語言，聲音，以及肢體運動，筋骨强弱者，宗氣之功用也)."《讀醫隨筆·氣血精神論》고 하였다.

(三) 營 氣

營氣는 脈에서 흐르는 氣로 晝夜로 영양공급과 흐름을 쉬지 않으므로 營氣라 한다. 營氣와 血液의 관계는 매우 밀접하여 분리할 수 없으므로 "營血"이라 나란히 일컫는다. 營氣와 衛氣는 상대관계로, 衛氣는 陽이고 營氣는 陰이므로 "營陰"이라 한다.

1. 生成과 分布

《素問·痺論》에서 "營氣는 水穀의 精氣이다. 五臟에서 조화롭게 하며, 六腑에서 새것으로 바꾸고서 脈으로 들어갈 수 있다. 脈을 따라 상·하로 흘러 五臟을 貫流하고 六腑를 감싼다(營者，水穀之精氣也. 和調于五臟，洒陳于六腑，乃能入于脈也. 故循脈上下，貫五臟絡六腑也)."고 하였다. 《靈樞·營氣》에서 "전신을 흐르는 營氣는 水穀의 精氣를 받아들여 만든 보배로운 물질이다……그 중에서도 精華로운 氣가 經脈을 흐르면서 전신을 그침없이 運營한다. 끝나는 듯하면 다시 시작하므로 日月의 상대적 運轉現象과 일치한다고 한다(營氣之道，內穀爲寶……精專者，行于經隧，常營不已，終而復始，是謂天地之紀)"라 하고, 《靈樞·營衛生會》에서 "인간이 水穀에서 精氣를 받아들일 때, 먼저 胃로 水穀을 받아들인다……그 清淨한 精氣는 營氣가 되고 混濁한 精氣는 衛氣가 되어, 營氣는 脈의 중심을 흐르고 衛氣는 脈의 외부를 돌면서 끊임없이 순환한다(人受氣于穀，穀入于胃，……其清者爲營，濁者爲衛，營在脈中，衛在脈外，營周不休)."고 하였다. 또 "營出于中焦"를 강조한 이들 經文을 통해 營氣가 水穀精氣에서 化生됨을 알 수 있다. 脾·胃는 水穀을 운화하여 水穀精微를 化生하며, 精微 중의 "精專之氣"가 營氣로 化生한다. 화생된 營氣는 脈으로 들어가 안으로는 臟腑，밖으로는 肢節까지 고루 미치어 끝나는듯 하면서 다시 흘러 運行을 그치지 않는다.

2. 주요기능

營氣의 주요생리기능에는 두가지가 있다. 첫째로 혈액을 化生하며, 둘째로 전신을 영양하는 것이다.

營氣는 혈액의 주요성분의 하나이므로 《靈樞·癰疽》에서 "이슬같은 氣가

中焦에서 나와, 谿谷으로 흘러들어 올라가서 孫脈으로 스며든다. 津液과 調和되어 변화하면 붉은 혈액이 된다(中焦出氣如露(《類經·癰疽》注;"中焦出氣如露, 營氣也"), 上注谿谷, 而滲孫脈, 津液和調, 變化而赤爲血)"고 하였다. 이는 營氣가 孫脈에 스며들어 진액과 調和되어 혈액을 생산함을 설명한 것이다. 營氣는 혈액을 이루는 성분일 뿐만 아니라, 혈액을 化生하는 과정에서도 중요한 작용을 한다. 《靈樞·邪客》에서 "營氣는 진액을 분비하며 脈에 注入하여 혈액을 化生함으로써 四肢를 영화롭게 하고 안으로 五臟六腑를 적신다(營氣者, 泌其津液, 注之于脈, 化以爲血, 以榮四末, 內注五臟六腑, ……)"고, 營氣가 水穀의 진액을 脈에 注入하는 기능을 설명하였다. 營氣는 혈액을 구성하는 주요성분이면서, 진액을 脈에 注入하는 역량이 있으므로, 血液을 化生하는 기능을 갖는다.

營氣는 전신에 영양을 공급하는 작용을 한다. 五臟六腑·四肢百骸는 營氣의 滋養을 받아야만 생존할 수 있으므로 營氣의 영양작용은 인간이 생명활동을 유지하는 데 필요한 중요한 작용이고 營氣는 생리활동의 주요한 물질 기초이다. 《婦人良方·養生必用論病》에서 "유후종선생은 營氣는 水穀의 精氣이다. 五臟에서 조화롭게 하고, 六腑에서 바꾸고서 脈으로 들어갈 수 있다. 끊임없이 脾에 의해 化生되며 心에 의해 통제되고, 肝에 저장되며, 肺에 의해 고루 분포되고 腎에 의해 施泄되어 전신에 두루 스며든다. 눈이 영기의 자양을 받으면 사물을 볼 수 있고 귀가 이것을 받으면 소리를 들을 수 있으며, 손이 이것을 받으면 사물을 잡을 수 있고, 발이 이것을 받으면 걸을 수 있으며, 五臟이 이것을 받으면 진액을 간직할 수 있고, 六腑가 이것을 받으면 氣化할 수 있다. 脈으로 들어가는 양이 적으면 맥이 불규칙해지고, 충분하면 맥에 힘이 깃든다. 음식으로 자양하면 陽은 生하고 陰은 長하여 變化시켜 혈액을 만든다(劉厚宗先生云;榮者水穀之精, 和調于五臟, 洒陳于六腑, 乃能入于脈也. 源源而來, 化生于脾, 總統于心, 藏受于肝, 宣布于肺, 施泄于腎, 灌漑一身. 目得之而能視, 耳得之而能聽, 手得之而能握, 足得之而能步, 臟得之而能液, 腑得之而能氣. 注入于脈, 少則澁, 充則實, 常以飮食滋養, 則陽生陰長, 變化而爲血)."고 營氣의 영양작용을 비교적 전면적으로 개괄하였다.

(四) 衛　　氣

衛氣는 脈의 외부를 흐르는 氣이다. 衛氣는 인체를 호위하면서 外邪가 침범하지 못하게 하므로 "衛氣"라 한다. 衛氣는 營氣에 對比하여 陽에 속하므로 "衛陽"이라 한다.

1. 生成과 分布

《靈樞·五味》에서 "음식이 胃로 들어가 化生된 精微는 胃에서 上·中兩焦로 나와 오장을 영양하면서, 두갈래로 나뉘어 營·衛氣가 흐르는 통로로 간다(穀始入于胃, 其精微者, 先出于胃之兩焦, 以漑五臟, 別出兩行營衛之道)"고 하고《素問·痺論》에서 "衛氣는 水穀의 용맹스러운 氣이다. 그 성질은 빠르고 교활하며 용맹스러워 脈으로 들어가지 못하고 피부를 돌며, 근육의 경계를 순행하면서 肓膜을 따뜻하게 하여, 胸腹에 분포한다(衛者, 水穀之悍氣也. 其氣慓疾滑利, 不能入于脈也. 故循皮膚之中, 分肉之間, 熏于肓膜, 散于胸腹)."고 하였다. 衛氣는 水穀의 悍氣이며, 脾·胃가 水穀을 運化하여 化生한 수곡정미중의 慓悍*·滑利한 氣이다. 營氣와 衛氣는 모두 수곡정미에서 化生하였으나 성질은 각기 다르다. 營氣는 純一하고 柔順하므로 脈을 따라 흐르고, 衛氣는 慓悍·滑利하므로 脈으로 들어가지 못하고 脈의 외부를 돈다. 衛氣는 안으로는 胸腹·臟腑까지, 밖으로는 피부·근육까지 전신에 고루 분포한다.

2. 주요기능

衛氣의 주요한 세가지 생리기능은 다음과 같다.

(1) 肌表를 보호하여 外邪의 침입을 방어한다. 衛는 保衛의 뜻이다. 피부에 가득 찬 衛氣는 외부에서 오는 邪氣에 저항하는 방어선과 같아서 邪氣가 인체에 침입하지 못하게 한다. 그러므로 孫一奎는 《醫旨緖餘·宗氣營氣衛氣》에서 "衛氣者, 爲言護衛周身, ……不使外邪侵犯也"라고 하였다. 그러므로 衛氣가 虛하면 外邪에 쉽게 감염되어 발병한다.

(2) 臟腑·筋肉·皮毛 등을 溫煦하게 하고 充養한다. 衛氣는 전신을 溫煦하게 하며, 안으로는 臟腑를 밖으로는 筋肉·皮毛를 溫煦하게 한다. 衛氣가 和順하면 인체 내외의 온도가 적당해져서, 臟腑·形體·九竅가 정상적으로

---

* 慓悍(표한) : 재빠르다, 날래고 사납다, 굳세다 등의 뜻.

생리활동을 한다. 만약, 衛氣가 부족하면, 溫煦하는 역량이 빈약해지므로 "寒象"이 출현한다. 반대로 衛氣가 운행에 방해를 받아 울결하면, 熱로 化하여 "熱象"이 출현한다. 그러므로 周學海는 《讀醫隨筆 · 氣血精神論》에서 "衛氣는 熱氣이다. 근육을 따뜻하게 하고 水穀을 運化하는 것이 衛氣의 기능이다. 虛하면 寒病이 되고, 울결하면 熱病이 된다(衛氣者, 熱氣也. 凡肌肉之所以能溫, 水穀之所以能化者, 衛氣之功用也. 虛則病寒, 實則病熱)"고 하였다. 동시에 衛氣는 水穀精微로서 전신을 充養하는 작용을 한다. 《靈樞 · 本臟》에서 "衛氣和, 則分肉解利, 皮膚調柔, 腠理致密矣."라고 한 것과 같다. 요컨대, 衛氣의 溫煦와 充養作用은 전신을 따뜻히 하고 皮膚를 윤택하게 하며, 근육을 건장하게 하고 腠理를 치밀하게 하므로 인체의 건강에 매우 중요한 역할을 한다.

(3) 腠理를 열고 닫음으로써 땀의 분비를 조절하고 통제한다.

張介賓은 《景岳全書 · 汗證》에서 "땀이 陰에서 發하여 陽에 의존하여 出한다하는 까닭은 땀의 근원이 陰인 營氣이며, 땀의 出入이 陽인 衛氣에 의존하기 때문이다(汗發于陰而出于陽, 此其根本則由陰中之營氣, 而其啓閉則由陽中之衛氣)."라고 하였다. 이는 땀이 衛氣의 통제와 조절을 받아 분비됨을 설명한 것이다. 그러므로 衛氣가 虛하여 固攝하는 힘이 없어지면 식은땀(自汗)을 흘리게 된다.

상술한 세가지 기능은 서로 긴밀하게 연결되어 조화를 이룬다. 外邪의 침입을 막는 기능은 衛氣의 방어작용 이외에 腠理를 열고 닫는 작용과도 관계가 있다. 腠理가 항상 열려 있으면 外邪가 쉽게 침입하며, 腠理가 치밀하면 外邪가 침범하기 어렵다. 그러므로 땀의 분비량이 많아지는 것과 外邪에 쉽게 감염되는 것은 동시에 나타난다. 체온을 조절할 때에 衛氣의 溫煦作用은 땀구멍을 열고 닫는 작용과 협조한다. 溫煦作用은 체온을 높이고, 땀의 분비는 체온을 낮추므로 양자가 조화를 이루면 체온이 정상을 유지한다. 溫煦作用이 지나치면 땀이 분비되지 못하여, 몸에 열이나고 땀이 나지 않는다. 반대로 땀의 분비가 지나치면 溫煦作用이 이루어지지 못하므로 피부가 차가와지고 땀이 많이 흐른다. 그러므로 衛氣의 세가지 기능을 종합하여 이해해야 한다. 《靈樞 · 本臟》에서 衛氣의 이러한 기능을 개괄하여 "衛氣者, 所以溫分肉, 充皮膚, 肥腠理, 司開闔者也."라고 설명하였다.

衛氣와 營氣는 모두 水穀精微에서 來源하며 脾胃에서 化生된다. 그러나 營氣는 脈의 내부를 흐르며 陰에 속하고, 衛氣는 脈의 외부를 흐르며 陽에 속한다. 營·衛氣가 조화를 이루면 인체의 땀이 정상으로 분비되므로 체온 역시 정상으로 유지된다. 반대로 조화하지 못하면 발병한다.

(五) 臟腑의 氣와 經絡의 氣

인체의 氣에는 앞서 설명한 전신을 運行하는 네가지 氣 이외에 臟腑의 氣와 經絡의 氣가 있다. 이른바, 臟腑의 氣와 經絡의 氣는 실제로는 모두 전신의 氣(합하여 "元氣"라 한다)의 일부로 元氣가 어떤 臟腑 혹은 어떤 經絡에 분포하면 바로 그 臟腑와 經絡의 氣가 된다. 氣가 소재하는 臟腑와 經絡이 다르므로, 氣의 구성 성분과 기능도 각각 특이하다. 이러한 氣는 각 臟腑·經絡을 구성하는 가장 기본적인 물질이며, 각 臟腑와 經絡의 생리활동을 추진하고 유지하는 데 필요한 물질적 기초이다.

臟腑와 經絡의 氣는 전신의 氣와 마찬가지로 先天의 精氣와 자연계의 淸氣와 脾·胃가 化生한 水穀精氣가 肺·脾·胃·腎의 공동작용을 거쳐 化生된 것이다. 그 중에서 水穀精氣는 중요한 구성성분이며 五臟이 水穀精氣에서 섭취하는 성분은 각기 다르다. 《素問·宣明五氣篇》에서 "五味所入 ; 酸入肝, 辛入肺, 苦入心, 鹹入腎, 甘入脾."라고 하였다. 이 경문은 각각의 穀氣는 臟腑에 대하여 다른 親和力을 갖고 있음을 설명해준다. 말하자면 각 臟腑가 水穀의 精微에서 섭취하는 내용이 다르므로 각 臟腑가 소유한 氣의 구성성분도 달라진다. 이 이론은 서로 다른 약물은 인체에 들어가서 서로 다른 經絡으로 들어가며, 서로 다른 음식물은 서로 다른 臟腑를 補養한다는 이론의 기초이다.

臟腑와 經絡의 氣는 臟腑와 經絡을 구성하는 가장 기본적인 물질이다. 臟腑와 經絡은 수곡의 정기에서 스스로 필요로 하는 五味精華를 섭취하여 臟腑와 經絡의 氣로 만든 후, 이 無形의 氣를 氣化하여 有形의 形體로 만듦으로써 臟腑·經絡構造의 일부로 삼는다. 이것이 바로 《素問·陰陽應象大論》에서 말한 "味歸形"이며, "形食味"이다. 일부 臟腑의 氣는 氣化하여 五臟六腑의 "精"이 되어 臟腑에 저장된다. 그러므로 《素問·陰陽應象大論》에서 "氣歸精", "精食氣"라고 하였다. 또한 "形歸氣", "精化爲氣"라 하였는데 이는 臟腑·經絡의 形體가 일정한 조건 아래에서 역시 부분적으로 氣化하여 無形

의 氣가 되어 생리활동의 필요를 충족시킴을 설명하였다.

臟腑와 經絡의 氣는 臟腑와 經絡의 생리활동을 촉진하고 유지하는 데 필요한 물질적 기초이다. 臟腑와 經絡이 어떠한 종류의 생리활동을 하든, 모두 에너지의 推動을 필요로 하며, 이 에너지는 臟腑와 經絡의 氣를 消耗하므로써 생산된다. 모든 생리활동이 氣를 필요로 하므로 "勞則氣耗"說《素問·擧痛論》이 있다. 氣는 소모되어 에너지를 생산하고 자신은 노폐물이 되어 배설된다.

이외에, "氣"에는 여러 가지 의미가 내포되어 있다. 예를 들면, 病을 초래하는 六淫을 "邪氣"라 하고, 유기체의 생리기능과 병에 저항하는 능력을 "正氣"라 한다. 한약의 寒·熱·溫·凉 등 네가지 기본 藥性을 "四氣"라 하는 등이다. 이러한 氣는 "氣候", "機能", "性質" 등 다양한 의미를 갖는다. 本章에서 논한 氣는 인체를 구성하며, 인체의 생명활동을 유지하는 데 필요한 가장 기본적인 물질로서의 氣만을 지칭하므로 상술한 각종 氣와는 구별된다.

附錄 I

[文獻考察]

《靈樞·決氣》: "上焦開發, 宣五穀味, 熏膚, 充身, 澤毛, 若霧露之漑, 是謂氣(上焦는 열어서 펴는 작용을 하므로 水穀精微를 펴서 皮膚를 따뜻히 하고 形體를 충실히 하며, 모발을 윤택하게 함이 안개와 이슬이 뿌려지듯 하는데, 이것을 氣라 한다)."

《素問·六節臟象論》: "氣合而有形, 因變以正名(氣는 聚合하여 形體를 이루며, 변화의 성격에 따라 명칭이 정해진다)."

《靈樞·脈度》: "氣之不能無行也, 如水之流, 如日月之行不休, ……如環之無端, 莫知其紀, 終而復始, 其流溢之氣, 內漑臟腑, 外濡腠理(氣는 운행하지 않을 수 없음이 물이 흐르고, 日月의 운행이 그침이 없는 것과 같다……둥근 고리처럼 끝이 없어 起點을 알 수 없으며, 끝나는 듯 하면 다시 시작한다. 충만한 氣는 체내의 臟腑로 흘러들어가고, 체표의 腠理를 濡養한다)."

《靈樞·刺節眞邪》: "黃帝曰: 余聞氣者, 有眞氣, 有正氣, 有邪氣, 何謂眞氣? 岐伯曰: 眞氣者, 所受于天, 與穀氣并而充身也(黃帝

가 물었다 : 氣에는 眞氣·正氣·邪氣가 있다고 한다. 무엇을 眞氣라 하는가? 岐伯이 대답하였다 : 眞氣는 하늘로부터 받은 것으로 穀氣와 더불어 신체를 充養합니다)."

《靈樞·五味》:"穀始入于胃, 其精微者, 先出于胃之兩焦, 以漑五臟, 別出兩行營衛之道. 其大氣之摶而不行者, 積于胸中, 命曰氣海, 出于肺, 循喉咽, 故呼則出, 吸則入(穀이 비로소 胃로 들어가면 精微는 胃의 上·中 兩焦에서 나와 五臟에 영양을 주고, 별도로 나온 것은 두 갈래로 나뉘어 營·衛氣가 흐르는 통로로 간다. 맴돌며 흐르지 않는 大氣는 胸部의 중앙에 쌓이는데 이를 "氣海"라 한다. 宗氣는 肺에서 나와 인후를 따라 흐르며, 내쉬면 나가고 들이쉬면 들어온다)."

《素問·生氣通天論》:"陽氣者, 精則養神, 柔則養筋(陽氣가 精하게 되면 神을 기르고, 陽氣가 柔하게 되면 筋을 기른다)."

《素問·脈要精微論》:"夫五色精明者, 氣之華也(五色이 精하고 明한 사람은 氣가 꽃핀 것이다)."

《醫門法律·先哲格言》:"喩昌曰 : 天積氣耳, 地積形耳, 人氣以成形耳. 惟氣以成形, 氣聚則形存, 氣散則形亡, 氣之關于形也, 豈不巨哉! 然而身形之中, 有營氣, 有衛氣, 有宗氣, 有臟腑之氣, 有經絡之氣, 各爲區分. 其所以統攝營衛臟腑經絡而令充周無間, 環流不息, 通體節節皆靈者, 全賴胸中大氣, 爲之主持(喩昌이 말했다 : 天은 氣를 쌓을 따름이고, 地는 形을 쌓을 따름이며, 인간은 氣로써 形을 이룰 따름이다. 오직 氣로 形을 이루므로 氣가 모이면 形이 存在하며, 氣가 흩어지면 形이 없어진다. 氣가 形에 관여함이 어찌 莫大하지 않은가! 그러나 身形中의 氣에는 營氣·衛氣·宗氣·臟腑의 氣·經絡의 氣가 있어 각각 구분이 되지만, 氣가 營·衛·臟腑·經絡을 빈틈없이 統攝하여 충만하고 두루하여 빈틈이 없고 계속 흘러 그침이 없으며 전신 마디마디가 모두 신령스러운 것은 모두 흉중의 대기에 의존하여 主持로 삼기 때문이다)."

《醫碥·氣血》:"氣一耳, 以其行于脈外則曰衛氣, 行于脈中則曰營氣, 聚于胸中則曰宗氣, 名雖有三氣, 本無二氣. 與血并根柢于先天, 而長養于後天(氣는 하나일 뿐이나, 脈의 외부를 운행하는 것을 衛氣

라 하고 脈의 내부를 운행하는 것을 營氣라 하며, 胸中에 모인 것을 宗氣라고 한다. 비록 세가지로 나누어 命名하였으나 본래 다른 것이 아니다. 氣는 血과 더불어 先天에 뿌리를 두고, 후천적으로 養育된다).”

《素問·陰陽應象大論》:“水爲陰, 火爲陽. 陽爲氣, 陰爲味. 味歸形, 形歸氣, 氣歸精, 精歸化;精食氣, 形食味, 化生精, 氣生形. 味傷形, 氣傷精;精化爲氣, 氣傷于味(水는 陰이며 火는 陽이다. 陽은 氣이고 陰은 味이다. 五味는 形體가 되며, 形體는 氣로 氣化하고, 氣는 精이 되며 精은 化生을 돕는다. 精은 氣에 의존하고 形體는 五味에 의존하며, 精은 化生에 의존하고 形體는 氣에 의존한다. 五味의 지나침은 形體를 상하게 하고 氣의 지나침은 精을 상하게 한다. 精은 化하여 氣가 되고 五味의 지나침은 氣를 상하게 한다).”

《素問·六微旨大論》:“夫物之生從乎化, 物之極由乎變, 變化之相薄, 成敗之所由也. ……成敗倚伏生乎動, 動而不已, 則變作矣(만물의 생성은 氣化에 의존하며, 사물이 죽는 것은 변화의 결과이다. 변화와 기화가 對立·統一함은 사물의 극성과 쇠퇴의 원인이다. ……만물의 極盛과 쇠퇴는 운동변화에 의존하며 운동이 멈추지 않으면 변화가 일어난다).”

《景岳全書·傳忠錄·虛實篇》:“神氣者, 元氣也. 元氣完固, 則精神昌盛無待言也. 若元氣微虛, 則神氣微去;元氣太虛, 則神氣全去, 神去則機息矣(神氣란 元氣이다. 元氣가 견고하면, 말할 필요도 없이 精神活動이 왕성해진다. 元氣가 조금 쇠퇴하여 虛하면 神氣도 조금 쇠퇴하며, 元氣가 크게 虛하면 神氣도 완전히 소멸하고, 神氣가 소멸하면 유기적 운동도 그친다).”

《赤水玄珠·火熱門·外內君相篇》:“宗氣, 其氣有餘, 由肺運于一身, 通調水道, 下輸膀胱, 水精四布, 五經并行, 以爲生生不息之運用(宗氣는 넉넉하면 肺로 말미암아 전신을 돌면서 水道를 조절하여, 수액을 방광으로 내려보내고 水精을 사방으로 퍼뜨린다. 五臟의 經脈과 나란히 흐르면서 끊임없이 運行作用을 한다).”

《醫門法律·明胸中大氣之法》:“五臟六腑·大經小絡, 晝夜運行不息, 必賴胸中大氣斡旋其間, 大氣一衰, 則出入廢, 升降息, 神機

化滅，氣立孤危矣(五臟六腑·大經小絡의 氣는 胸部의 大氣에 의존하여 주야로 끊임없이 전신을 돈다. 大氣가 쇠약해지면 출입운동이 파괴되고 승강운동이 정지하며, 따라서 신기도 소멸하므로 신체도 위태로와 진다).”

《讀醫隨筆·氣血精神論》:“衛氣者， 本于命門， 達于三焦，以溫肌肉·筋骨·皮膚，慓悍滑疾，而無所束者也(衛氣는 命門에 뿌리를 두고 三焦를 통해 肌肉·筋骨·皮膚를 따뜻히 하는데, 용맹하고 민첩하므로 구속됨이 없다).”

《脾胃論·脾胃虛則九竅不通論》:“五臟之氣上通九竅， 五臟禀受于六腑，六腑受氣于胃(五臟의 氣는 위로 九竅로 통하는데 五臟은 六腑로부터 氣를 받고，六腑는 胃로 부터 氣를 받는다).”

附錄 II

[氣의 實質에 대한 연구]

최근 30년 동안 氣의 實質에 대해 계속적인 연구가 있어 왔는데 그 要點은 다음과 같다.

일부 학자들은 中國古典哲學과 醫學的 각도에서 한의학의 “氣”를 “운동하는 미세한 물질”로 인식하였다. 다른 학자들은 氣를 기능 즉，神經系統의 기능으로 인식하였고 또 다른 일부는 大氣·精氣와 같은 물질로 인식하거나 心氣·肝氣와 같은 기능으로 보았다. 모든 기능은 물질을 기초로 하고 물질과 분리되어 독립적으로 존재하는 기능은 없으며, 모든 물질은 기능을 갖고 있으므로 氣를 논할 때 물질과 기능을 분리하는 것은 옳지 않다.

<u>氣는 물질이다</u>. “氣가 모이면 형체가 성립(氣聚則形成)”되나 기능이 모여 형체가 성립될 수는 없기 때문이다. 營氣는 혈액을 化生하고 전신에 영양을 공급하며, 衛氣는 인체를 溫煦하고 外邪의 침입을 막으며 땀구멍을 열고 닫는 기능을 한다. 氣가 물질로서 이러한 기능을 하는 것은 당연하다.

일부 학자들은 “氣는 유기체 생명활동의 원동력”이라는 인식에서 출발하여, 氣를 “힘(力)”·에너지 및 에너지대사로 보았다. 일부는 분자생물학의 각도에서 氣를 사실상 일종의 물질인 “ATP”로 보았다. 氣가 推進運動·溫煦 등의 기능을 하므로 氣와 에너지는 확실히 밀접한 관계가 있다. 인체의

모든 활동은 에너지를 필요로 하며, 에너지는 氣를 소모하면서 생산되므로 《內經》에 "勞則氣耗"《素問·擧痛論》說이 있다. 氣가 변화(즉 "氣化")하면 에너지가 생산된다. 즉 氣는 氣化하여 에너지를 생산하며, 이 과정에서 스스로 소모되고 노폐물로 변하여 체외로 배출된다. 그러므로 氣는 물질이며 에너지가 아니다. 에너지가 집적되면 형체가 생성될 수 없는데, 氣를 에너지라 한다면 이것은 《素問·寶命全形論》의 "氣合而成形"이란 기본조건에 어긋나기 때문이다.

다른 일부학자들은 古代의 醫家와 마찬가지로 철학의 "氣"이론을 의학에 도입하여 인체의 생리·병리현상을 해석하였다. 생리·병리현상의 微視的 과정을 당시에 직접 관찰할 수 없으므로 다만 추론에 의존하여 가설로서의 "氣"이론을 내세웠다. 한편, "氣에 대한 가설은 한의학을 실천하면서 얻은 풍부한 경험의 총체적 결산이며, 한의학의 발전을 오랫동안 저해한 氣에 대한 모호한 개념들을 거의 완전하게 한정시켰다. 이 가설은 일부, 후일에 증명되기도 한 이상적이며 환상적인 연결로 현실적 공백을 메꾸었다. 다만 이 가설 자체가 갖는 오늘날의 가치에 대해 연구할 필요가 있다."고 하였다. 역사적 조건의 제한으로 인해, 古代의 醫學家들은 체내의 미세한 물질인 氣의 구체적 운동과 변화를 관찰할 수 없었다. 그들은 당시 수집이 가능했던 사실들을 추론하여 氣에 대한 가설을 세웠을 뿐이다. 이 가설은 추리와 상상을 이용하여 현실적인 공백을 메꾸었으나, 이것은 모든 과학의 발전과정에서 피할 수 없는 현상이기도 하다. 古人은 체내에서 끊임없이 운동하는 미세한 물질인 氣의 운동과 변화로 생명현상을 해석하였다. 이것은 총체적으로 볼 때 객관적 實際에 부합하므로 과학적 가설이라 할 수 있다. 다만, 오늘날 微視的 연구를 진행함에 있어, 모호한 "氣", "氣機", "氣化"개념으로 생리·병리현상을 해석하는 데에 만족해서는 안된다. 사실상, 古人들은 이미 氣를 각종으로 분류하였다. 오늘날 일부 학자들은 현대적 수단을 사용하여 "氣"를 연구하고 있으며 "元氣는 분자생물학의 각도에서 볼 때, 생식세포중의 DNA(디옥시리보핵산)일 것이다"라는 의견을 제시하였다. 현대과학적 방법으로 氣를 연구하려는 시도는 비록 최근에 이루어졌으나, 이로써 "氣"에 대한 이론은 발전을 거듭하여 점차 가설에서 현대적 과학이론으로 자리잡을 것이다.

第二節 血

一. 血의 기본개념

血은 紅色液體이며 脈에서 운행하고 脈을 따라 전신으로 흘러들어가 영양과 滋潤作用을 한다. 血은 인체를 구성하고 인체의 생명활동을 유지시키는 기본물질 중의 하나이다.

《靈樞·决氣》에서 "中焦는 氣를 받고 汁을 取하여 적색액체로 변화시키는데, 이것이 血이다(中焦受氣取汁, 變化而赤, 是謂血)."라고 血이 홍색액체임을 설명하였다. 현대의학에서 말하는 혈액과 기본적으로 일치한다.

脈은 혈액이 운행되는 통로로서, 전신의 血이 脈에서 흐르므로 "血府"라고도 한다. 정상적인 상황하에서 血은 맥에서 운행하며 어떤 원인으로 인하여 血이 맥에서 일탈했을 때, 이러한 현상을 出血이라 한다. 또한 脈의 외부로 일탈한 血을 "離經之血"이라 한다.

血은 經脈을 따라 전신으로 흘러들어가며, 안으로는 臟腑, 밖으로는 肢節의 곳곳에 도달하여 영양을 공급하고 滋潤하는 작용을 한다. 생명은 이러한 작용을 반드시 필요로 하며, 인체의 모든 부위에 짧은 시간동안이라도 혈액이 부족하면 창백해지고 통증을 느끼게 된다. 혈액이 부족한 상태가 지속되면, 혈액이 부족한 부위의 기능이 상실되고 심하면 조직이 파괴되고 위축되므로 壞死하게 된다. 혈액은 인체를 구성하는 일부분으로 인체생명활동이 지속되는 데 없어서는 안 될 기본물질 중의 하나이다.

二. 血의 生成

血은 주로 營氣와 津液으로 구성된다. 營氣와 津液은 脾胃가 음식물을 소화·흡수하여 생성한 水穀精微이므로 脾胃를 "氣血을 化生하는 원천"이라 한다. 《靈樞·决氣》에서 "中焦受氣取汁, 變化而赤, 是謂血."이라 설명하였다. 여기에서 "中焦"는 脾胃이며, "受氣"는 脾胃가 水穀의 精氣를 흡수하여 化生한 營氣이고, "取汁"은 脾胃가 津液을 흡수하는 것이다. 요컨대 脾胃가 음식물에서 흡수한 精微物質이 營氣와 津液이며, 이것이 변화하여 생성된 홍색액체가 바로 혈액이다. 이것으로 脾胃가 혈액생성과정에서 차지하는 중요성을 설명할 수 있다.

《靈樞·癰疽》에서 "腸胃가 수곡을 수납하고, ……中焦가 이슬같은 氣를 내어 위로 谿谷으로 보내면 孫脈으로 스며들어 津液과 융화하여 생성된 적색액체가 血이다. 혈행이 순조로와 孫脈에 충만하면, 絡脈으로 흐르고 絡脈에 충만하면, 經脈으로 흐르며 絡脈에 충만하면 經脈으로 흐른다(腸胃受穀, ……中焦出氣如露, 上注谿谷, 而滲孫脈, 津液和調, 變化而赤爲血, 血和則孫脈先滿溢, 乃注于絡脈. 絡脈皆盈, 乃注于經脈)."고 하였다. 이 一段의 문장은 水穀精氣가 腸胃壁을 透過하여, 組織의 間隙을 지나 孫脈으로 스며들어 진액과 결합하여, 혈액을 化生하는 과정을 形象的으로 서술하였다. 동시에 혈액이 孫脈에서 생성되어 絡脈으로 흘러갔다가 다시 經脈으로 滙流한 후 전신으로 흘러 들어가는 과정을 서술하였다.

《靈樞·邪客》에서 "營氣者, 泌其津液, 注之于脈, 化以爲血"이라고 脈 외부의 營氣가 진액과 함께 脈으로 스며들어, 혈액을 化生하는 데 필요한 주요원료가 됨을 설명하였다.

《靈樞·營衛生會》에서 "中焦의 氣도 上焦의 氣와 마찬가지로 胃中에서 나오는데 上焦의 氣에 뒤이어 나온다. 中焦가 찌꺼기를 분별하고, 津液을 蒸化하는 소화과정을 거치어 그 精微를 만들어 肺脈으로 흘려보내면 혈액으로 化生되어 전신을 滋養한다. 이것은 생명을 유지시키는 가장 귀한 물질이므로 홀로 經脈속으로 운행할 수 있는데 "營氣"라고 한다(中焦亦并胃中, 出上焦之後, 此所受氣者, 泌糟粕, 蒸津液, 化其精微, 上注于肺脈, 乃化而爲血. 以奉生身, 莫貴于此, 故獨得行于經隧, 命曰營氣)."고 하였다. 水穀의 精氣와 진액이 中焦의 脾胃에서 화생된 후에 肺脈으로 흘러들어가 化生하여 血이 되어 전신을 돌면서 영양과 자윤작용을 한다. 요컨대, 진액과 수곡정기는 먼저 孫脈으로 흘러 들어가서 結合하여 血이 된다. 이 孫脈과 血이 그 다음으로 흘러가는 絡脈은 모두 肺經의 支流로, 絡脈에 血이 충만하면 肺經의 經脈으로 滙流하고, 이어 전신을 돈다. 이로써 十二經脈 중 肺經이 第一經인 이

유와 肺經이 中焦에서 시작하는 原理를 설명할 수 있다.

상술한 바와 같이, 脾胃는 혈액의 원료를 생산하는 곳이므로, 혈액의 생성과정에서 극히 중요한 작용을 한다. 그러므로 임상에서 血虛를 치료할 때, 먼저 脾胃를 조섭한 후에 영양을 보충한다.

腎, 역시 혈액의 생성과정에서 매우 중요한 작용을 한다. 腎의 精氣가 脾의 運化를 촉진한다는 것이 "命門眞火生土"說이다. 한편, 精은 腎에 저장되고 血은 肝에 저장되므로 腎精과 肝血은 서로 資生하고 轉化한다는 것이 이른바 "肝腎同源"說이다. 腎은 이러한 두 방면으로 작용하여 혈액의 생성을 촉진한다.

三. 血의 生理機能

血은 全身을 營養하고 滋潤하는 기능이 있다. 脈을 循行하는 血은 안으로는 臟腑에서 밖으로는 皮肉筋骨까지, 시작과 끝이 없는 고리처럼 운행을 그치지 않는다. 도달한 그 곳에서 血의 營氣와 津液은 脈의 외부로 스며나와 전신의 臟腑·形體·九竅 등의 조직기관을 끊임없이 영양하고 자윤함으로써 정상적인 생리활동을 유지시킨다. 《難經·二十二難》에서 "血主濡之"라고 血의 영양과 자윤작용을 간단명료하게 개괄하였다.

血의 구체적 생리기능은 다음과 같다.

(一) 血은 인체의 臟腑·形體·九竅 등 조직기관의 생존과 건강을 유지시킨다.

인체 모든 부분의 생존과 건강은 血의 영양과 자윤에 의존하므로 혈액이 충분하면 혈색이 좋고, 피부와 모발이 윤택해지며, 筋骨·筋肉·臟腑가 튼튼해진다. 혈액이 부족하면, 얼굴이 누렇게 뜨고, 피부와 모발이 건조해지며, 근육과 장부가 허약해지고 筋骨이 쇠약해지며 拘急*증상이 발생한다. 그러므로 "血盛則形盛, 血弱則形衰"《金匱鉤玄·血屬陰難成易虧論》說이 있다.

---

*拘急 : 四肢가 땡기며 뻗뻗해지는 증상.

(二) 유기체의 운동과 감각기능은 혈액의 영양과 자윤을 필요로 한다.

《素問·五臟生成篇》에서 "肝이 혈액의 영양을 받으면, 볼 수 있고 足이 혈액의 영양을 받으면, 걸을 수 있으며 手가 혈액의 영양을 받으면, 잡을 수 있고 指가 혈액의 영양을 받으면, 집을 수 있다(肝受血而能視, 足受血而能步, 掌受血而能握, 指受血而能攝)."라고 감각기능과 운동이 혈에 의존하는 관계를 설명하였다. 혈액이 충분하면 감각기능과 운동이 정상으로 이루어지며, 血虛하면 현기증이 나고 시야가 흐려지며 눈이 침침해지고 耳鳴이 생기며, 사지가 마비되고 무력해지며 혹은 筋骨이 경련하고 심하면 불구가 된다.

(三) 血은 정신활동에 필요한 물질적 기초이다.

《素問·八正神明論》에서 "血氣는 사람의 神이 깃드는 곳이므로 주의해서 養生해야 한다(血氣者, 人之神, 不可不謹養)"고 하였다. 血氣가 충만하면 血脈이 조화되어 순조롭게 소통하므로, 정신활동이 왕성해지고 神志가 명석해지며, 감각이 민감해지고 활동이 자연스러워진다. 그러므로《靈樞·平人絕穀》에서 "血脈이 순조로운 곳에 정신이 있다(血脈和利, 精神乃居)"고 하였다. 어떤 원인에 의하던 血虛·血熱 및 혈액의 운행이 실조되면 임상에서 精神衰退·健忘·不眠·多夢·煩躁* 등의 증상이 나타나고 심하면 驚悸*·譫妄*·昏迷 및 정신이 흐릿해지는 등의 神志失調症이 나타난다.

四. 血의 운행

血은 脈中으로 운행하면서 전신에 유포되어 순환을 그치지 않는다. 혈액이 운행함에 따라 전신의 臟腑·形體·九竅 등은 자신들의 생리활동에 필요한 영양과 자윤을 충족시킨다.

---

*煩躁 : 胸部에 煩熱이 있어 마음이 불안한 것을 "煩"이라 하고, 手足을 뒤흔들고 침착하지 않은 것을 "躁"라 한다.

*驚悸 : 심장의 動悸가 항진하고 심장부에 불안감이 있는 병증이다.

*譫妄 : 의식이 명료하지 못하여 헛소리를 하고, 착각·환각이 생기며 정서이상 등의 증상이 나타난다.

血은 陰에 속하고 靜을 주관하므로 血의 운행은 氣의 추진운동에 의지한다. 그러므로 虞搏은 "血은 氣가 없으면 운행하지 못한다(血非氣不運)"《醫學正傳·氣血》고 하였다. 血은 氣의 固攝作用에 의존하여 脈의 외부로 일탈함이 없이 脈中에서 운행한다. 그러므로 혈액의 정상 운행은 氣의 추진운동과 固攝작용의 조화에 달려있다고 한다. 추진운동이 지나치면 固攝하지 못하므로 血이 脈의 외부로 逸脫하는 出血이 발생하고, 반대로 추진운동이 미약하고 固攝이 지나치면, 血의 운행이 느려지거나 순조롭지 못하게 되고 심하면 瘀血증상이 나타난다. 그러므로 吳鞠通은 "血을 잘 치료하는 자는 유형의 血에서 치료하는 방법을 구하지 않고 無形의 氣에서 치료를 강구한다(故善治血者, 不求之有形之血, 而求之無形之氣)"《溫病條辨·治血論》고 하였다.

血이 운행하는 구체적 路線에 대해《靈樞·營氣》에서 다음과 같이 설명하였다.

手太陰肺經→手陽明大腸經→足陽明胃經→足太陰脾經→
手少陰心經→手太陽小腸經→足太陽膀胱經→足少陰腎經→
手厥陰心包經→手少陽三焦經→足少陽膽經→足厥陰肝經→
督脈→任脈→手太陰肺經 (총 十四經脈)

한편,《素問·經脈別論》에서 "음식이 胃로 들어가면 肝으로 精이 보내져서 筋으로 氣가 보내진다. 음식이 胃로 들어가면 濁氣가 心으로 가서 脈으로 精을 보내며 脈氣는 經으로 흐르는데 經氣는 肺로 가므로 肺는 百脈을 모아 皮毛로 精을 보낸다. 毛脈이 精을 合成하고 腑에서 氣가 운행되지만 腑精의 神明은 心·脾·腎·肝 四臟에 두루 있으므로 氣가 균형을 이룬다(食氣入胃, 散精于肝, 淫氣于筋. 食氣入胃, 濁氣歸心, 淫精于脈; 脈氣流經, 經氣歸于肺, 肺朝百脈, 輸精于皮毛; 毛脈合精, 行氣于府, 府精神明, 留于四臟, 氣歸于權衡)"고 하였다. 이 一段의 經文은 水穀精氣의 운행방향을 서술하였으나 水穀精氣가 脈으로 進入하여 운행하는 경로를 명확히 지적하였으므로, 血의 운행을 서술하였다고 할 수 있다.

血의 運行은 五臟과 관계한다.《素問·五藏生成篇》에서 "諸血者, 皆屬于心"이라 하였고 王冰은 이 篇에 "肝藏血, 心行之"라고 注解하였다. 심장이 전신의 氣를 총관리하는 동시에 혈액의 운행을 추동하며, 이 추동기능은 心

氣에 의해 완성됨을 알 수 있다. 肺가 氣를 주관하고, 血은 氣의 추진운동에 의하여 운행하므로 肺의 宣發作用은 심장을 도와 血을 외부와 상부로 확산시키며, 肺의 肅降은 血의 하부와 내부로 향한 운행을 돕는다. 그러므로 古人은 血의 운행에 대해 "肺에 의해 宣布된다(宣布于肺)"《金匱鉤元·血屬陰難成易虧論》고 하였다. 肝은 疏泄을 주관하므로 氣機를 調暢할 수 있고 血의 운행을 通暢시킬 수 있다. 또한 肝은 血을 저장한다. 人體가 안정을 취하면 순환중인 여분의 血이 肝에 저장되므로 "누우면 血이 肝으로 간다(故人臥血歸于肝)"《素問·五臟生成篇》. 肝은 인체가 활동할 때, 인체의 각 부분이 필요로 하는 혈량에 따라 전신의 혈액양을 조절한다. 이외에 肝이 血을 저장하는 기능은 출혈을 방지하는 작용을 한다. 脾는 혈액을 化生하는 이외에도, 혈액을 統攝하여 脈을 일탈하지 않고 운행하도록 한다. 이러한 出血을 방지하는 "統血"기능은 肝의 "藏血"기능과 협조하므로, 임상에서 出血의 病機를 "統藏失司"라 한다. 腎은 전신의 陰陽의 근본으로 전신의 陰陽을 조절하고 주재하여 陰陽이 평형하고, 체온과 혈액의 운행이 정상을 유지토록 한다. 陰陽이 실조되어 陰虛하면 發熱하고, 陽虛하면 發寒한다. 發熱하면 혈액의 운행이 빨라지고 脈管이 확장되며, 심하면 經絡이 灼傷하고 혈액이 妄動하게 된다. 發寒하면 혈액의 운행이 느려지고 脈絡이 수축하며 심하면 血瘀症이 나타난다. 요컨대, 혈액의 운행을 추진하는 것은 心이고, 혈액의 운행을 촉진하여 脈管의 通暢을 유지하는 것은 肺와 肝이며, 혈액을 저장하고 統攝하여 출혈을 방지하는 것은 肝과 脾이고, 陰陽을 조절함으로써 혈액의 운행에 영향을 미치는 것은 腎이다. 혈액의 정상운행에 필요한 가장 기본적인 세 가지 조건은 혈액의 운행을 추진하는 氣와, 혈액의 충만함과 脈道의 通暢이므로 혈액의 운행과 가장 관계가 깊은 臟은 心·肝·脾 三臟이다.

附錄

[文獻考察]

《赤水玄珠·調經門》: "夫血者, 水穀之精氣也, 和調五臟, 灑陳六腑, 男子化而精, 女子上爲乳汁, 下爲經水. 故雖心主血, 肝藏血, 亦皆統攝于脾, 補脾和胃, 血自生矣(血은 水穀의 精氣이다. 五臟

을 조화시키고 六腑를 새것으로 바꾸고, 남자는 化生하여 精이 되고 여자는 상행하면 乳汁, 하행하면 經水가 된다. 그러므로 心이 血을 주관하고 肝이 血을 저장하나 모두 脾에 의해 統攝되므로 脾를 補하고 胃를 조섭하면 血이 저절로 化生된다)."

《醫門法律·虛勞門》: "盖飮食多自能生血, 飮食少則血不生. 血不生則陰不足以配陽, 勢必五臟齊損(음식의 섭취량이 많으면 血이 化生되고 음식의 섭취량이 적이면 血이 化生되지 못한다. 血이 化生되지 못하면 陰이 陽과 짝하기에 부족하므로 점차 반드시 五臟이 모두 상하게 된다)."

《讀醫隨筆·氣血精神論》: "夫血者, 水穀之精微, 得命門眞火蒸化, 以生長肌肉皮毛者也. 凡人身筋骨·肌肉·皮膚·毛髮有形者, 皆血類也(血은 수곡의 정미로써 命門眞火의 蒸化를 받아 근육과 피모를 養育한다. 인체의 기골·근육·피부·모발 등 형체를 갖고 있는 것은 모두 血類이다)."

《溫病條辨·本臟自病痙》: "肝主血, 肝以血爲自養, 血足則柔, 血虛則强(肝은 血을 주관하면서 血로 스스로 養育하므로 血이 충분하면 柔해지고, 血이 부족하면 强해진다)."

《證治準繩·雜病·諸見血症》: "血者, 神氣也, 得之則存, 失之則亡. 是知血盛則形盛, 血弱則形衰, 神靜則陰生, 形役則陽亢, 陽亢則陰必衰, 又何言陽旺而生陰血也(血은 神氣이므로, 血을 얻으면 존재할 수 있고 잃으면 사망한다. 血이 왕성하면 형체도 왕성하고 血이 약하면 형체도 쇠퇴하며, 神의 활동이 안정되면 陰이 生하고 형체가 활동하면 陽이 항진하며, 陽이 항진하면 陰이 반드시 쇠퇴함을 알면서 또 어떻게 陽이 왕성하면 陰인 血이 화생된다고 말할 수 있는가)."

《紓溪醫論選·諸氣諸血門》: "血之主司者, 如心肝脾三臟, 血之所生化者, 莫如陽明胃腑. 可見胃爲血症之要道, 若胃有不和, 當先治胃也(血을 주관하는 것은 心·肝·脾 三臟이라면 血을 化生하는 것은 陽明인 胃腑이므로, 胃가 血症을 치료할 때의 관건임을 알 수 있다. 만약 胃의 기능이 실조되면 먼저 胃를 치료해야 한다)."

《張氏醫通·諸血門》: "經言血之與氣, 異名同類, 雖有陰陽淸濁

之分，總由水穀精微所化．其始也混然一區，未分淸濁，得脾氣之鼓運，如霧上蒸于肺而爲氣；氣不耗，歸精于腎而爲精；精不泄，歸精于肝而化淸血；血不瀉，歸精于心，得離火之化，而爲眞血；以養脾臟，以司運動，以奉生身，莫貴于此(內經에서 血과 氣는 異名이나 同類라 하였으며 비록 陰陽淸濁의 분별이 있으나 모두 수곡정미에서 화생된 것이다. 그 처음엔 혼연히 함께 있어 淸濁의 분별이 없다가 脾氣에 의해 運化되어 안개와 같이 肺로 蒸騰되어 氣가 된다. 氣가 소모되지 않으면, 腎으로 가서 精이 되고 精이 누설되지 않으면 肝으로 가서 淸血이 된다. 血이 누설되지 않으면 心으로 가서, 離火(心)에 의해 眞血로 화생된다. 이것으로 脾臟을 양육하고, 운동을 주관하며 신체를 양육하니 이보다 귀한 것이 없다)."

《素問·調經論》:"血氣者，喜溫而惡寒，寒則泣不能流，溫則消而去之(血氣는 溫氣를 좋아하고 寒氣를 꺼리므로 寒氣를 받으면 응결하여 흐르지 못하고, 溫氣를 받으면 녹아서 흐른다)."

《靈樞·本藏》:"是故血和則經脈流行，營復陰陽，筋骨勁强，關節淸利矣(그러므로 血氣가 和順하면, 經脈이 막힘없이 흘러 陰陽을 반복하여 근골이 강해지고 관절이 원활하게 된다)."

《素問·八正神明論》:"天溫日明，則人血淖液而衛氣浮，故血易瀉，氣易行；天寒日陰，則人血凝泣而衛氣沉．月始生，則血氣始精，衛氣始行；月郭滿，則血氣實，肌肉堅(날씨가 따뜻하고 날이 밝으면, 血氣가 通暢하고 衛氣가 體表로 浮上하므로 血을 쉽게 瀉하고 氣를 운행시킬 수 있다. 날씨가 한랭하고 날이 흐리면 血의 흐름이 불규칙해지고, 衛氣 역시 沉伏한다. 달이 始生하면 血氣가 왕성해지고 衛氣 역시 체표에서 운행하며, 滿月이 되면 血氣가 충실해지므로 근육이 堅强해진다)."

第三節 津 液

一. 津液의 기본개념

진액은 몸속에 있는 정상적인 체액의 총칭으로 각 장부조직 기관에 있는 체액과 정상적인 분비물을 가르키니 위액·장액·콧물·눈물 등이 모두 여기에 해당한다. 津液이 포괄하는 내용은 매우 광범위하여 유기체내에서 脈管의 혈액 이외에도 유기체가 소유한 정상적 액체는 모두 진액에 속한다. 이 액체에는 수분 이외에도 대량의 영양물질이 포함되어 있다. 그러므로 진액을 간단히 물로 보아서는 안되며 모든 액체의 총칭으로 보아야 한다. 말하자면, 진액은 물을 위주로 해서 대량의 영양물질을 포함하고 있으나 脈에 있지 않고 脈의 외부에 있으며 紅色이 아니라는 점이 혈액과 다르다.

진액은 인체구조에서 체중의 삼분의 이 이상을 점유하며, 모든 臟腑·形體·九竅 등 器官의 組織內部와 組織 間에 광범위하게 존재하면서 滋潤과 營養作用을 한다. 無形인 氣는 有形인 津液에 의존해서 산실되지 않고 인체에 존재할 수 있으므로 "津能載氣"說이 있다. 이외에 진액은 몇가지 특수한 기능을 갖고 있다. 예를 들면 胃腸이 음식물을 소화하려면 胃液·腸液에 의존해야 하고 관절이 屈伸하려면 진액이 骨과 骨 사이에서 潤滑作用을 해야 한다. 진액이 없으면 모든 조직기관이 자윤과 영양을 받지 못하므로 氣가 흐르지 못하고 散失되어 전신의 생명활동도 전면적으로 중지될 수 있다. 그러므로 진액은 인체를 조성하는 기본물질일 뿐만 아니라 인체의 생명활동 유지에 필요한 기본물질중의 하나이다.

津液은 津과 液으로 구분되고, 양자는 성질과 형상 및 기능과 분포부위에 있어 상이하다. 《靈樞·決氣》에서 "腠理가 열리면 땀이 줄줄 흐르는데 이를 津이라 한다.……穀을 먹어 氣가 체내에 충만해지면 넘쳐서 골수로 가서 골격의 관절이 원활하게 屈伸하도록 하며, 腦로 스며들어 腦髓를 보양하고 피부를 윤택하게 하는데 이것을 液이라 한다(腠理發泄, 汗出溱溱, 是謂津. …

…穀入氣滿, 淖澤注于骨, 骨屬屈神, 泄澤, 補益腦髓, 皮膚潤澤, 是謂液). 고 하였다. 《靈樞·五癃津液別》에서 "수곡정미에서 化生된 津液은 각각 일정한 분포범위를 갖고 있다. 三焦에서 나온 精氣로 筋肉을 온후하게 하고 피부를 충실하게 하는 것을 津이라 하고, 臟腑·官竅로 흘러들어가 腦髓를 補養하면서 확산되지 않는 것을 液이라 한다(津液各走其道, 故三焦出氣, 以溫肌肉, 充皮膚, 爲其津; 其流而不行者, 爲液)."고 하였다. 이 兩段의 經文은 체표의 피부·근육과 孔竅에 분포하고 血脈에 스며들어 滋潤作用을 하며 성질이 비교적 淸淨·稀薄하고, 유동성이 비교적 큰 것이 津이며, 骨節·臟腑·腦·髓 등의 조직에서 濡養作用을 하고 성질이 濃厚하며 유동성이 비교적 적은 것이 液임을 설명하였다. 津과 液은 상호교류하고 相互轉化하므로 일반적인 상황하에서 "津液"이라 合稱한다. 다만 "傷津"과 "脫液"의 병리변화가 있을 때 반드시 구분하여 辨證論治해야 한다.

二. 津液의 生成·分布와 排泄

津液의 생성·분포와 배설은 매우 복잡한 생리과정으로 많은 臟腑가 관계하는 일련의 생리활동이다. 《素問·經脈別論》에서 "飮入于胃, 游溢精氣, 上輸于脾, 脾氣散精, 上歸于肺, 通調水道, 下輸膀胱, 水精四布, 五經并行"이라고 진액의 생성·분포와 배설과정을 간단명료하게 개괄하였다.

진액은 위장에서 섭취한 水穀에서 來源한다. 진액은 胃·小腸·大腸이 흡수한 水穀의 수분과 영양에 의존하여 생성된다. 구체적으로 말하면, 胃가 수곡에서 부분적으로 흡수한 精微인 "游溢精氣"와 淸氣와 濁氣를 분별하여 수곡의 영양과 수분을 대부분 흡수한 다음, 찌꺼기를 大腸으로 내려보내는 小腸의 液을 주관하는 작용 및 찌꺼기 중의 잔여수분을 흡수하여 大便을 만드는 大腸의 津을 주관하는 작용에 의존한다. 胃·小腸·大腸이 흡수한 水穀精微는 모두 脾로 수송되어 脾에 의해 전신에 분포된다. 이것이 "游溢精氣, 上輸于脾, 脾氣散精"의 과정이며, 胃의 수곡정미가 전신에 분포되려면 脾의 運化作用에 의해 진액이 되어야 한다. 《素問·太陰陽明論》에서 "四肢는 胃로 부터 水穀精氣를 받으나, 胃氣가 직접 經脈에 이르지 못하므로 脾의 운화작용에 의해 수곡정기를 받을 수 있고(四肢皆稟氣于胃, 而不得至經,

必因于脾, 乃得稟也)", "脾는 胃를 대신하여 그 진액의 운송을 주관한다(脾主爲胃行其津液)"고 설명한 것과 같다. 그러므로 진액의 생성은 脾·胃·小腸·大腸과 관련이 깊다.

진액의 분포는 주로 脾·肺·腎과 三焦의 협동작용으로 진행된다. 脾가 위장으로부터 받은 진액을 전신의 臟腑·形體 및 모든 孔竅로 수송하는 작용을《素問·玉機眞藏論》에서 "以灌四旁"이라 하고, 그 중에서 脾에서 肺로의 수송과정을 "上歸于肺"라고 설명하였다. 이 모든 과정은 脾의 "運化"·"散精" 작용에 統屬되므로 脾는 진액대사에 직접 참여하는 가장 중요한 內臟이다. 진액의 운행이 장애를 받아 수액이 停聚되어서 水腫을 형성함은 대부분 脾와 관련되어 있으므로《素問·至眞要大論》에 "諸濕腫滿, 皆屬于脾" 說이 있다.

肺는 "通調水道" 작용을 한다. 肺는 脾에서 수송되어온 진액을 받아들여서 한편으로, 宣發하여 진액을 상부와 사방으로 보내어 형체의 상부와 피모에 분포시키며 한편으로, 肅降하여 진액을 하부와 내부로 보내, 腎臟·膀胱 및 형체의 하부 등에 분포시킨다. 이 두가지 기능을 "通調水道"라 하며《素問·經脈別論》에서 말한 "脾氣散精, 上歸于肺, 通調水道, 下輸膀胱, 水精四布, 五經并行"의 과정이다. "下輸膀胱"은 肅降作用으로 水精을 腎·膀胱 및 下部로 수송하는 것을 가리키며, "水精四布, 五經并行"은 肺의 宣發과 肅降·脾의 散精 등의 작용으로 진액을 전신에 분포시키는 작용을 가리킨다. 肺의 宣發과 肅降機能이 정상이면 水液이 流暢하게 산포되겠지만, 宣發·肅降機能이 비정상이면 水道를 通調하는 과정에 장애가 발생함으로 인해 수액이 肺에 停聚되어 痰飮이 생긴다. 동시에 脾의 運化作用과 肺에 진액이 輸布되는 과정은 매우 밀접하게 관련되어 있다. 脾가 정상으로 運化하면, 대부분의 수액은 脾에 의해 직접 전신으로 수송되며, 肺에 이른 진액은 전적으로 肺의 宣發과 肅降에 의해 전신으로 다시 수송된다. 脾의 운화기능이 비정상이면 수액을 직접 전신으로 수송할 수 없으므로, 다량의 수액이 肺로 흘러들어간다. 일단 肺가 水道를 通調할 수 있는 능력의 한계를 초과하게 되면, 수액이 肺에 停聚되어 痰飮이 된다. 이러한 痰飮은 脾가 정상으로 運化하지 못한 결과이므로 古人은 "脾爲生痰之源, 肺爲貯痰之器"라 하였다.

《素問·逆調論》에서 "腎者水藏, 主津液"이라고 腎이 진액대사과정에서 하는 중요한 작용을 설명하였다. 여기에는 두 가지 뜻이 있다. 첫째로 腎의 精氣는 모든 진액대사를 추진한다. 胃腸道에서 水穀精微를 흡수하고 脾·肺·腎과 三焦가 진액을 수송하고 방광·폐·피부 및 대장이 수액을 배설하는 등은 모두 腎精氣의 추진운동에 의존한다. 腎精氣의 추진운동이 없으면 진액대사가 정지되므로 腎이 진액을 주관한다고 한다. 둘째로 腎臟 역시 진액을 수송하고 배설하는 중요한 기관으로, 腎은 肺가 肅降作用으로 下輸하는 물과 전신을 흐르는 수액을 받아들여 일면, 蒸騰氣化作用으로써 수액중의 淸淨한 것을 다시 전신으로 蒸騰하고, 일면 혼탁한 수액을 방광으로 배출시킨다. 배출되는 소변의 양과 질이 주로 腎에 의해 결정되므로《素問·水熱穴論》에서 "腎은 胃의 관문이다. 관문이 不利하면 수액이 積聚되며, 腎이 至陰이고 水도 陰이므로 양자는 동류로서 서로 따르는 까닭에 腎이 水病과 관련이 있다(腎者, 胃之關也. 關門不利, 故聚水而從其類也)"고 하였다.

상술한 바와 같이, 진액의 輸布는 脾의 運化, 肺의 水道를 通調하는 기능과 腎의 氣化·蒸騰作用에 의존하여 진행된다. 水液이 輸布되는 통로는 水液이 升·降·出·入하는 통로로서 三焦이다. 그러므로《素問·靈蘭秘典論》에서 "三焦者, 決瀆之官, 水道出焉"이라 하였다.

水液은 주로 네가지 경로로 배설된다. 즉 땀·소변·呼出되는 水氣·대변이다. 진액은 肺의 宣發作用에 의해 皮毛로 輸布된 다음 陽氣에 의해 蒸騰되어 외부로 배출되는 땀이 되고, 동시에 呼吸時 肺에 의해 呼出되는 氣는 일정량의 수액을 수반한다. 이 두가지의 진액을 배설하는 방식은 肺와 관계가 있다. 腎은 脾·肺와 전신으로부터 下輸된 진액을 淸淨한 것과 澁濁한 것으로 이분하여 淸淨한 것은 蒸騰·氣化하여 다시 전신으로 輸布하고 混濁한 것은 膀胱으로 下輸하여 소변이 되도록 한다. 소변은 방광에 저장되었다가 일정량이 모이면 氣化작용에 의해 배설된다. 소변은 腎의 蒸騰氣化에 힘입어 생산되며, 腎氣의 固攝에 의해 방광에 저장되고, 腎과 膀胱의 氣化에 의해 배설된다. 그러므로 소변이 방광을 통해 배설되나 실제로는 腎에 의해 통제된다고 할 수 있다.

대변이 大腸을 통해 배설될 때, 찌꺼기에는 얼마간의 잔여수분이 포함되어 있다. 대변에 섞여 배설되는 수액의 양은 주로 胃腸道가 수곡정미를 흡수하고, 脾가 수액을 운화하는 상태에 달려있다. 腸胃의 흡수기능과 脾의 운화기능이 정상이면, 대변이 정상적이지만, 脾가 운화기능을 실조하거나, 腸胃가 정상적으로 水液을 흡수하지 못하면, 수곡의 精華와 찌꺼기가 모두 하부로 수송되어 대변이 묽어지며, 심하면 물같이 된다. 수곡의 精華를 제대로 흡수하지 못할 뿐만 아니라, 위액과 장액을 상실하게 되므로 계속되면 진액의 손실이 심각해지는 설사를 하게 된다. 상술한 바와 같이, 진액은 땀·소변, 대변 및 呼出되는 氣로 배설된다. 그 중 땀과 呼出되는 氣는 肺와 관계가 있고, 소변은 腎에 의해 주관되며, 대변의 질과 양은 주로 脾에 의해 결정된다. 그러므로 진액의 배설은 주로 脾·肺·腎의 三臟과 관계가 있다고 할 수 있다.

위의 내용을 정리하면 진액의 생성·수송 및 배설은 주로 脾·肺·腎 三臟에 의해서 조절된다. 脾는 津液生化의 원천이며, 運化機能으로 진액의 흐름을 추진한다. 肺는 宣發·肅降機能으로 진액의 升·降·出·入을 추진하며, 그 위치가 가장 높은 까닭에 "水의 上源"이라 한다. 腎은 진액을 나르는 중요한 장기일 뿐만 아니라, 腎의 精氣는 수액운행의 원동력이므로 "腎이 진액을 주관한다(腎主津液)"고 한다. 이외에도 肝의 작용에 대해 언급할 필요가 있다. 진액은 陰에 속하고 성질이 靜的이므로, 氣의 추진운동에 전적으로 의존해서 운행되는 까닭에 氣가 운행하면 진액도 운행되고, 氣가 정체되면 진액도 정체된다. 肝은 疏泄을 주관하여 전신에서 원활하게 氣機가 이루어지도록 한다. 肝이 疏泄하지 못하면 氣機가 원활하지 못하게 되며, 왕왕 三焦를 통로로 하는 진액의 흐름에 영향을 미친다. 임상에서 肝氣가 條達하지 못함으로 인해, 氣가 울결하고 진액이 정체되는 예가 있음을 유의해야 한다.

三. 津液의 生理機能

진액은 滋潤과 濡養하는 생리기능을 한다. 진액은 물을 본체로 하므로 매우 강한 滋潤作用을 하는 동시에, 각종 영양물질을 함유하고 있으므로 영양작용을 한다. 이 두종의 작용중에서 滋潤을 위주로 한다. 다만, 津과 液의 구분이 있어, 津의 성질은 清淨·稀薄하며, 最多量의 수분을 함유하므로 液보다 滋潤作用을 많이 하고, 液의 성질은 농후하며, 영양물질을 풍부하게 함유하고 있으므로 津보다 영양작용을 많이 한다.

피부에 분포하는 진액은 피부와 모발을 潤養하여 피부에 윤기를, 모발에 광택을 준다. 진액이 부족하면 피부와 모발이 건조해지고 심하면 피부가 거칠어 진다. 급성으로 진액이 손상되면, 피부가 마르고 주름이져 탄력성을 상실하는 것을 볼 수 있다. 孔竅로 흘러 들어가는 진액은 眼·鼻·口 등을 潤養하고 보호한다. 진액이 충분하면 九竅가 滋潤을 받고, 부족하면 목이 마르고 입술이 터지며, 치아가 건조해지고 코가 건조해지며, 눈이 껄끄러워지고 심하면 실명한다. 진액은 혈맥으로 스며 들어가 혈액을 구성하는 기본성분 중의 일부가 되는 동시에, 혈맥에 충분히 영양을 주어 그 기능이 원활해지도록 하는 작용을 한다. 內臟의 진액은 臟腑를 濡養하고 滋潤하는 작용을 하는 동시에, 각 臟腑가 자신의 기능을 발휘할 때 중요한 작용을 한다. 通降이 잘되야 하는 胃腸의 경우, 진액이 부족하면 장내가 메말라 찌꺼기를 내려보내지 못하므로, 장에 쌓인 찌꺼기가 건조한 변이 되는 까닭에 古人은 "물이 없으면 배가 멈추는(無水舟停)" 현상에 이를 비유하였다. 骨과 髓에 스며든 진액은 骨髓·脊髓·腦髓에 충분한 영양과 濡潤을 주는 작용을 하는 동시에, 骨節에 스며들어 關節의 屈伸을 원활하게 하는 작용을 한다. 진액이 부족하면 關節을 순조롭게 屈伸할 수 없을 뿐만 아니라, 骨髓가 감소함으로 인한, 腰痛이나 정강이가 시린 症狀이 나타난다.

진액은 陰에 속하고 水이며, 滋潤과 濡養作用을 하므로, 그 기능도 陰에 속한다. 다만 진액은 無形의 氣가 체내에서 존재·운동·변화하는 주요장소이므로 진액이 소실되면, 氣도 더불어 散失되는 까닭에 생명을 잃게 된다. 그러므로 진액은 인체의 생명활동을 유지시키는 가장 기본적인 물질로서, 津液이 존재하여야 生機도 존재하게 된다.

附錄

[文獻考察]

《靈樞·五癃津液別》:"水穀入于口, 輸于腸胃, 其液別爲五. 天寒衣薄則爲溺與氣; 天熱衣厚則爲汗; 悲哀氣并則爲泣; 中熱胃緩則爲唾; 邪氣內逆, 則氣爲之閉塞而不行, 不行則爲水脹(水穀이 입을 통해 들어가 胃腸으로 수송되면 化生되는 진액은 다섯가지로 나뉜다. 날씨가 寒

冷한데 의복을 얇게 입으면 대부분 소변과 氣가 되고, 날씨가 더운데 의복을 두텁게 입으면 땀이 된다. 悲哀의 정서가 있으면 氣가 상초로 올라가 눈물이 되고, 中焦에 열이 있어 胃가 이완되면 타액이 된다. 邪氣가 체내에서 上逆하여 陽氣가 閉塞되면, 水氣가 발산되지 못하므로 水脹을 형성한다)."

"水穀皆入于口，其味有五，各注其海*，津液各走其道. 故三焦出氣，以溫肌肉，充皮膚，爲其津；其流而不行者，爲液(水穀은 모두 입을 통해 체내로 들어오는데 그 味에 5가지 종류가 있어 각기 그 海로 들어가고 진액도 각기 자기 갈 곳으로 간다. 三焦가 氣를 발산시킴에 이 수곡지기로 근육을 溫養하고 피부를 영양하는 것을 津이라 하고, 臟腑・官竅로 흘러들어가 腦髓를 補養하면서 확산되지 않는 것을 液이라 한다)."

《素問・宣明五氣篇》："五臟化液：心爲汗，肺爲涕，肝爲淚，脾爲涎，腎爲唾(五臟은 진액을 化生한다. 心은 汗을 化生하고 肺는 涕를 화생하며, 肝은 淚를 화생하고 脾는 涎을 화생하며, 腎은 唾를 화생한다)."

《臨證指南醫案・汗》："經云；陽之汗，以天地之雨名之. 又云；陽加于陰，謂之汗. 由是推之，是陽熱加于陰，津散于外而爲汗也(經에서 말했다；汗을 陽이라 함은 天地의 雨에 비유하여 말한 것이다. 다시 말했다；陰에 陽이 加合된 것을 汗이라 한다. 이로써 추론해 보건대 陰에 陽熱이 加合하면 津이 체외로 發散되어 汗이 되는 것이다)."

《質疑錄》："人之一身，有涕・淚・涎・唾・便・溺，皆屬一水之化，而發于九竅之中. 故鼻之所出曰涕，目之所出曰淚，口之所出曰唾，曰涎，二陰之所出曰便・溺，向皮毛之所泄則曰汗，汗可以血類之，則涕・淚・唾・涎・便・溺亦可以血言之矣？(인체에는 涕・淚・涎・唾・便・溺가 있으며, 모두 水에서 化生되어 九竅를 통해 배출된다. 鼻로 배출되는 것을 涕라 하고, 目으로 배출되는 것을 淚라 하며, 口로 배출되는 것을 唾라, 涎이라 한다. 二陰으로 배출되는 것을 便이라, 溺라 하고 皮毛로 배출되는 것을 汗이라 한다. 汗이 血과 同類라면, 涕・淚・唾・涎・便・溺 역시 血의 同類라 할 수 없겠는가?)"

---

*海：氣海・血海・髓海・水穀之海를 가리킨다. 이를 四海라고 한다.

第四節 氣·血·津液의 상호관계

氣·血·津液의 성질·형상 및 그 기능은 저마다의 특징을 갖고 있다. 다만, 이들은 모두 脾胃가 化生한 水穀精氣로 구성되어 있는 동시에, 인체를 구성하고 인체의 생명활동을 유지시키는 가장 기본적인 물질이며, 相互依存·相互轉化 및 相互作用하는 긴밀한 관계를 맺고 있다. 그러므로 生理情況이나 症理情況이건 간에, 氣·血·津液 사이에는 밀접한 관계가 존재한다.

一. 氣와 血의 관계

氣는 陽에 속하고, 血은 陰에 속한다. 《難經·二十二難》에서 "氣는 溫煦作用을 주관하며, 血은 濡養作用을 주관한다(氣主煦之, 血主濡之)"고 하여 氣와 血의 기능상의 차이점을 간단명료하게 개괄하였다. 氣와 血이 상호의존하면서 맺고 있는 불가분의 관계를 "氣能生血"·"氣能行血"·"氣能攝血" 및 "血能載氣" 네 방면으로 개괄할 수 있다.

(一) 氣는 血을 化生할 수 있다.

營氣는 血의 주요 구성 성분일 뿐만 아니라 혈액의 생성을 촉진하는 데 필요불가결한 요소이다. 血의 생성과정에서 氣化作用은 매우 중요하다. 臟腑氣의 작용하에 음식물에서 水穀精微가 화생되고, 이 수곡정미는 營氣·衛氣·津液 등으로 분리되며, 그 중 營氣와 津液은 脈으로 들어가서, 상호결합하여 赤色의 血로 변화한다. 음식물에서 血이 화생되기 까지의 과정은 脾·胃·腸(일부에서는 心·肺를 포괄한다) 등 臟腑氣의 作用하에 발생하는 일련의 氣化過程이다. 그러므로 氣가 血을 화생한다고 한다. 氣가 왕성하면 血을 화생하는 기능이 增强되고 氣가 虛하면 血을 化生하는 기능이 減弱해지며, 심하면 "血虛"에 이르게 된다.

(二) 氣는 血을 운행시킨다.

血은 陰에 속하고 靜을 주관하므로 血이 運行하려면 氣의 추진운동에 의존해야 한다. 그러므로 王冰은 "氣行血乃流" 王冰注《素問·五藏生成篇》라 하고, 唐容川도 "運血者, 即是氣"《血證論》라 하였다. 구체적으로 말하면, 血은 心氣의 추진운동에 의해 흐르며, 肺의 宣發作用은 血이 상부와 외부로 확산되는 것을 돕고, 肅降作用은 血이 하부와 내부에서 흐르는 것을 도우며, 肝은 疏泄條達하여 혈액운행의 通暢함을 유지시킨다. 이 三臟의 협조는 혈액이 원활하게 흐르는 데 필요한 매우 중요한 요소이다. 心氣가 虛하여 추진운동이 무력해지면, 血瘀가 발생하고 肝이 疏泄機能을 상실하면, 氣가 소통되지 못하고 울결되어 역시 血瘀가 발생한다. 이외에도, 氣機가 上逆하여 혼란되면, 升降出入의 규율이 실조되며, 血이 氣를 따라 운행하는 까닭에 혈액의 운행 역시 실조된다. 氣가 上逆하면, 血이 氣를 따라 상승하므로 頭脹·頭痛·面紅目赤 등의 증상이 나타나고, 氣가 下陷하면 血이 氣를 따라 하행하므로 아랫배가 쳐지면서 脹滿해지고, 얼굴에 화색이 없어지며 下血·尿血·崩漏 등의 증상이 나타난다. 그러므로 임상에서 혈액운행의 실조를 치료할 때, "治血藥"에 補氣·行氣·降氣·升提 등의 약물을 배합해야만, 좋은 치료효과를 얻을 수 있는데 이는 "氣能行血"이론이 임상에서 응용되는 예이다.

(三) 氣는 血을 統攝할 수 있다.

"氣能攝血"이론의 "攝"은 "統攝"·"固攝"의 뜻이다. 氣가 血을 통섭한다 함은 氣가 혈액을 통섭하여 脈을 따라 운행하도록 하는 동시에, 脈의 외부로 일탈되지 않게 함을 의미한다. 氣의 이러한 기능은 脾에 의해 완성된다. 《難經·四十二難》에서 "脾……主裹血"이라 하였다. 이른바 "裹血"은 "統血"이며, 血이 脈의 외부로 逸脫되지 않게 한다는 뜻이다. 周學海 역시 "心은 血을 化生하고 脾는 血을 統攝한다. 心·脾 臟器 자체가 血을 化生하고, 血을 統攝하는 것이 아니라, 臟器의 氣가 氣化하는 力量이 이와 같은 것이다(心生血, 脾統血, 非心脾之體能生血統血也, 以其臟氣之化, 力能如此也)"라고, 진일보하여 脾가 血을 통섭하는데 脾의 臟腑氣에 血을 統攝하는 기능이 있음을 설명하였다. 氣가 虛하여 혈액을 固攝하는 능력이 약해지면, 각종 출혈증상이 나타나는데 임상에서 이를 "氣不攝血"이라 한다. 치료시, "健脾補氣"의 방법으로 氣의 작용을 도움으로써 血이 統攝되도록 해야 한다.

氣가 血을 化生하고 運行하며 統攝하므로, 다시 말하면 血의 생성과 운행이 모두 氣의 主宰와 統率下에서 진행되므로, 氣의 血에 대한 관계를 "氣爲血帥" 一句로써 개괄할 수 있다.

(四) 血은 氣의 어머니이다.

血의 氣에 대한 관계를 말하자면, 血은 氣의 어머니이다. 구체적으로 두가지 의미가 여기에 함축되어있다. 첫째로 氣는 血에 부착되어 있으며, 血은 氣를 적재한다. 氣는 無形이며 動的이므로 有形인 血에 부착되어야만, 脈에서 소실됨이 없이 운행할 수 있는 까닭에 "血爲氣之守"《血證論·吐血》란 說이 있다. 血에 營氣가 있고, 血은 營氣를 적재하여 전신으로 운반하는 작용을 하므로 "血能載氣"라 한다. 血이 氣를 적재하는 까닭에, 血虛한 환자로 氣가 虛하지 않는 예가 없다. 血을 대량으로 소실하면 氣도 대량으로 소실되며, 이를 "氣隨血脫"이라 한다. 둘째로 인체의 각 부분은 血의 濡養을 받지 못하면 氣를 화생할 수 없다. 臟腑, 혹은 肢節, 혹은 九竅이든 간에, 인체의 모든 부위는 일단 血의 滋養을 받지 못하면 그 氣를 즉시 소실하고 기능을 급속히 상실하며, 심하면 부분적인 괴사가 발생한다. 예를 들면 "脫疽"는 이러한 유형의 병증이다. 말하자면, 모든 부위의 기능은 氣의 추진운동에서 來源하며, 氣의 생산은 血의 滋養供給에서 來源한다. 血의 영양공급이 없으면 氣의 생산도 없으므로 "血은 氣의 어머니(血爲氣之母)"라 한다.

二. 氣와 津液의 관계

氣는 무형이며 동적이므로 陽에 속하고, 津液은 유형(有質)이며 정적이므로 陰에 속한다. 氣와 津液의 관계는 氣와 血의 관계와 매우 유사하다. 진액은 氣의 升降出入運動과 氣化·推進運動·固攝 등의 작용에 의존하여, 생성·수송·배설된다. 氣의 체내에서의 존재·운동 및 변화는 血에서 이루어질 뿐만 아니라, 더 많은 부분이 진액에서 이루어지므로 진액은 氣가 존재

·운동 및 변화하는 장소이며, 氣의 운송체이다.

(一) 氣는 津液을 化生할 수 있다.

진액의 來源은 음식물이다. 음식물은 胃腸에서 精微와 찌꺼기로 분화되며, 그 정미중 액체부분은 胃의 "游溢精氣", 小腸의 "主液", 大腸의 "主津" 작용을 거쳐 胃腸에서 脾로 上輸되고, 다시 脾의 運化에 의해 전신으로 수송된다. 음식물에서 진액이 화생되어 전신으로 운반되기 까지는, 脾·胃·腸이란 臟腑의 氣의 작용하에 진행되는 일련의 氣化過程이다. 脾胃의 氣가 왕성하면 진액을 화생하는 역량이 강해지므로, 인체의 진액이 충족된다. 脾·胃의 氣가 虛하면 진액을 화생하는 역량이 약해지므로, 진액이 부족해진다. 진액이 전적으로 脾·胃 腸의 氣에 의해 생성되므로 "氣能生津"이라 한다. 脾胃의 氣가 虛하면 진액의 부족이 야기되므로 "氣陰(진액)兩傷"의 병증이 나타난다.

(二) 氣는 津液을 運送(轉化)할 수 있다.

진액은 有形이며 靜하므로, 진액의 수송·변화 및 배설은 氣의 추진운동과 氣化作用에 의존한다. 脾·肺·腎과 三焦의 氣는 升降出入하면서 끊임없이 流行하므로, 진액의 운행과 수송을 추진할 수 있다. 진액은 신체각부로 흘러들어가 五官에 도달하면 淚·涕·涎·唾로 되고, 관절에 도달하면 關節液으로 되며, 胃腸에 도달하면 腸液과 胃液이 되어 각기 상이한 기능을 하는 것과 같이, 각기 다른 성질과 형상으로 轉化한다. 대사과정에서 만들어진 廢液과 체내에 있는 여분의 수분은 汗·尿 혹은 수증기로 轉化되어 체외로 배출된다. 이러한 진액의 轉化와 배설과정 역시 氣의 氣化作用에 의해 완성된다. 氣가 虛하여 추진운동과 기화작용이 무력해지거나 氣가 정체되어 通暢하지 못하면, 진액이 積聚되어 水(腫)·濕·痰·飮 등 병리적 산물이 되는데 이를 "氣不行(化)水"라 한다. 水·濕·痰·飮은 有形의 邪로 氣의 通暢을 방해하여 氣機를 순조롭지 못하게 하므로, 이를 "水停氣滯"라 한다. "氣不行水"와 "水停氣滯"는 서로 원인과 결과가 되면서 악순환하므로 병세가 쉽게 호전될 수 없다. 치료시, "利水"와 "行氣"법을 병용하면 비교적 좋은 효과를 거둘 수 있다. 이는 "氣能行水"이론을 임상에서 응용한 예이다.

(三) 氣는 진액을 固攝할 수 있다.

氣는 진액을 고섭하여, 진액이 이유없이 流失됨을 방지하는 작용을 한다. 예를 들면, 衛氣는 땀구멍의 開閉를 주관함으로써 腠理를 固攝하여 진액이 지나치게 외부로 새어나가지 않도록 하고, 腎氣는 下焦를 고섭하여 진액이 지나치게 배설되지 않도록 하며, 아울러 방광이 정상적으로 尿液을 저장하도록 한다. 氣가 虛하면 고섭작용이 무력해진다. 衛氣가 虛하면 땀이 많아지고, 腎氣가 虛하면 下焦를 고섭하지 못하므로 尿頻·遺尿, 심하면 小便失禁 증상이 나타난다.

(四) 津液은 氣를 적재할 수 있다.

無形이며 動的인 氣가 有形의 진액에 附着하므로 "津液載氣"라 한다. 그런 까닭에 대량의 진액이 체외로 새어나가면, 氣 역시 상실되므로 "氣隨津脫"이라 한다. 張仲景을 비롯한 古代의 醫家들은 이 점을 매우 중요시여겨, [大青龍湯] 복용법에서 "한 번 복용해서 땀이 나오는 환자는 복용을 그만두어라. 그렇게 하지 않고, 재복용하면 땀이 대량으로 배출되므로 陽氣가 손상되고, 마침내 虛하게 된다(一服汗者, 停後服 ; 若再服, 汗多亡陽, 遂虛……)."《傷寒論·辨太陽病脈證并治中》라고 거듭 당부하였다. 《金匱要略心典》에서도 "吐出하고 下出함이 지나치면, 틀림없이 氣가 온전치 못하게 된다(吐下之餘, 定無完氣)"라고 汗·吐·下에 의한 진액의 손실이 氣의 손실에 미치는 영향을 설명하였다. 소변의 양이 지나치게 많아지면, 마찬가지로 氣가 진액을 따라 손실되므로 전신이 무력해진다.

三. 血과 津液의 관계

血과 津液은 來源이 같고 기능이 유사하며, 相互轉化하므로 그 관계가 매우 밀접하다.

來源상, 혈과 진액은 모두 水穀精微에서 化生되므로 "津血同源"說이 있다. 그 성질·형상 및 기능에 대해 논하면 혈과 진액은 모두 有形이며 靜

的인 것으로 陰에 속하고, 滋潤과 濡養作用을 한다. 血은 적색이며 脈의 내부에 있고 津液은 투명하며 脈의 외부에 있다. 진액은 脈管을 뚫고 脈의 내부로 들어가서 營氣와 결합하여 적색의 血로 변함으로써, 血의 구성부분이 된다. 脈 내부의 진액은 營氣와 분리되어 脈의 외부로 스며나가 血에서 津液으로 변한다. 그러므로 脈의 내부에서 營氣와 결합한 津液은 血이며, 脈의 외부로 스며나가 營氣와 분리된 것이 津液이다. 분리되고 결합하며, 脈의 내부로 들어가고 脈의 외부로 나오면서 진액과 혈은 相互轉化한다.

이와 같은 까닭에, 병리상 血과 津液은 서로 영향을 주고 받는다. 우선, 津과 血이 모두 水穀精氣에서 來源하므로 음식의 섭취량이 부족하거나 脾胃가 허약하면, 수곡의 정기가 감소되므로 血虛뿐만 아니라, 津液不足 증상이 동시에 나타난다. 대량으로 출혈하면 脈 내부의 혈량이 감소하므로, 脈 외부의 진액이 대량으로 脈의 내부로 들어가 부족한 혈량을 보충한다. 이렇게 되면 脈 외부의 진액 역시 감소하므로, 혈액이 손실되면 대부분 목이 마른 현상이 나타난다. 반대로 大汗·大吐瀉·심한 火傷 등으로 인해 진액이 대량으로 유실되면 脈 외부의 진액이 상당히 부족해지므로, 血의 진액성분이 脈의 외부로 스며나와 손실된 진액을 보충하게 되는 까닭에 혈량이 줄어들고 농도가 짙어지며, 심하면 혈액이 제대로 흐르지 못하게 된다. 그러므로 진액이 심하게 탈진된 환자에게서 미약하여 끊어지려는 듯한 脈象을 볼 수 있다. 津液과 血은 질병과정에서 서로 영향을 주고 받으므로, 古代의 醫家들은 "血이 유실된 환자는 땀이 나게 하면 안되며, 津液이 손상된 환자는 다시 出血을 시키면 안된다(失血的人, 不可再發汗 ; 津液丟失的人, 不可再放血)"고 거듭 강조하였다. 《靈樞·營衛生會》에서 "血液이 지나치게 손상된 환자는 땀을 내면 안되며, 땀을 지나치게 흘린 환자는 혈액을 내보내면 안된다(奪血者無汗, 奪汗者無血)"라고 한 것은, 이 이론을 임상에 적용한 예이다.

附錄

[文獻考察]

《格致餘論·經水或紫或黑論》: "血爲氣之配, 氣熱則熱, 氣寒則寒, 氣升則升, 氣降則降, 氣凝則凝, 氣滯則滯, 氣淸則淸, 氣濁則

濁(血은 氣와 짝하여 상응하므로 氣가 熱하면 血도 熱하며 氣가 寒冷하면 血도 寒冷하고, 氣가 상승하면 血도 상승하며 氣가 하강하면 血도 하강하고, 氣가 응집되면 血도 응집되며 氣가 정체되면 血도 정체되고, 氣가 淸淨하면 血도 청정하며 氣가 混濁하면 血도 혼탁하다)."

《證治準繩·雜病》: "血氣之常, 陰從乎陽; 隨氣運行于內, 苟無陰以羈束, 則氣何以樹立(血氣의 常道는 陰이 陽을 따르는 것이므로 血이 氣를 따라 체내에서 운행하나, 陰인 血의 구속이 없다면 어떻게 氣가 존재할 수 있겠는가)."

《血證論·吐血》: "氣爲血之帥, 血隨之而運行; 血爲氣之守, 氣得之而靜謐. 氣結則血凝, 氣虛則血脫, 氣迫則血走(氣가 血을 통솔하므로 血이 氣를 따라 운행되며, 血이 氣를 보호하므로 氣가 고요할 수 있다. 氣가 울결하면 血이 응집하고, 氣가 虛하면 血이 脈의 외부로 일탈하며, 氣가 지나치면 血이 疾走한다)."

《風勞臌膈四大證治·中風》: "津液者, 血之餘, 行來外, 流通一身, 如天之洼露, 若血濁氣滯, 則凝聚而爲痰(진액은 血의 다른 형태로 脈의 밖으로 나와 전신을 돈다. 하늘의 洼露*처럼, 血이 濁하여 氣가 정체되면 진액은 聚積되어 痰을 형성한다)."

《傷寒明理論·自汗》: "《內經》曰: 陽氣衛外而爲固也. 衛爲陽*, 言衛護皮膚, 肥實腠理, 禁固津液不得妄泄(《內經》에서 陽氣는 체외를 호위하고 固攝한다 하였다. 피부를 호위하고 腠理를 肥實하며, 진액을 고섭하여 진액이 함부로 유실되지 않도록 함을 설명한 것이다)."

《壽世保元》: "盖氣者血之帥也, 氣行則血行, 氣止則血止, 氣溫則血滑, 氣寒則血凝, 氣有一息之不運, 則血有一息之不行(氣가 血을 통솔하므로 氣가 운행하면 血도 운행되고, 氣가 정지하면 血도 정지되며, 氣가 溫하면 血이 원활하게 흐르고 氣가 寒冷하면 血이 응결하며 氣가 잠시라도 흐름을 멈추면 血도 잠시 흐름을 멈춘다)."

---

*洼露(와로): 물 웅덩이. 고여 있는 물, 구름. 濁氣를 뜻함.

*衛爲陽: 말이 잘 되지 않는다. 아마 원문에 잘못이 있는 것 같음.

第二章 經　　絡

경락은 인체에서 氣血을 나르며, 表裏上下를 소통하고 臟腑組織器官을 긴밀하게 연결하는 계통이다.

經絡學說은 經絡系統의 생리기능·병리변화 및 臟腑·氣血津液의 상호관계를 연구하는 학문이며, 한의학 이론체계의 중요한 부분이다.

경락학은 고대인이 장기간에 걸친 의료행위중, 針灸·按摩·氣功 등 각 방면에서 축적한 경험과, 당시의 臟象學的 지식을 결합함으로써 점차로 형성된 이론을 기초로 하여 탄생되었다. 오랫동안 경락학은 의료행위에서 중요한 작용을 해왔으며, 그 실천적 의의는 針灸·按摩·氣功 등과 같은 학과의 이론적 기초가 되었을 뿐만 아니라, 임상각과가 나아가야 할 방향을 제시한 데에 있다. 역대의 醫家들은 경락학을 매우 중요시 여겼다. 《靈樞·經脈》에서 "經脈에 의해 生死가 결정되고 百病이 치료되며, 虛實이 조화되므로 반드시 그 이치를 통달해야 한다(經脈者, 所以決死生, 處百病, 調虛實, 不可不通)."고 하였다. 더우기 《醫學入門》에는 "醫者가 經絡을 분명히 알지 못함은 밤길을 가면서 등이 없는 것과 같다(醫者不明經絡, 猶人夜行無燭)"고 하였다.

第一節 經絡의 槪念과 經絡系統의 構成

一. 經絡의 개념

經絡은 전신으로 氣血을 나르며, 臟腑肢節을 연결하고, 上下內外를 소통시키는 통로이다.

經絡은 經脈과 絡脈의 총칭이다. 經과 絡이라는 명사는 일반적으로 "脈"보다 비교적 늦은 시기에 출현한 것으로 알려져 있으며, 一步 전진하여 脈을 분석한 것이다. 《醫學入門》에서 "經者, 徑也 ; 經之支脈旁出者爲絡"이라 하여 經脈이 기본 줄기이며, 絡脈이 分支임을 설명하였다. 經은 통로의 뜻이며 기본 줄기이고, 絡은 연락망의 뜻이므로 소규모로 橫出한 많은 分支가 연락망처럼 서로 얽혀있다는 것이다. 經脈은 대부분 深部를 순행하며, 絡脈은 淺部를 순행하고, 일부 絡脈은 體表로 드러난다. 《靈樞 · 經脈》에서 "十二經脈은 分肉의 사이를 잠복운행하므로 深部에 있어 볼 수 없으며, ……體表로 浮上하므로 볼 수 있는 脈은 絡脈이다(經脈十二者, 伏行分肉之間, 深而不見, ……諸脈之浮而常見者, 皆絡脈也)"라고 한 것과 같다. 經脈은 縱行하며, 絡脈은 橫行하고 斜行한다. 經脈과 絡脈은 구별이 있으나 밀접하게 연결되어 있다. 經脈과 絡脈의 관계에서 經脈은 주체이며 絡脈은 經脈의 分支이고, 經脈은 일정한 순행경로가 있으며, 絡脈은 종횡으로 교착하면서 전신을 그물처럼 얽어 인체의 모든 臟腑 · 器官 · 孔竅 및 皮肉 · 筋骨 등의 조직을 연결하여 하나의 통일된 유기적 整體를 형성한다.

二. 經絡系統의 구성

經絡은 氣血을 나르며, 上下內外를 소통하고 臟腑肢節을 연결하는 계통이다. 그 주요한 구성부분은 經脈과 絡脈이다. 內部로는 臟腑에 예속되고, 외부로는 軀體에 분포하는 특징이 있다. 經脈과 絡脈은 臟腑에서부터 皮膚 · 筋

肉·筋骨 등에 이르기까지 모든 조직을 관통하여 종횡으로 교착하는 연락망을 형성함으로써 인체의 조직을 통일된 유기적 整體로 긴밀하게 연결한다.

(一) 經　脈

經脈에는 正經·奇經과 經別 세 종류가 있다.

正經에는 手·足三陰經과 手·足三陽經의 十二條가 있으며, 합칭하여 "十二經脈"이라 한다. 이는 氣血이 순행하는 주요 통로이다. 十二經脈에는 始作과 終止가 있고 循行部位와 交接順序가 있으며, 일정한 규율에 따라 肢體에 분포하고 주행하며, 체내의 臟腑와 직접 絡屬關係를 맺는다.

奇經에는 督脈·任脈·衝脈·帶脈·陰蹻脈·陽蹻脈·陰維脈·陽維脈이 있으며, 합칭하여 "奇經八脈"이라 한다. 이 八條의 순행과 十二經脈의 순행은 같지 않다. 대부분 종횡 혹은 좌우대칭으로 순행하나, 일부가 軀幹正中綫에서 순행하고 분포하므로 이를 "別道奇行"(《難經·二十七難》을 보시오)한다고 하였으며, 이로써 奇經이라 하는 것이다. 正經과 奇經의 구별에 관해서, 《聖濟總錄》에서 "脈에는 奇와 常이 있다. 十二經脈은 常脈이고, 奇經八脈은 常에 구속되지 않으므로 奇經이라 한다. 대개 氣血은 十二經脈에서 常行하고, 十二經脈에 氣血이 가득하여 넘치면 奇經으로 흘러들어간다(脈有奇常, 十二經者, 常脈也, 奇經八脈則不拘于常, 故謂之奇經. 蓋人之氣血常行于十二經脈, 其諸經滿溢則流入奇經焉)."고 하였다. 奇經八脈의 대부분은 十二經脈에서 分出한 비교적 큰 支脈이며, 督脈을 제외한 奇經八脈은 五臟六腑와 직접 絡屬關係를 맺지 않으므로 상호간에 表裏相配함이 없고, 주로 十二經脈의 작용을 통솔·연락 및 조절하는 작용을 한다.

十二經別은 十二經脈에서 別出한 支脈으로, 四肢에서 별도로 시작하여 體腔內에 있는 臟腑의 深部를 순행하며, 頸項淺部로 나온다. 陽經의 經別은 本經에서 別出하여 체내를 순행하고 나서 本經으로 들어가고, 陰經의 經別은 本經에서 別出하여 체내를 순행한 다음, 表裏를 이루는 陽經과 相合한다. 十二經別은 주로 十二經脈 중에서 表裏를 이루는 두 經의 연결을 강화하며, 일부 正經이 순행하지 않는 기관과 부위까지 순행함으로써 正經의 부족함을 보충하는 작용을 한다.

(二) 絡 脈

絡脈은 經脈의 分支로서 순행부위는 經脈보다 얕으며, 대부분 일정한 순행노선이 없다. 絡脈에는 別絡·浮絡·孫絡이 있다.

別絡은 비교적 크고 중요한 絡脈이다. 四肢部에 있는 十二經脈에서 分出한 別絡과 軀幹部의 任脈의 絡(신체의 前面에 분포한다)과 督脈의 絡(신체의 後面에 분포한다) 및 脾의 大絡(신체의 側面에 분포한다)을 "十五別絡"이라 하며, 간략하게 "十五絡"이라 한다. 이는 모든 絡脈의 주체로서 四肢部의 十二絡은 주로 表裏를 이루는 두 經脈을 연결하고, 經脈이 순행하는 노선의 부족을 보충한다. 軀幹部의 絡脈은 신체의 전면·후면·측면에 분포하면서 氣血을 나르는 작용을 한다. 別絡과 經別은 모두 表裏를 이루는 경맥의 연결을 강화하나, 經別은 내부를 관리하며 소속되는 穴位와 주관하는 병증이 없고, 주로 인체의 深部에서 表裏를 이루는 두 經脈의 연결을 강화하며, 別絡은 외부를 관리하면서 각기 絡穴을 소유하고 주관하는 병증이 있는 반면, 주로 체표에서 表裏를 이루는 두 經脈의 연결을 강화하는 점이 다르다.

浮絡은 인체의 淺表部位에서 순행하는데표면에 뜬 絡脈이다. 孫絡은 매우 細小한 絡脈으로《素問·氣穴論》에서 "溢奇邪"·"通榮衛"의 작용을 한다고 하였다. 絡脈의 分支는 비교적 큰 絡脈에서 分出한 후, 점차 細小한 綫狀으로 변했다가, 面狀으로 확대되어 확산됨으로써 인체각부의 조직과 밀접한 관계를 맺는다. 〈상세한 내용은《最新針灸學》成輔社·刊 참고〉

(三) 臟腑에 內屬하는 부분

經絡은 體表에 고루 분포할 뿐만 아니라, 體腔에 深入하여 모든 臟腑에 속합으로써 전신의 組織·器官을 연결한다. 正經·經別·奇經·絡脈 등은 모두 臟腑와 연결되어 있으며, 그 중 十二經脈은 주요하고 직접적인 連屬作用을 한다.

十二經脈은 각각 자신의 臟腑와 직접 이어지는데 이를 "屬"이라 한다. 臟腑 중의 腑는 陽이고 臟은 陰이다. 手三陰經은 胸部에 이어지며 안으로 肺·心包·心에 속하고, 足三陰經은 腹部에 이어지며 안으로 脾·肝·腎에 속한다. 陽經은 각각 腑에 속하며, 足三陽經은 안으로 胃·膽·膀胱에 속하고 手三陽經은 大腸·三焦·小腸에 속한다. 복부에 있는 六腑와 足三陽經의 관계가 특히 밀접하므로 足三陽經에는 六腑의 "合"穴이 있다.

"屬" 이외에, 十二經脈이 각기 表裏를 이루는 臟腑와 이어지는 것을 "絡"이라 한다. 十二經脈 中 陽經은 腑에 屬하고 臟에 絡하며, 陰經은 臟에 속하고 腑에 絡하는 絡屬의 원칙이 있다. 예를 들면 手太陰肺經은 肺에 屬하고 大腸에 絡하며, 手陽明大腸經은 大腸에 屬하고 肺에 絡한다. 相互絡屬하면서 表裏를 이루는 두 經脈은 생리·병리적으로 영향을 주고 받는 관계를 맺는다. 十二經脈의 陰經과 陽經은 각기 상응하는 臟腑에 絡屬하여 서로 얽힘으로써 經脈과 臟腑의 表裏相合關係를 구성한다. 예를 들면 陽明과 太陰이 표리를 이루며 少陽과 厥陰이 표리를 이루고, 太陽과 少陰이 표리를 이룬다

陰陽經脈이 臟에 屬하면 腑에 絡하고 腑에 屬하면 臟에 絡함으로써 형성하는 "相合"관계 이외에도, 經絡의 순행·교차 등에 의한 기타 유관한 臟腑와의 연접, 그리고 經別·絡脈 등 分支의 연결이 더해짐으로써 臟腑와 經絡간에는 복잡한 연계가 성립된다.

十二經脈絡屬臟腑表

經脈			所屬	所絡
手經	三陰經	太陰經	肺	大腸
		厥陰經	心包	三焦
		少陰經	心	小腸
	三陽經	陽明經	大腸	肺
		少陽經	三焦	心包
		太陽經	小腸	心
足經	三陰經	太陰經	脾	胃
		厥陰經	肝	膽
		少陰經	腎	膀胱
	三陽經	陽明經	胃	脾
		少陽經	膽	肝
		太陽經	膀胱	腎

經絡系統 圖表

- 經絡系統
  - 經脈
    - 十二經脈—안으로 臟腑에 속하고 밖으로 肢節에 이어지며, 氣血이 흐르는 주요한 통로이다.
    - 奇經八脈—十二經脈 이외의 중요한 經脈이다. 十二經脈을 통솔·연락하고 조절하는 작용을 한다.
    - 十二經別—十二經脈에서 分出한 經脈이다. 十二經脈 중 표리를 이루는 두 經脈의 연결을 강화한다.
  - 絡脈
    - 十五別絡—체표에서 표리를 이루는 두 經脈의 연결과 氣血의 보급을 강화한다.
    - 孫絡—細小한 絡脈이다.
    - 浮絡—체표에 浮上한 絡脈이다.
  - 內外連屬
    - 內屬—臟腑—經脈 및 부분적인 絡脈과 서로 連屬한다.
    - 外連
      - 十二經筋—四肢百骸와 얽혀있으며, 관절운동을 주관한다.
      - 十二皮部—전신의 피부는 十二部分으로 나뉘어져, 각기 十二經에 分屬한다.

(四) 體表에 外連하는 부분

經絡은 체내로 깊이 들어갈 뿐만 아니라, 체표로 淺出한다. 外連은 經絡과 체표조직간의 연결이며, 주로 十二經筋과 十二皮部가 있다. 經筋과 皮部는 十二經脈이 근육 및 체표와 連屬하는 부분으로, 經脈·經絡과 밀접하게 연결된다. 經絡學說에서 經筋은 筋肉·關節에 十二經脈의 氣가 "結·聚·散·絡"된 체계로, 十二經脈의 連屬部分이며, 四肢百骸에 얽혀 관절운동을 주관하는 작용을 한다. 皮部는 十二經脈 및 그 絡脈이 분포하는 皮膚部位이며, 皮膚의 經絡分區이다. 전신의 皮膚는 十二經脈의 기능활동이 체표로 반영되는 부위이며, 經絡의 氣가 소재하는 곳이고, 十二皮部는 전신의 皮膚를 十二部分으로 나누어 十二經脈에 分屬시킨 것이다.

第二節 十二經脈

十二經脈은 經絡系統의 중요한 구성부분이다. 經絡系統중의 奇經·經別·絡脈 등은 十二經脈을 主體로 하고, 상호 연결·배합함으로써 기능을 발휘한다. 그러므로 十二經脈은 인체의 생리기능과 병리변화에서도 매우 중요한 의의를 갖는다.

一. 名 稱

十二經脈이 인체의 좌우양측에서 대칭을 이루며 분포하고, 上肢·下肢의 內側·外側에서 각기 순행하며, 각각의 經脈이 臟 혹은 腑에 속하므로, 十二經脈의 명칭은 陰陽·手足·臟腑 三個方面을 종합하여 정해졌다. 陽은 少陽·陽明·太陽으로, 陰은 厥陰·少陰·太陰으로 나뉘어 지며 인체의 각부를 똑같이 陰陽을 적용하여 분류할 수 있는데 經脈이 복잡하게 분포하므로 臟은 陰에 속하고 腑는 陽에 속하며, 內側은 陰·外側은 陽이라는 원칙에 근거를 두고 각 경맥이 소속하는 臟腑와 四肢에서 순행하는 부위를 결합하여 각 經의 명칭을 정하였다.

手經은 上肢를 순행하며, 足經은 下肢를 순행한다. 陰經은 四肢內側을 순행하고 臟에 속하며, 陽經은 四肢外側을 순행하고 腑에 속한다. 陰經 중 四肢內側前緣에 분포하는 것을 太陰經이라 하고, 四肢內側後緣에 분포하는 것을 少陰經이라 하며, 四肢內側中間에 분포하는 것을 厥陰經이라 한다. 陽經 중 四肢外側前緣에 분포하는 것을 陽明經이라 하고, 四肢外側後緣에 분포하는 것을 太陽經이라 하며, 四肢外側中間에 분포하는 것을 少陽經이라 한다. 十二經脈을 이러한 규율에 의거하여, 手太陰肺經·手厥陰心包經·手少陰心經·手陽明大腸經·手少陽三焦經·手太陽小腸經·足太陰脾經·足厥陰肝經·足少陰腎經·足陽明胃經·足少陽膽經·足太陽膀胱經으로 각각 命名하였다.

十二經脈名稱分類表

陰經 (臟에 屬한다)	陽經 (腑에 屬한다)	循行部位 (陰經은 내측에서 순행하고, 陽經은 외측에서 순행한다)	
手太陰肺經	手陽明大腸經	上肢	前面
手厥陰心包經	手少陽三焦經		中綫
手少陰心經	手太陽小腸經		後面
足太陰脾經*	足陽明胃經	下肢	前面
足厥陰肝經*	足少陽膽經		中綫
足少陰腎經	足太陽膀胱經		後面

*小腿下半部와 足背部의 前面에 肝經이 中綫에 脾經이 있다. 內踝上八寸에서 교차한 후 前面에 脾經이 中綫에 肝經이 있게 된다.

二. 循行部位

(一) 手太陰肺經

中焦에서 시작하여 臍上의 水分穴로 하행한 다음 大腸에 絡하고 방향을 틀어 상행하다가 胃口(下口는 幽門, 上口는 賁口이다)를 따라 횡격막을 지나서, 肺에 直屬하여 喉部까지 올라갔다가 胸部外上方(中府穴)으로 횡행한 다음 腋下로 나와 上肢內側前緣을 따라 내려가 肘窩를 지나 守口上의 魚際로 진입한 다음, 拇指의 端(少商穴)으로 直出한다.

分支：手腕의 後方(列缺穴)에서 分出한 다음 掌背側을 따라 前行하고 다시 食指橈側端의 商陽穴로 走行하여 手陽明大腸經과 만난다. (그림 2-1을 보시오)

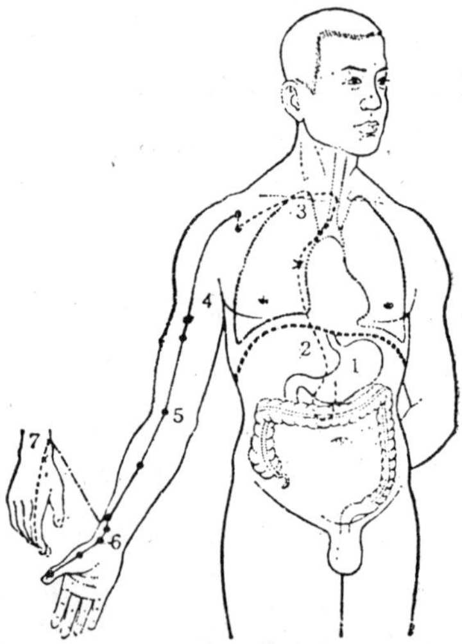

圖2-1　手太陰肺經

◀ 參考 ▶ 〔原文名詞의 解釋〕

經絡의 分布徑路에 관한 原文의 字句에는 몇 가지 名詞와 述語에 一定한 意義가 包含되어 있으므로, 讀者의 運解에 도움이 되도록 아래에 解說한다.

該當經脈이 어느 하나의 臟 或은 腑에 隷屬되어 直接的 支配를 받는 것을「屬」이라 하고, 그 經과 表裏關係가 있는 臟腑와 配合된 것을「絡」이라 한다.

經脈의 시작을「起」라 하고, 따라서 走行하는 것을「循」이라 한다.

下에서 上으로 走行하거나 或은 낮은 곳에서 높은 곳으로 走行하는 것을「上」이라 하고, 上에서 下로 走行하는 것을「下」라 한다.

他經의 附近을 지나가는 것을「行」이라 하고, 手足의 關節周邊을 通過하는 것을「過」라 한다.

兩側으로 並行하는 것을「挾」이라 하고, 그 中間을 뚫고 지나는 것을「貫」이라 한다.

兩條의 經脈이 만나는 것을「交」라 하고, 周圍를 돌아가는 것을「環」이라 한다.

外에서 裏로 들어가는 것을「入」이라 하고, 深部에서 淺部로 나가는 것을「出」이라 한다.

兩脈이 합하는 것을「合」이라 하고, 經脈의 分支를「別」이라 한다.

어디에 到達하는 것을「抵」라 하고, 進行하다가 退行하는 것을「却」이라 하며, 어디에 到達한 後 다시 돌아오는 것을「還」이라 한다.

(二) 手陽明大腸經

食指橈側端(商陽穴)에서 시작하여, 食指橈側을 따라 올라가 合谷穴을 지나서, 上肢伸側前緣을 순행하며 肩前肩關節前緣에 이른 다음, 肩後를 지나 項後第七頸椎棘突下(大椎穴)에 이르고 다시 앞으로 내려가 鎖骨上窩(缺盆穴)로 들어간 다음 胸腔으로 진입하여 肺에 絡한 다음 횡격막을 지나 臍旁天樞穴로 내려가 大腸에 屬한다.

分支 : 鎖骨上窩(缺盆穴)에서 올라가 頸部를 지나 面頰에 이른 다음, 大迎穴을 지나 下齒로 들어간뒤, 다시 방향을 틀어 口角兩旁을 순행하여 地倉穴을 지나 입술 위 中央의 人中(水溝穴)으로 돌아간다. 人中에서 左右가 교차(右脈은 左行하고 左脈은 右行한다)한 다음, 兩側鼻翼旁(迎香穴)에 이르러서 足陽明胃經과 만난다. (그림 2-2를 보시오)

(三) 足陽明胃經

鼻翼兩側(迎香穴)에서 시작해서, 鼻의 양측을 순행하여 鼻根部에 이르러

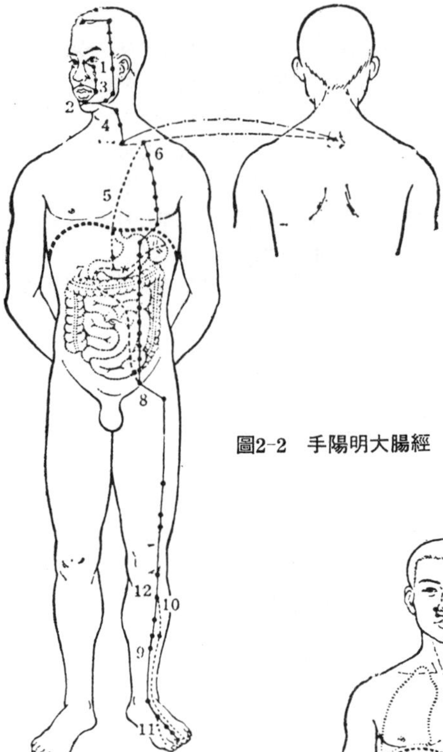

圖2-2 手陽明大腸經

횡행하여 目內眦(睛明穴)로 들어가 太陽經과 만난 다음, 밑으로 방향을 돌려 鼻柱外側을 따라 가서, 承泣·巨髎를 지나 上齒齦內로 진입한 다음 다시 나와서 口를 兩旁으로 끼고 口唇을 돌아 頦唇溝(承漿穴)에서 左右가 만난다. 다시 後部로 향해서 下頜骨後下緣을 순행하여 大迎穴에 이르고 상행하여 耳前을 지난 다음 下關穴을 지나 前髮際를 따라 가서 額前(頭維穴)에 이른다.

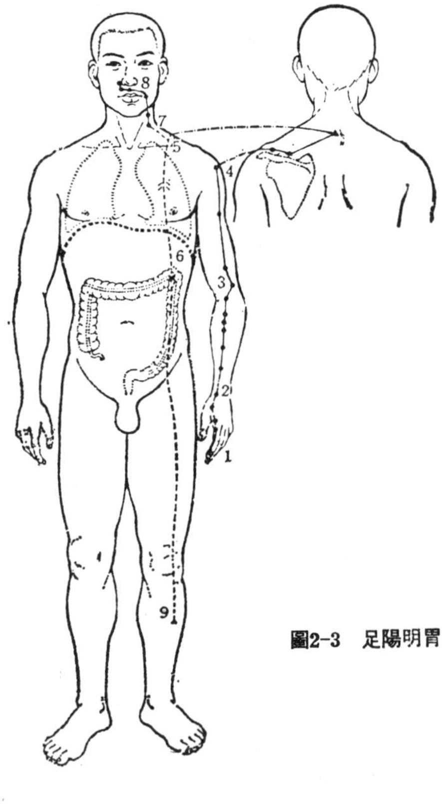

圖2-3 足陽明胃經

分支：大迎穴에서 分出해서 人迎穴로 하행한 다음 喉嚨을 따라 下後方으로 가서 大椎에 이르고 방향을 틀어 前行해서 缺盆으로 들어간 다음, 胸腔으로 深入한 후 내려가 횡격막을 뚫고 지나, 胃에 直屬하고 脾에 絡한다.

直行하는 經脈：缺盆에서 體表로 나와 乳中線을 따라

내려가 臍의 兩旁(옆으로 二寸 떨어진 곳)을 순행해서, 腹股溝의 氣街穴(氣衝穴)로 내려간다.

分支：胃下口인 幽門에서 分出해서, 腹腔內를 따라 내려가 氣街穴에 이른 다음, 缺盆에서 부터 직행하는 脈과 會合한 후, 大腿前外側으로 내려가 다시 슬개골을 지나, 下肢脛骨前緣을 따라 내려가 足背에 이르러 足第二趾外側端(厲兌穴)으로 진입한다.

分支：膝下三寸處(足三里穴)에서 分出해서, 第三足趾外側端으로 내려간다.

分支：足背上의 衝陽穴에서 分出하여, 前行해서 足大趾內側端(隱白穴)으로 진입한 다음 足太陰脾經과 만난다. (그림 2-3을 보시오)

(四) 足太陰脾經

足大趾內側(隱白穴)에서 시작하여 足背內側의 赤白肉際를 따라 올라가 內踝前緣의 商丘穴을 지나며 小腿內側의 正中綫을 따라 올라가 內踝上八寸處에서 足厥陰肝經과 교차한 다음 앞으로 行한다. 大腿內側前緣을 따라 올라가 衝門穴에 이른 다음. 腹部로 진입하여 脾에 屬하고 胃에 絡한 후 腹哀穴에서 올라가 횡격막을 지나서, 식도의 兩側을 따라가서 咽의 兩側을 순행하다가 舌根에 이어지며, 舌의 하부에 분포한다.

分支：胃部에서 分出해서, 횡경막을 지나, 膻中穴에서 心中으로 들어간 다음 手少陰心經과 만난다. (그림 2-4를 보시오)

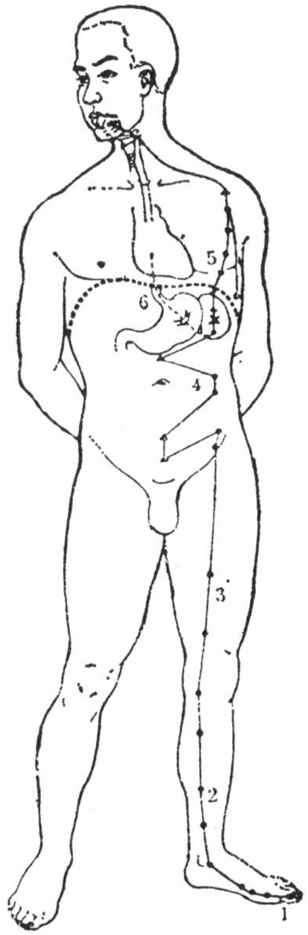

圖2-4 足太陰脾經

(五) 手少陰心經

心中에서 시작한 다음 心系에 附屬하여 밑으로 횡격막을 지나 下脘穴에 이르러서 小腸에 絡한다.

分支：心系에서 分出해서 식도의 양측을 따라 올라가 頸·顔面의 深部를 지나 目系에 이어진다.

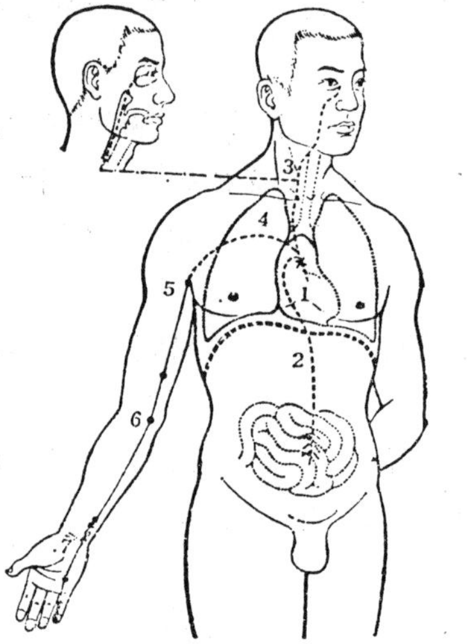

圖2-5 手少陰心經

直行하는 경맥：心系에서 分出해서 肺로 올라갔다가 다시 내려가 腋下(極泉穴)로 淺出한 다음, 上肢內側後緣을 따라 가서 肘·腕을 지나 掌後銳骨端으로 진입한 다음, 掌後內側에서 小指橈側端(少衝穴)으로 직행하여 手太陽小腸經과 만난다. (그림 2-5를 보시오)

(六) 手太陽小腸經

小指外側端(少澤穴)에서 시작해서 直上하여 腕部外側의 陽谷穴을 지나 上肢外側後緣을 따라 올라가 肘部를 지나 肩關節後面의 肩貞穴로 나와 肩胛部의 肩中兪를 돌아서 肩上의 大椎穴에서 交會한 다음, 前行해서 缺盆을 지나 胸腔으로 深入한 다음 膻中穴로 내려가 心에 絡한다. 다시 식도를 따라 가서 횡격막을 지나 胃部에 이른 다음, 내려가 小腸에 直屬한다.

分支：缺盆에서 분출하여, 頸部를 따라 올라가 面頰部에 이른다. 外眼角後部에 이른 다음, 방향을 꺾어 耳中으로 들어간다.

分支：面頰部에서 분출하여, 目眶下緣으로 斜行한 다음, 鼻根部로 직행한 후 內眼角에 이르러서 足太陽膀胱經과 만난다. (그

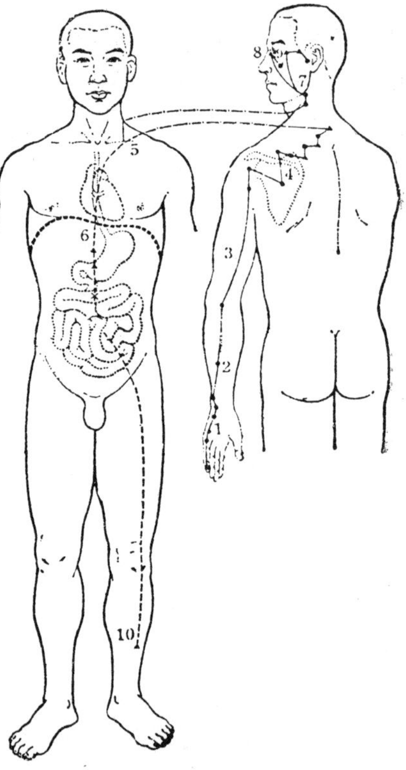

圖2-6 手太陽小腸經

림 2-6을 보시오)

(七) 足太陽膀胱經

內眼角(睛明穴)에서 시작하여, 올라가서 額部를 지나 巓頂으로 직행한 다음, 頭頂部의 百會穴에서 左右가 交會한다.

分支 : 頭頂部(百會穴)에서 分出하여 耳上角部에 이른다.

直行하는 경맥 : 頭頂部에서 分出하여 後行해서, 枕骨로 내려가 顱腔으로 들어가서 腦에 絡하고 되돌아나와 項部(天柱穴)로 내려가 大椎穴에서 交會한 다음, 左右로 나뉘어 肩胛內側과 脊柱兩旁(一寸五分)을 따라가서 腰部(腎兪穴)에 이른 후 脊柱兩側의 근육(膂)으로 들어갔다가 腹腔으로 深入해서 腎에 絡하고 膀胱에 屬한다.

分支 : 腰部에서 分出해서 脊柱兩側을 따라 내려가서 臀部를 관통한 다음 大腿後側外緣을 따라 내려가 膕窩(委中穴)에 이른다.

分支 : 項部에서 分出해서 내려간 다음, 肩胛內側을 지난다. 附分穴에서 脊의 양측으로 간 다음 背中綫에서 옆으로 三寸 떨어진 곳을 따라 내려가서 髀樞로 직행한다. 大腿後側을 지나 膕窩中에 이르러서 앞의 支脈과 會合한 다음, 내려가서 腓腸筋을 관통한 다음 足外踝後部의 昆侖穴을 지나 足跟部에서 꺽어져 前行하여, 足背外側緣을 지나 足小趾外側端(至陰穴)에 이르러서, 足少陰腎經과 만난다. (그림 2-7을 보시오)

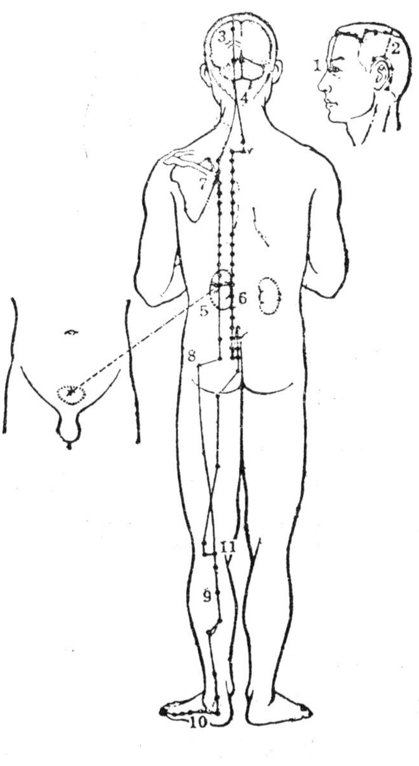

圖2-7 足太陽膀胱經

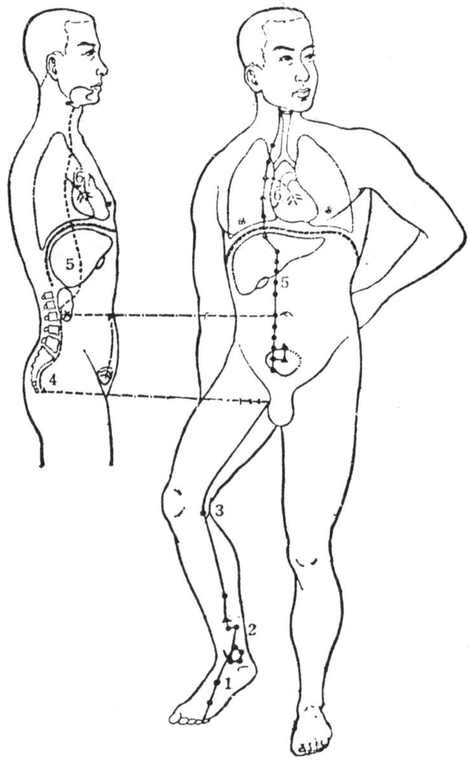

圖2-8 足少陰腎經

(八) 足少陰腎經

足小趾端下에서 시작하여, 足心(涌泉穴)으로 斜行해서 舟狀骨의 粗隆下部의 然骨穴로 나와 內踝의 後部를 따라가다, 分出하여 足跟으로 진입한 다음 올라가서 小腿內側後緣을 따라가서 膕內側에 이른 다음, 股內側後緣으로 直上한다. 脊柱를 관통하여 尾骨部(長强穴)에 이른다. 다시 脊柱를 관통해서 腎에 入屬하고, 膀胱에 絡한다.

直行하는 經脈 : 腎에서 상행해서 肝과 횡격막을 관통하여 肺中으로 들어가 兪府穴에 이른 다음, 喉嚨을 따라 올라가 舌根의 양측에 이른다.

分支 : 肺中에서 分出하여 心에 絡한다. 胸中(膻中穴部)으로 들어가서 手厥陰心包經과 만난다. (그림 2-8을 보시오)

(九) 手厥陰心包經

胸中에서 시작하여 나와서 心包絡에 屬한 다음, 膻中穴에서 내려가 횡격막을 관통하여 순서대로 上·中·下 三焦에 絡한다.

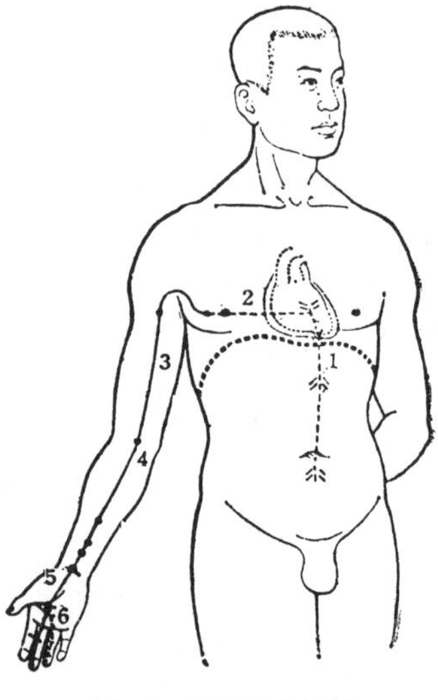

圖2-9 手厥陰心包經

分支：胸中에서 分出하여 脇部로 淺出하여 腋下三寸(天池穴)에서 腋窩下部로 올라 온 다음, 上肢內側中綫을 따라 가서 肘로 들어갔다가 腕後의 內關穴을 지나, 腕을 거쳐서 掌中心(勞宮穴)으로 들어가며, 中指橈側을 따라 가서 中指橈側端(中衝穴)으로 나온다.

分支：掌中心(勞宮穴)에서 分出하여, 無名指尺側을 따라 無名指端의 關衝穴로 직행하여 手少陽三焦經과 만난다. (그림 2-9를 보시오)

(十) 手少陽三焦經

無名指尺側端(關衝穴)에서 시작하여, 올라가서 無名指尺側을 따라 手腕背面外側(陽池穴)으로 갔다가 다시 上肢外側尺骨과 橈骨 사이로 올라가 肘尖을 지나 上臂外側을 따라 肩部(肩井穴)로 간 다음 前行하여 缺盆으로 들어가서 胸(膻中穴)에 분포하며, 心包에 散絡한 다음, 내려가서 횡격막을 관통한 다음 上·中·下 三焦에 차례로 屬한다.

分支：膻中穴에서 分出하여 올라가서 缺盆을 지나 肩部項後에 이른다. 大椎穴에서 左右가 交會한 다음, 項部로 올라가 耳後(翳風穴)를 따라 耳上角으로 直上한 다음, 屈曲하여 내려가서 面頰部를 지나 目眶下에 이른다.

分支：耳後翳風穴에서 分出해서 耳中으로 진입한 다음, 耳前으로 나온다. 上關穴의 前部를 지나, 面頰部에서 앞의分支와 會合한 다음, 外眼角(瞳子髎穴)에 이르러 足少陽膽經과 만난다. (그림 2-10을 보시오)

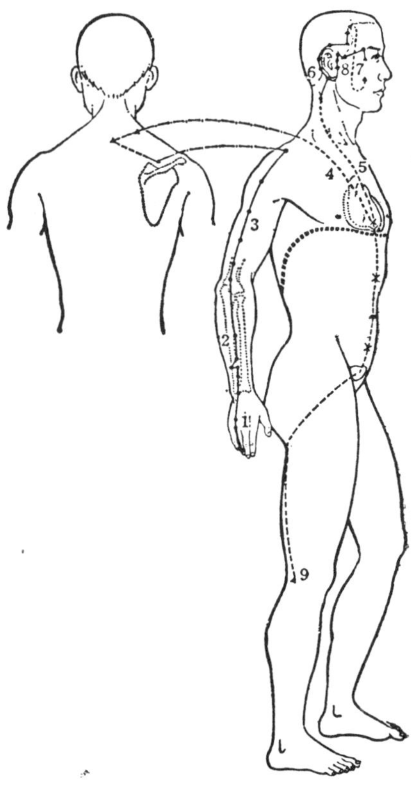

圖2-10　手少陽三焦經

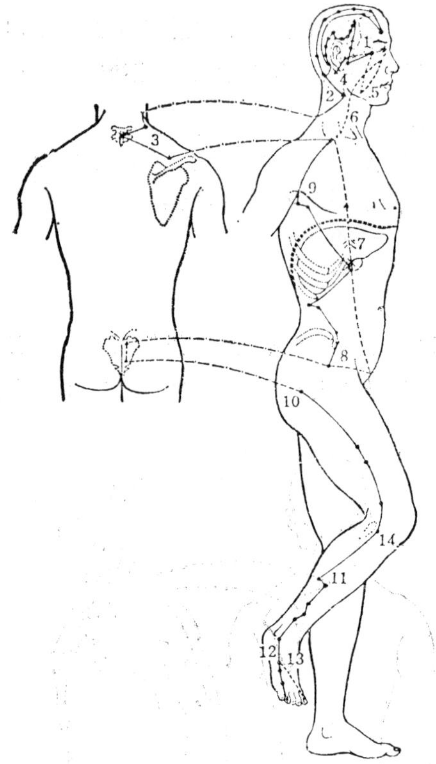

圖2-11　足少陽膽經

(十一) 足少陽膽經

外眼角(瞳子髎穴)에서 시작하며, 올라가 額角部(頷厭穴)에 이른 다음 다시 내려가 耳後(完骨穴)에서 꺾어져 額部로 올라가서 眉上(陽白穴)에서 꺾어져서 耳後의 風池穴에 이른 다음 다시 頸部側面을 따라 내려가 項後에 있는 大椎穴에서 左右가 交會한다. 肩部(肩井穴)에 이르러서 前行하여 缺盆으로 들어간다.

分支 : 耳後完骨穴에서 분출하여 翳風穴을 지나 耳中으로 진입한다. 다시 耳前으로 가서 聽宮穴을 지나 外眼角後方에 이른다.

分支 : 外眼角에서 분출하여 내려가서 下頷部의 大迎穴部에 이른 다음, 面頰部에 分布하는 手少陽經의 支脈과 相合한 다음 다시 目眶下에 이르렀다가 내려가서 下頷角部(頰車穴)를 지나 頸部로 내려가 頸前의 人迎穴을 지나 앞의 脈과 缺盆後에서 會合하여 胸腔으로 下入한다. 횡격막을 지나 肝에 絡하고, 膽에 直屬한다. 脇裏를 따라 가서 氣街로 淺出하여, 毛際를 돌아 횡행하여 髖關節의 環桃穴部에 이른다.

直行하는 경맥 : 缺盆에서 分出하여 腋에 이른 다음 淵腋穴을 지나 胸側部(日月穴)를 따라 가서, 季肋을 지나 環桃穴部로 내려가, 앞의 脈과 會合한다. 다시 내려가서 大腿外側·膝關節外緣을 따라 腓骨前面으로 간 다음, 腓骨下端으로 直下한다. 外踝의 前部로 淺出하여 足背를 따라 가서, 足第四趾第四趾外側端竅陰穴으로 나온다.

分支 : 足背(臨泣穴)에서 分出하여 前行해서 足大趾外側端으로 나온 다음,

꺾어져서 爪甲을 관통한다. 足大趾爪甲 뒤의 叢毛部에 분포하며 足厥陰肝經과 만난다. (그림 2-11 을 보시오)

(十二) 足厥陰肝經

足大趾爪甲 뒤의 叢毛部에서 시작하여 내려가 足大趾外側端(大敦穴)에 이른 다음, 足背部를 따라 올라가 內踝前一寸에 있는 中封穴에 이른 다음 올라가 脛骨內緣을 따라 가서, 內踝上八寸에서 足太陰脾經과 交出한 다음, 올라가서 膝內側을 지나 大腿內側中綫을 따라 陰毛로 진입한 다음 陰器를 돌아가서 左右가 관통한다. 曲骨穴에서 小腹에 진입하여 상행해서 中極·關元 두 穴을 지나, 胃兩側을 순행하며 肝에 屬하고 膽에 絡한 다음 올라가 횡격막을 지나 脇肋部에 분포한 다음, 喉嚨의 後部 따라 상행하여 鼻咽部로 들어 갔다가 올라가 目系에 이어지며 額으로 나와, 頭頂部로 직행하여 督脈과 巓頂의 百會穴에서 交會한다.

分支: 目系에서 分出하여 頰裏로 하행하며, 口唇의 내부를 돈다.

分支: 肝에서 分出하여 횡격막을 관통한 다음, 올라가 肺中으로 들어가서 手太陰肺經과 만난다. (그림 2-12 를 보시오)

三. 走行方向과 交接規律

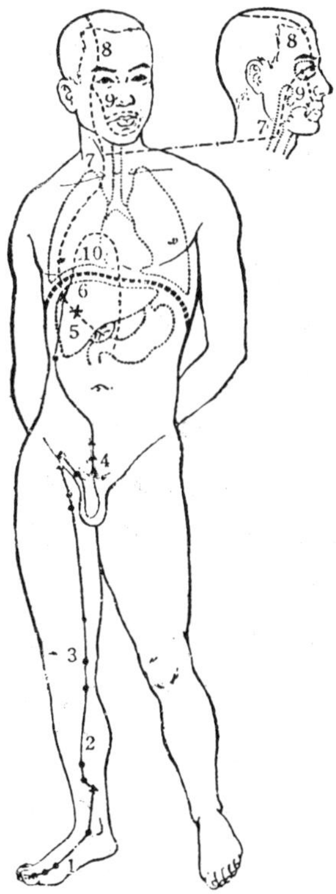

圖2-12 足厥陰肝經

상술한 十二經脈의 순행노선에서 十二經脈의 주행방향과 교접에는 일정한 규율이 있음을 알 수있다. 대개 六臟(五臟에 心包를 더함)에 屬하는 "陰經"은 四肢內側 및 胸腹을 순행하며, 上肢內側은 手三陰經이 下肢內側은 足三陰經이 순행한다. 六腑에 속하는 "陽

經"은 四肢外側 및 頭面·軀幹을 순행하며, 上肢外側은 手三陽經이 下肢外側은 足三陽經이 순행한다. 일반적으로 陽經은 外側을 순행하고 陰經은 內側을 순행하며, 陰經은 상승하고 陽經은 하강한다. 《靈樞·逆順肥瘦》에서 "手之三陰, 從臟走手 ; 手之三陽, 從手走頭 ; 足之三陽, 從頭走足 ; 足之三陰, 從足走腹."이라 하였다.

手三陰經은 胸中에서 시작하여 胸에서 手로 주행하며, 手指에서 각각 표리를 이루는 手三陽經과 交會한다.

手三陽經은 手指에서 시작하여 手에서 頭部로 주행하며, 頭面部에서 각각 同名의 足三陽經과 교회한다.

足三陽經은 頭面部에서 시작하여 頭部에서 足으로 주행하며, 足趾에서 각각 표리를 이루는 足三陰經과 교회한다.

足三陰經은 足趾에서 시작하여, 足에서 胸腹으로 주행하며(頭部까지 계속 뻗어 나간다), 胸部에서 각각 手三陰經과 교회한다. 이와 같이 十二經脈은 상호관통하면서 전신을 순행한다.

이로써 보건대, 十二經脈은 일정한 순행노선을 갖고 있을 뿐만 아니라 각각의 經이 긴밀하게 연결되며, 그 연결통로는 交接의 규율에서 구체적으로 드러난다. 十二經脈의 交接規律은 대체로 다음과 같다.

1. 서로 表裏를 이루는 陰經과 陽經은 四肢部에서 이어진다. 예를 들면, 手太陰肺經은 食指端에서 手陽明大腸經과 교접하며, 手少陰心經은 小指端에서 手太陽小腸經과 교접하고, 手厥陰心包經은 無名指端에서 手少陽三焦經과 교접하며, 足陽明胃經은 足大趾에서 足太陰脾經과 교접하고, 足太陽膀胱經은 足小趾에서 足少陰腎經과 교접하며, 足少陽膽經은 足大趾爪甲 뒤의 叢毛에서 足厥陰肝經과 교접한다.

2. 동일한 명칭의 手·足陽經은 頭面部에서 상접한다. 예를 들면, 手陽明大腸經과 足陽明胃經은 鼻旁에서 교접하며, 手太陽小腸經과 足太陽膀胱經은 內眼角에서 교접하고, 手少陽三焦經과 足少陽膽經은 外眼角에서 교접한다.

3. 手·足陰經은 胸部에서 교접한다. 예를 들면, 足太陰脾經은 手少陰心經과 心中에서 교접하고, 足少陰腎經은 手厥陰心包經과 胸中에서 교접하며, 足厥陰肝經과 手太陰肺經은 肺中에서 교접한다.

十二經脈은 手足陰陽表裏經脈의 연접을 통해 經에서 經으로 이어짐으로써,

끝이 없는 고리처럼 반복 순환하는 循環系統을 구성한다.

四. 分布規律

十二經脈은 주로 內行路綫과 外行路綫을 통해 전신에 분포한다.

經絡은 인체내에서 매우 복잡하게 분포한다. 종행하는 것은 經이고, 횡행하는 것은 絡이라 함은 기본적인 분포상황을 가리킨다. 실재로는, 모든 경맥은 순행시에 얼마간 迂回曲折하고 다른 경맥과 만나기도 하고 속으로 들어가고 나오기도 한다. 이로 인하여 경맥과 경맥 및 경맥과 經別·奇經·絡脈 사이에는 대부분 交叉와 交會關係가 있다. 交叉는 일반적으로 교접한 후에 반대방향으로 주행하는 것이며, 交會는 대부분 교접한 후에 그 주행방향이 원래의 방향과 일치한다. 이는 보편적 현상이지만, 소수의 특수한 경우도 존재한다. 경맥의 교차와 교회는 유기체 각 부분에서의 다양하며 복잡한 연결을 강화함으로써 전신의 統一性과 整體性을 형성한다.

十二經脈은 일정한 규율에 따라 체표에 분포한다.

1. 四肢部

陰經은 內側面에 분포하고 陽經은 外側面에 분포한다. 內側은 三陰으로 나뉘고, 外側은 三陽으로 나뉜다. 대체로 太陰·陽明은 前緣에 있고 少陰·太陽은 後緣에 있으며, 厥陰·少陽은 中綫에 있다. 上肢內側에서 太陰은 前緣에 厥陰은 中綫에 少陰은 後緣에 분포한다. 上肢外側에서 陽明은 前緣에 少陽은 中綫에 太陽은 後緣에 분포한다. 下肢內側의 內踝上八寸이하에서 厥陰은 前緣에 太陰은 中綫에 少陰은 後緣에 분포한다. 內踝上八寸이상에서 太陰은 前緣에 厥陰은 中綫에 少陰은 後緣에 분포한다. 下肢外側에서 陽明은 前緣에 少陽은 中綫에 太陽은 後緣에 분포한다.

2. 頭面部

陽明經은 面部·額部에 운행하며, 太陽經은 面頰·頭頂 및 頭後部에 운행하고, 少陽經은 頭側部에 운행한다.

3. 軀幹部

手三陽經은 肩胛部位로 운행되며, 手三陰經은 腋下에서 나온다. 足三陽經의 陽明經은 前面(胸·腹面)으로 운행되고, 太陽經은 後面(背面)으로 운행

되며, 少陽經은 側面으로 운행된다. 足三陰經은 모두 腹面으로 운행된다.

腹面에서 經脈의 순행은 안에서부터 밖으로 향하는데, 순서는 足少陰·足陽明·足太陰·足厥陰이다.

十二經脈은 인체의 胸·背·頭面·四肢에서 좌우대칭으로 분포하므로 경맥은 모두 二十四條이다. 그 중, 모든 陰經은 다른 陰經과 함께 체내에서 臟腑에 屬絡되며, 四肢에서 상호대응하는 內側과 外側의 부위로 운행한다.

五. 表裏關係 및 流注順序

手足三陰經과 三陽經은 經別과 別絡의 소통에 의해서 여섯 쌍의 "表裏相合"關係를 형성한다. 《素問·血氣形志》에서 "足太陽與少陰爲表裏, 少陽與厥陰爲表裏, 陽明與太陰爲表裏, 是爲足陰陽也. 手太陽與少陰爲表裏, 少陽與心主爲表裏, 陽明與太陰爲表裏, 是爲手之陰陽也."라고 설명하였다. 그 表裏相合關係 및 명칭은 다음 표와 같다.

十二經脈의 表裏關係表

表	手陽明經	手少陽經	手太陽經	足陽明經	足少陽經	足太陽經
裏	手太陰經	手厥陰經	手少陰經	足太陰經	足厥陰經	足少陰經

표리를 이루는 두 경맥은 체표의 四肢末端에서 교접하며, 각기 四肢內外兩側面의 대응하는 위치에서 순행한다(足厥陰肝經과 足太陰脾經은 下肢內踝上八寸에서 교차한 후, 前後로 위치를 바꾸며 足太陰은 前緣에 있고 足厥陰은 中綫에 있다). 이 외에도 상호 연락되는 絡脈이 체내에서 각기 표리를 이루는 臟腑에 絡屬된다(足太陽經은 膀胱에 속하고 腎에 絡하며, 足少陰經은 腎에 속하며 膀胱에 絡한다). 경맥의 경별은 모두 絡屬되는 臟腑를 통과할 뿐만 아니라, 六陰經脈의 경별은 체내에서 체표로 出行한 후, 표리를 이루는 六陽經脈의 經別에 合해져 들어간다. 이와 같이 경락의 분포는 표리를 이루는 경맥의 소통관계를 형성한다.

元代 醫家 滑壽는 《難經本義·六十七難》에서 "陰陽經絡, 氣相交貫"이라 하였다. 十二經脈의 表裏關係는 표리를 이루는 두 경맥의 연접을 통한 연결의 강화일 뿐만 아니라, 동일한 臟腑에 絡屬됨으로써 표리를 이루는 개개의

臟腑가 생리기능상 서로 配合되고 병리상 서로 영향을 미친다. 예를 들면, 脾는 運化와 淸氣의 상승을 주관하고 胃는 受納과 濁氣의 하강을 주관하며, 心火가 小腸으로 전이될 수 있는 것 등등이다. 치료시에 서로 표리를 이루는 두 경맥의 兪穴을 交叉하여 사용한다. 예를 들면, 肺經의 穴位로 六腸 혹은 大腸經의 질병을 치료할 수 있다. 최근에 經絡感傳現象을 관찰하던 중, 표리를 이루는 경맥이 소통하는 현상을 발견함으로써 표리연결의 실제적 의의를 규명하였다.

十二經脈은 氣血이 운행되는 주요한 통로이지만, 경맥이 운행하는 氣血은 中焦의 水穀精氣에서 化生된 것이다. 인체의 內外에 두루 분포하는 十二經脈으로, 氣血은 끊임없이 순환운행되고 있으므로 경맥이 中焦에서 氣를 받아 상행시켜 肺에서 분포시키면 手太陰肺經에서 시작하여 經을 따라 순차적으로 足厥陰肝經으로 이어진 다음, 다시 手太陰肺經으로 흘러 들어감으로써 끝이 없는 고리처럼 首尾相貫하는 十二經의 循環을 형성한다. 그 流行順序는 아래의 圖와 같다.

氣血은 순환적으로 이어지는 十二經脈의 流行順序에 따라 끊임없이 周流한다. 十二經脈의 流行過程中에서 脈氣는 주로 두 가지 형식으로 交接된다. 첫째로, 체내에서 이루어지는 臟과 腑의 "屬"·"絡"관계에 의해서 脈氣는 통한다. 둘째로, 체표에서 支脈 혹은 絡脈에 의해 다음의 經으로 교접된다. 예를 들면, 手太陰肺經은 체내에서 肺에 속하며 大腸에 絡하고, 체외에서 "그 지맥은 腕에서 次指內廉으로 직행하여 그 끝으로 나온다(其支者, 從腕直出次指內廉出其端)."

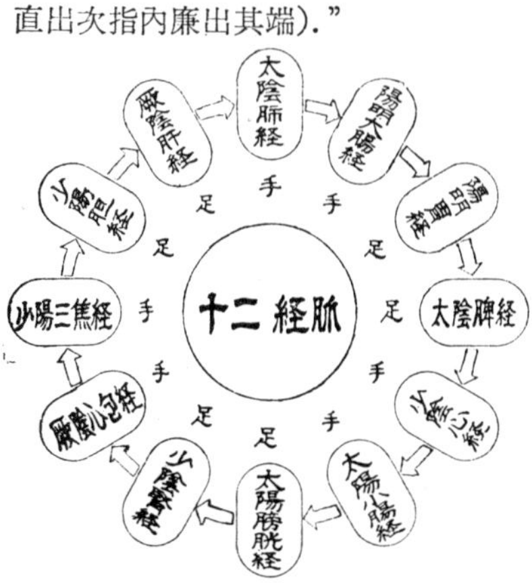

十二経脈臟腑表裏流注表

陰·裏·臟			腑·表·陽		
太陰	手	→ 肺 ① →	② 大腸	手	陽明
	足	脾 ④ ←	③ 胃	足	
少陰	手	心 ⑤ →	⑥ 小腸	手	太陽
	足	腎 ⑧ ←	⑦ 膀胱	足	
厥陰	手	心包 ⑨ →	⑩ 三焦	手	少陽
	足	肝 ⑫ ←	⑪ 胆	足	

十二經脈流注順序圖

유의해야 할 점은, 상술한 十二經脈의 유행순서는 일반적인 규율이며, 氣血이 오직 이러한 방식에 의해서만 순행되는 것은 아니다. 실제로 經氣는 체내에서 다양한 경로와 순행방식에 의해 운행된다. 營氣는 脈에서 운행되며 十二經脈을 따라 주행하나 때때로 經을 따라 운행된다. 衛氣는 脈外에서 운행되며 낮에는 陽에서 밤에는 陰에서 순환운행 되고, 經別은 주로 표리를 이루는 經의 내부에서 순행되며 絡脈은 주로 체표에 널리 확산되고, 또한 奇經의 溢蓄調節式에 의한 經氣의 운행이 있다. 經氣의 순행방식간에는 체계적인 구분이 있음과 동시에 밀접한 연결이 있으므로, 十二經脈을 주체로 하는 완전한 經氣循環流行體系가 형성된다.

附錄

[文獻考察]

《靈樞·經脈》:"肺手太陰之脈, 起于中焦, 下絡大腸, 還循胃口, 上膈, 屬肺, 從肺系橫出腋下, 下循臑內, 行少陰·心主之前, 下肘中, 循臂內上骨下廉, 入寸口, 上魚, 循魚際, 出大指之端. 其支者, 從腕後直出次指內廉出其端(肺手太陰脈은 中焦에서 시작해서 大腸에 下絡하였다가 胃口를 돌아서 상행하여 횡격막을 관통해서 肺에 屬하고, 다시 肺系에서 腋下로 횡행하여 上臂內側을 따라 하행해서, 手少陰經과 手厥陰經의 前面을 지나 肘中으로 하행한 후, 前臂內側上骨의 下緣을 따라 寸口로 들어간 다음 魚部로 가서 魚際를 순행하여 大指의 端으로 나온다. 支脈은 腕後에서 食指內側으로 직행하여 그 끝으로 나온다)."

"大腸手陽明之脈, 起于大指次指之端, 循指上廉, 出合谷兩骨之間, 上入兩筋之中, 循臂上廉, 入肘外廉, 上臑外前廉, 上肩, 出髃骨之前廉, 上出于柱骨之會上, 下入缺盆, 絡肺, 下膈, 屬大腸. 其支者, 從缺盆上頸, 貫頰, 入下齒中, 還出挾口, 交人中, 左之右, 右之左, 上挾鼻孔(大腸手陽明脈은 食指의 端에서 시작해서 食指와 拇指側의 上緣을 순행하여, 拇指·食指사이의 合谷穴을 지나서 상행하여 두 筋의 중앙으로 들어간다. 前臂上緣을 순행해서 肘外側으로 들어간 다음, 上臂外側前緣을 따라 肩으로 상행하여 髃骨의 前緣으로 나와 大椎穴에서 陽經과

會合한다. 다시 缺盆으로 들어가서 肺에 絡하며, 하행하여 횡격막을 관통해서 大腸에 屬한다.

支脈은 缺盆에서 頸으로 상행해서 頰部를 관통하여, 下齒齦으로 들어간 다음 회전해서 口의 양측을 순행하여 좌우의 두 脈이 人中에서 교차한 후, 左脈은 우측으로 가고 右脈은 좌측으로 가며 상행해서 鼻孔의 양측을 순행한다)."

"胃足陽明之脈, 起于鼻, 之交頞中, 旁納太陽之脈, 下循鼻外, 入上齒中, 還出挾口, 環唇, 下交承漿, 却循頤後下廉, 出大迎, 循頰車, 上耳前, 過客主人, 循髮際, 至額顱. 其支者, 從大迎前下人迎, 循喉嚨, 入缺盆, 下膈, 屬胃, 絡脾. 其直者, 從缺盆下乳內廉, 下挾臍, 入氣街中. 其支者, 起于胃口, 下循腹裏, 下至氣街中而合, 以下髀關, 抵伏兎, 下膝臏中, 下循脛外廉, 下足跗, 入中趾內間. 其支者, 下廉三寸而別, 下入中趾外間. 其支者, 別跗上, 入大趾間, 出其端(胃足陽明脈은 鼻에서 시작해서 頞中에서 左右가 교접한 다음 측면의 足太陽經脈과 얽히고, 하행해서 鼻外側을 순행하여 上齒齦으로 들어갔다가 다시 돌아나와서 口唇을 돌아 하행하여 任脈의 承漿穴에서 교접한 다음, 頤後下緣을 순행하여 大迎으로 나와서 頰車를 순행하여 耳前으로 상행한다. 客主人을 지나서 髮際를 순행하여 額顱에 이른다.

支脈은 大迎前緣에서 人迎穴로 하행하여 喉嚨을 순행해서 缺盆으로 들어간 다음, 횡격막을 관통하여 胃에 屬하고 脾에 絡한다. 직행하는 경맥은 缺盆에서 乳內側으로 하행하며, 다시 하행해서 臍兩側을 순행하여 氣街로 들어간다. 다른 지맥은 胃口에서 시작하여 腹裏로 하행한 다음 다시 하행하여 氣街에서 앞의 직행하는 경맥과 會合하고, 하행해서 髀關·伏兎·膝蓋骨을 지난다. 脛骨前外側을 따라 足背로 하행하여 中趾內側으로 들어간다. 또 다른 지맥은 膝下三寸에서 別出한 후, 하행하여 中趾外側으로 들어간다. 또 다른 지맥은 足背에서 別出하여 足大趾로 들어가서 그 끝으로 나온다)."

"脾足太陰之脈, 起于大趾之端, 循趾內側白肉際, 過核骨後, 上內踝前廉, 上踹內, 循脛骨後, 交出厥陰之前, 上膝股內前廉, 入腹, 屬脾, 絡胃, 上膈, 挾咽, 連舌本, 散舌下. 其支者, 復從胃別

上膈，注心中(脾足太陰脈은 大趾端에서 시작하여，大趾內側白肉際를 순행해서 核骨을 지나 足內踝前緣으로 가서 다시 踹內側으로 상행해서 脛骨後面을 순행하여 足厥陰經과 交會한 후，足厥陰의 前面으로 나와서膝股內側前緣으로 상행한 다음，腹部로 들어가서 脾에 속하고，胃에 絡한 다음 상행하여 횡격막을 관통하고，咽喉의 양측을 순행해서 舌根에 이어졌다가 舌下에 분산된다.

支脈은 다시 胃에서 別出해서 상행하여 횡격막을 관통해서 心中으로 들어간다)."

"心手少陰之脈，起于心中，出屬心系；下膈絡小腸．其支者，從心系上挾咽，系目系．其直者，復從心系却上肺，下出腋下，循臑內後廉，行手太陰·心主之後，下肘內，循臂內後廉，抵掌後銳骨之端入掌內後廉，循小指之內出其端(心手少陰脈은 心中에서 시작하여 心系에 屬하고 횡격막을 관통하여 小腸에 絡한다.

지맥은 心系에서 상행하여 咽喉의 양측을 순행해서 目系에 이어진다. 직행하는 경맥은 다시 心系에서 肺로 상행하여 腋下로 나와서 臂內側後緣을 순행하여 手太陰經과 手厥陰經의 후면을 지나，肘內로 하행한 다음 臂內後側을 순행하여 掌後銳骨端에 이른다. 掌內後側으로 들어가서 小支內側을 순행하여 그 끝으로 나온다)."

"小腸手太陽之脈，起于小指之端，循手外側，上腕，出踝中，直上循臂骨下廉，出肘內側兩骨之間，上循臑外後廉，出肩解，繞肩胛，交肩上，入缺盆，絡心，循咽下膈，抵胃，屬小腸．其支者，從缺盆循頸，上頰，至目銳眦，却入耳中，其支者，別頰，上䪼，抵鼻，至目內眦(小腸手太陽脈은 小指外側端에서 시작하여 手外側을 순행해서 腕에 이른 다음，腕後小指側高骨을 지나서 직상하여 臂骨下緣을 순행해서，內側兩骨中間으로 나온 다음 다시 상행하여 臑外後側을 순행해서 肩解로 나온 다음，肩胛을 돌아서 肩上에서 교접한 후，缺盆으로 들어가 心에 絡하고 咽喉를 따라 하행하여 횡격막을 관통하여 胃에 이르며，다시 하행해서 小腸에 屬한다.

지맥은 缺盆에서 頸으로 상행하고，다시 상행하여 頰을 지나 外眼角에 이르렀다가 되돌아 耳中으로 들어간다. 다른 지맥은 頰部에서 別出하여 眼眶下緣으로 상행해서 鼻를 지나 內眼角에 이른다)."

"膀胱足太陽之脈, 起于目內眦, 上額, 交巓. 其支者, 從巓至耳上角. 其直者, 從巓入絡腦, 還出別下項, 循肩髆內, 挾脊抵腰中, 入循膂, 絡腎, 屬膀胱. 其支者, 從腰中下挾脊, 貫臀, 入膕中. 其支者, 從髆內左右別下貫胛, 挾脊內, 過髀樞, 循髀外後廉下合膕中, 以下貫腨內, 出外踝之後, 循京骨, 至小趾外側(膀胱足太陽脈은 內眼角의 睛明穴에서 시작하여, 額部로 상행하여 巓에서 交會한다. 지맥은 巓에서 耳上角에 이른다.

직행하는 지맥은 巓에서 腦로 들어가 腦에 絡한 다음, 다시 나와서 後項으로 하행하여 肩髆內側을 순행한다. 脊의 양측을 순행해서 腰中에 이른 다음, 深入하여 膂를 순행해서 腎에 絡하고 膀胱에 屬한다. 지맥은 腰中에서 하행하여 脊의 양측을 순행하며, 臀部를 관통해서 膕中으로 들어간다. 다른 지맥은 肩胛을 관통해서 脊內의 양측을 따라 髀樞를 지나서, 大腿外後側을 따라 하행하여 膕中에서 앞의 지맥과 會合한 다음, 腨內를 관통하여 外踝後側으로 나와서 京骨을 순행하여 小趾外側에 이른다)."

"腎足少陰之脈, 起于小趾之下, 斜走足心, 出于然谷之下, 循內踝之後, 別入跟中, 以上腨內, 出膕內廉, 上股內後廉, 貫脊, 屬腎, 絡膀胱. 其直者, 從腎上貫肝膈, 入肺中, 循喉嚨, 挾舌本. 其支者, 從肺出絡心, 注胸中(腎足少陰脈은 足小趾下에서 나와 足心으로 斜行하여, 然谷下側으로 나와서 內踝後緣을 순행하여, 足跟으로 들어간다. 腨內로 상행해서 膕內側으로 나온 다음, 股內側後緣으로 상행하여, 脊을 관통해서 腎에 屬하고 膀胱에 絡한다.

직행하는 지맥은 腎에서 상행하여 肝과 횡격막을 관통한 다음 肺로 들어가서 喉嚨을 순행하고 舌根의 양측을 순행한다. 지맥은 肺에서 나와 心에 絡하고 胸中으로 흐른다)."

"心主手厥陰心包絡之脈, 起于胸中, 出屬心包絡, 下膈, 歷絡三焦. 其支者, 循胸出脇, 下腋三寸, 上抵腋下, 循臑內, 行太陰·少陰之間, 入肘中, 下臂行兩筋之間, 入掌中, 循中指出其端. 其支

者，別掌中，循小指次指出其端(心主手厥陰心包脈은 胸中에서 시작하여 心包絡에 屬하며, 하행하여 횡격막을 관통한 다음 차례로 三焦에 絡한다.

지맥은 胸에서 脇으로 가서 腋下三寸을 지나 腋下에 이른다. 다시 上臂內側을 순행하여, 手太陰經과 手少陰經의 中間을 지나 肘中으로 들어가 다음, 하행하여 前臂兩筋의 사이를 지나 掌中으로 들어가서 中指를 순행하여 그 끝으로 나온다. 지맥은 掌中에서 別出하여 無名指를 순행하여 그 끝으로 나온다)."

"三焦手少陽之脈，起于小指次指之端，上出兩指之間，循手表腕，出臂外兩骨之間，上貫肘，循臑外，上肩而交出足少陽之後，入缺盆，布膻中，散絡心包，下膈，循屬三焦. 其支者，從膻中上出缺盆，上項，系耳後，直上出耳上角，從屈下頰至䪼. 其支者，從耳後入耳中，出走耳前，過客主人前，交頰，至目銳眦(三焦手少陽脈은 無名指의 끝에서 시작하여 小指와 無名指의 中間으로 상행한 다음, 手背를 따라 腕部로 상행한다. 前臂外側兩骨의 中間으로 나와서 肘를 관통하여 上臂外側을 따라 肩으로 상행해서 足少陽經과 교접한 후, 그 후면으로 나와서 缺盆으로 들어간 다음 膻中에 분포된다. 心包에 散絡하고 횡격막을 관통하여 차례로 三焦에 屬한다.

지맥은 膻中에서 缺盆으로 상행하고, 다시 項으로 상행한 다음 耳後에 이어지며, 直上하여 耳上角에 이른다. 頰으로 曲行하여 眼眶下部에 이른다. 다른 지맥은 耳後에서 耳中으로 들어간 다음 耳前으로 나와 客主人前緣을 지나, 頰部에서 앞의 지맥과 交會한 다음 外眼角에 이른다)."

"膽足少陽之脈，起于目銳眦，上抵頭角，下耳後，循頸，行手少陽之前，至肩上，却交出手少陽之後，入缺盆. 其支者，從耳後入耳中，出走耳前，至目銳眦後. 其支者，別銳眦，下大迎，合于手少陽，抵于䪼，下加頰車，下頸，合缺盆，以下胸中，貫膈，絡肝，屬膽，循脇裏，出氣街，繞毛際，橫入髀厭中. 其直者，從缺盆下腋，循胸，過季脇，下合髀厭中，以下循髀陽，出膝外廉，下外輔骨之前，直下抵絕骨之端，下出外踝之前，循足跗上，入小趾次趾之間. 其支者，別跗上，入大趾之間，循大趾岐骨內出其端，還貫爪甲，出

三毛(膽足少陽脈은 外眼角에서 시작하여, 상행해서 頭角에 이른다. 耳後로 하행하여 頸을 순행해서 手少陽經의 前面을 지나 肩上에 이른 다음, 手少陽經과 교접한 후 그 후면으로 나와서 缺盆으로 들어간다.

지맥은 耳後에서 耳中으로 들어간 다음, 耳前으로 나와서 外眼角後面에 이른다. 다른 지맥은 外眼角에서 大迎으로 하행하여 手少陽經과 會合한 다음, 眼眶下面에 이른다. 다시 頰車·頸部로 하행하여 缺盆으로 前入한 本經과 합한후에 胸中으로 하행해서 횡격막을 관통하여, 肝에 絡하며 膽에 屬하고 脇裏를 순행해서 氣街를 지나, 毛際를 돌고 髀厭으로 橫入한다. 직행하는 경맥은 缺盆에서 腋으로 하행하여, 胸을 순행하고 季脇을 지나 髀厭에서 앞의 지맥과 會合한다. 다시 하행해서 大腿外側을 순행하여 膝外側을 지나 外輔骨의 前面으로 하행한다. 絕骨端으로 직행해서 外踝前緣을 지나 足背를 순행하여 足小趾와 第四趾의 중간으로 들어간다. 다른 지맥은 足背에서 足大趾로 가서, 足太趾岐骨을 순행하여 그 끝으로 나온 다음 회전하여 爪甲을 관통해서 三毛로 나온다)."

"肝足厥陰之脈, 起于大趾叢毛之際, 上循足跗上廉, 去內踝一寸, 上踝八寸, 交出太陰之後, 上膕內廉, 循股陰, 入毛中, 過陰器, 抵小腹, 挾胃, 屬肝, 絡膽, 上貫膈布脇肋, 循喉嚨之後, 上入頏顙, 連目系, 上出額, 與督脈會于巔. 其支者, 從目系下頰裏, 環脣內. 其支者, 復從肝別, 貫膈, 上注肺(肝足厥陰脈은 大趾叢毛際에서 시작하여, 足背上緣을 따라 內踝前一寸으로 가서, 踝上八寸으로 간다. 足太陰經과 교접한 후, 그 후면으로 나와서 膕內緣으로 상행한 다음, 股內側을 따라 陰毛로 들어간다. 陰器·小腹을 지나서 胃의 양측을 순행하며 肝에 屬하고 膽에 絡한다. 상행하여 횡격막을 관통해서 脇肋에 분포하며 다시 喉嚨의 후면을 순행하여 頏顙으로 들어가서 目系에 이어진다. 상행하여 額部를 지나 巔에서 督脈과 會合한다.

지맥은 目系에서 頰裏로 하행하여 脣內를 돈다. 다른 지맥은 肝에서 別出하여 횡격막을 관통한 다음 肺로 들어간다)."

第三節 奇經八脈

奇經八脈은 經絡系統의 중요한 구성부분인 督脈·任脈·衝脈·帶脈·陰蹺脈·陽蹺脈·陰維脈·陽維脈의 총칭이다. "奇"는 "異"의 뜻이며, 그 순행과 內臟에 연결되는 방식이 十二經脈과 구별되므로 "奇經"이라 한다.

奇經八脈은 十二經脈과 같이 전신에 고루 분포하지 않아 인체의 上肢에는 분포하지 않는다. 八脈 중에서 腰腹을 돌며 횡행하는 帶脈과 한 分支만 하행하는 衝脈이외의, 脈은 모두 下肢 혹은 少腹部에서 상행한다. 그 주행방향은 十二經脈이 따르는 上下·內外·順逆의 陰陽表裏循行規律에 의하지 않는다.

奇經八脈(督脈을 제외한)은 직접 五臟六腑에 絡屬되지 않으며, 表裏相配의 관계가 없고, 단지 부분적으로 經脈 및 臟腑와 連屬한다. 예를 들면, 督脈은 腦에 入屬하며 腎에 絡하고, 心을 관통한다. 衝·任·督 三脈은 胞宮에 연결된다.

奇經은 다음과 같은 주요한 작용을 한다.

1. 十二經脈간의 연결을 밀접하게 한다.

奇經八脈은 순행과정에서 기타의 經과 교차·교접됨으로써, 각 경맥 사이를 긴밀하게 소통시킨다. 예를 들면, "陽維維于陽"하고, "陰維維于陰"한다. 즉 十二經脈의 陽經과 陰經은 陽維와 陰維脈에 의해 組合된다. 督脈은 "總督諸陽"하여 手三陽經과 足三陽經을 연결하고, 陽經의 經氣가 모두 督脈의 大椎穴에서 交會하도록 한다. 帶脈은 軀幹部의 경맥을 구속하고 經氣를 조절하는 기능을 하는 까닭에, 腰腹部를 순행하는 경맥이 모두 帶脈의 구속을 받으므로, 이들 경맥을 統帶하는 작용을 한다. 이외에도, 任脈은 "諸陰의 海"이며, 衝脈은 上下를 통행하면서 三陰·三陽에 氣血을 보내주고, 陰蹺脈과 陽蹺脈은 足內外踝에서 시작하며, 腿膝內外側(또는 左右側이라 한다)에 분포하는 陰經과 陽經을 돕는 작용을 한다.

2. 十二經脈의 氣血을 조절한다.

奇經八脈은 十二經脈의 사이를 종횡으로 뒤섞여 분포하고 순행하므로, 十二經脈의 氣血이 왕성하여 남음이 있을 때, 기경팔맥으로 흘러들어가 비축되며, 인체의 생리기능활동이 이것을 필요로 하거나 十二經脈의 氣血이 부족하면 奇經은 "溢出"하여 전신의 조직에 氣血을 공급한다. 李時珍은 《奇經八脈考》에서 이를 "호수(湖澤)"에 비유하였다. 이는 奇經의 조절 작용을 말한 것인데 상당한 의의가 있는 말이다. 《靈樞·逆順肥瘦》에서 衝脈은 상행하여 "滲諸陽"·"灌諸精"하고, 하행하여 "滲三陰"·"注諸絡"한다고 한 것도 모두 奇經에 滲灌·溢蓄 등의 十二經脈의 氣血을 조절하는 작용이 있음을 설명한 것이다.

3. 奇經과 일부 臟腑와의 밀접한 관계

奇經과 肝·腎 등의 臟과 女子胞·腦·髓 등 奇恒之腑의 관계는 비교적 밀접하며, 그 중 女子胞·腦髓는 奇經과 직접 연결되어 상호간에 생리·병리적으로 영향을 미친다. 예를 들면, 衝·任·督脈은 하나의 源流에서 갈라진 分支이며, 帶脈은 腰部를 횡으로 순행함으로써 세 맥을 소통하여 불가분의 계통을 형성한다. 奇經은 肝經과 상통하며, 骨盤內의 생식기관과 연결되므로, 疝氣 및 여자의 經·帶·胎·產 등과 밀접하게 관련되어 있다.

奇經八脈에 관계되는 내용은, 最初로 《內經》의 각 편에서 散見되나, 《難經》에 이르러서야 "奇經八脈"이란 명칭과 집중적인 논술이 이루어졌다. 明代의 李時珍은 前人의 경험을 총체적으로 결산하여, 이론의 전개와 임상에서의 응용시에 참고할만한 가치가 있는 《奇經八脈考》를 편찬하였다. 奇經八脈의 순행부위와 기본기능은 다음과 같다.

一. 督 脈

(一) 순행부위

胞中에서 시작하여 會陰으로 下出한 다음, 脊柱裏面을 따라 상행해서 項後의 風府穴에서 顱內로 진입하여 腦에 絡한다. 동시에 項에서 頭部正中綫을 따라 頭頂·額部·鼻部·上唇을 지나서 上唇의 系帶(齦交)에 이른다.

分支: 脊柱裏面에서 分出해서 腎에 屬한다.

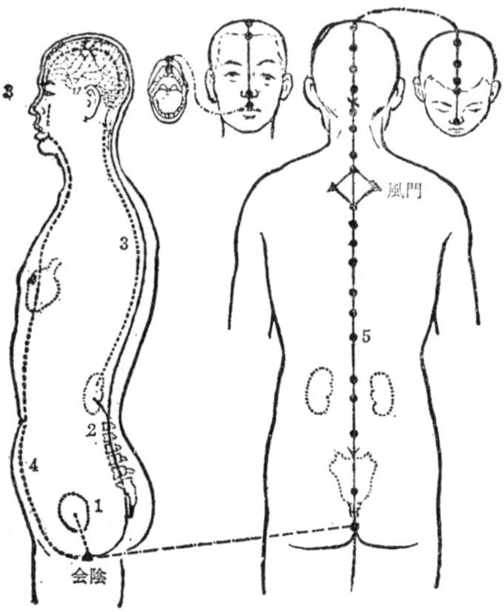

圖2-13 督脈

分支：小腹內部에서 直上하여 臍의 中央(臍窩)을 관통하고, 상행해서 心을 관통하여 喉部에 이른 다음, 다시 상행해서 下頷部에 이르러서 口脣을 돈다. 상행하여 兩眼下部의 중앙에 이른다. (그림 2-13을 보시오)

(二) 기본기능

"督"에는 總督·督勵·統率이라는 의미가 함축되어 있다. 주요기능은 다음과 같다.

1. 陽經의 氣血을 조절한다.

督脈은 背部正中에서 운행하며, 背는 陽이므로 수차례 手足三陽經 및 陽維脈과 交會하면서 陽經을 督綱함으로써, 전신의 陽經을 조절하는 작용을 한다. 督脈이 전신의 陽經의 脈氣를 總督하므로 "陽脈의 海"라 한다.

2. 腦·髓 및 腎의 기능을 반영한다.

督脈은 脊의 내부에서 순행하며, 상행하여 顱로 들어가서 腦에 絡하는 동시에, 脊의 내부에서 分出하여 腎에 屬한다. 腎은 髓를 化生하고, 腦는 髓海이다. 그러므로 督脈은 腦·髓 및 腎의 기능활동과 밀접한 관계를 맺는다.

二. 任 脈

(一) 순행부위

胞中에서 시작하여 會陰으로 下出한 다음, 陰阜를 지나 腹部와 胸部의 正中綫을 따라 상행하여 咽喉에 이른다. 다시 상행해서 下頷部에 이르며, 口脣을 돌아서 面頰을 따라 分行하여 目眶下部에 이른다.

分支：胞中에서 나와 後行하여, 衝脈과 함께 背柱內部로 간다. (그림 2-

14를 보시오)

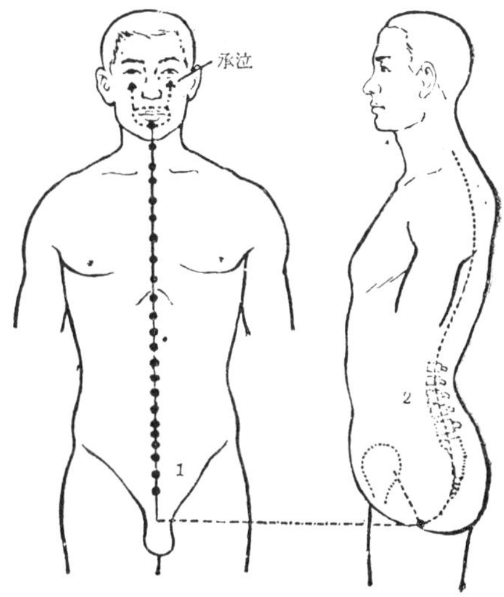

圖2-14 任脈

(二) 기본기능

1. 陰經의 氣血을 조절한다.

任脈은 腹面正中綫을 따라 운행하며, 腹은 陰이므로 수차례 足三陰經 및 陰維脈과 交會하면서, 陰脈간의 상호연결을 總任함으로써 陰經의 氣血을 조절하는 작용을 한다. 任脈이 전신의 陰經의 脈氣를 總任하므로 "陰脈의 海"라 한다.

2. "任脈은 胞胎를 주관한다(任主胞胎)"

任脈은 胞中에서 시작할 뿐만 아니라, "任"이 "姙(임신)"의 뜻과 통하며, "姙娠과 養育"의 뜻을 함축하고 있으므로, "任主胞胎" 기능은 생산과 양육의 근본이다. 任脈은 月經을 조절하고 여자의 생식기능을 촉진하므로 임신과 관계가 있다.

三. 衝　脈

(一) 순행부위

胞中에서 시작하여 會陰의 후면으로 下出해서 氣街部로 간다. 足少陰經과 함께 臍의 양측을 따라 상행하여 胸中에 분포한다. 다시 상행하여 喉를 지나, 口唇을 돌아서 目眶下部에 이른다.

分支：腎의 하부에서 시작해서 하행하여, 氣街部에서 체표로 淺出한다. 다시 大腿內側을 따라 膕으로 들어가며, 脛骨內緣을 따라 하행하여 足底에 이른다. 다른 지맥은 內踝後面에서 分出하여 前行해서 足背로 斜入한 다음 足大趾로 들어간다.

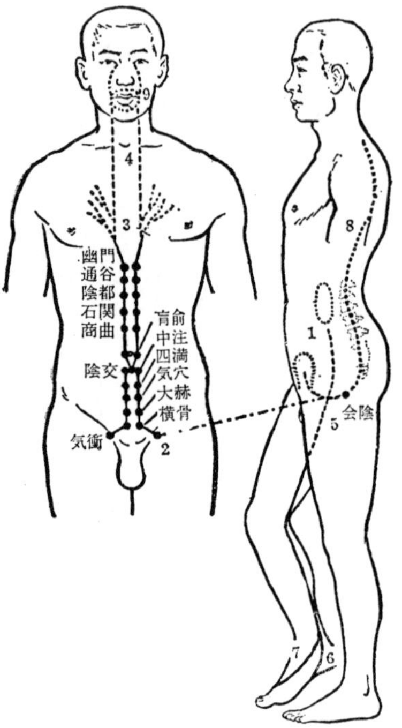

圖2-15 衝脈

分支：胸中에서 나와 後行하여 督脈과 통해서, 脊柱內部에서 상행한다. (그림 2-15를 보시오)

(二) 기본기능

"衝"은 "要衝"의 뜻을 가지고 있다. 衝脈의 주요기능은 다음과 같다.

1. 十二經의 氣血을 조절한다.

頭部로 상행하고 足까지 하행하여, 전신을 관통하면서 十二經의 氣血을 받아들이는 衝脈은 모든 經의 氣血을 통솔(總領)하는 要衝이다. 經絡과 臟腑에 氣血이 남으면, 衝脈에 저장하였다가 經絡과 臟腑의 氣血이 부족하면 저장했던 氣血을 공급함으로써 組織器官의 정상적인 생리활동을 유지시킨다. 衝脈이 十二經脈의 氣血을 조절하므로 "十二經脈의 海"·"五臟六腑의 海"라고 한다.

2. "衝脈은 血海이다(衝爲血海)."

衝脈은 胞中에서 시작하는데 "血海"라고도 하며, 생식기능을 촉진하므로, 여자의 월경과 밀접하게 관련된다.

四. 帶 脈

(一) 순행부위

季脇에서 시작해서 帶脈穴로 斜行한 다음, 腰部를 횡으로 돈다. 腹面의 帶脈은 少腹까지 이어진다. (그림 2-16을 보시오)

(二) 기본기능

腰腹의 사이를 횡행하며, 허리띠처럼 腰部를 횡으로 도는 帶脈은, 전신의 직행하는 모든 經脈을 구속하여 脈氣가 通暢하도록 조절한다. 그 다음으로 여자의 帶下를 주관하는 기능을 한다.

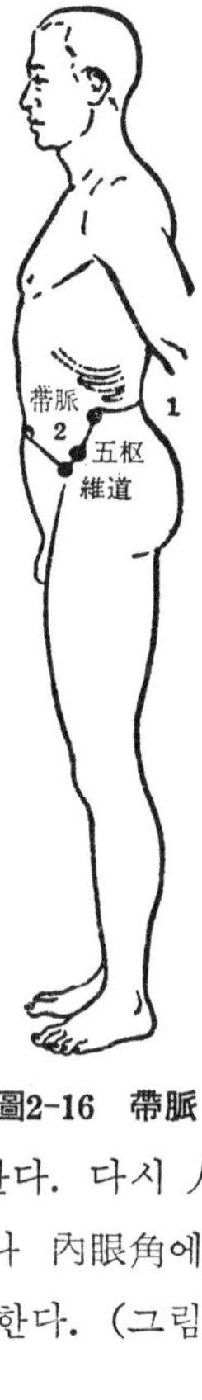

圖2-16 帶脈

五. 蹺　　脈

(一) 순행부위

좌우대칭을 이루는 陰蹺脈과 陽蹺脈은 모두 足踝下部에서 시작한다.

陰蹺脈은 內踝下部의 照海穴에서 分出하여, 內踝後面을 따라 下肢內側으로 直上해서 前陰을 지나, 腹·胸을 따라 缺盆으로 들어간다. 다시 人迎穴의 前面으로 나와서 鼻의 側面을 지나 內眼角에 이른 다음, 手足太陽經 및 陽蹺脈과 會合한다. (그림 2-17을 보시오)

陽蹺脈은 外踝下部의 申脈穴에서 分出하여, 外踝後面을 따라 상행해서 腹部를 지나, 胸部後外側을 따라 순행하여 肩部·頸外側을 지나상행하여 口角의 양측을 순행하여 內眼角에 이르러서 手足太陽經·陰蹺脈과 會合한 다음, 다시 상행해서 髮際로 들어갔다가 하행하여 耳後에 이르며, 項後에서 足少陽膽經과 交會한다. (그림 2-17을 보시오)

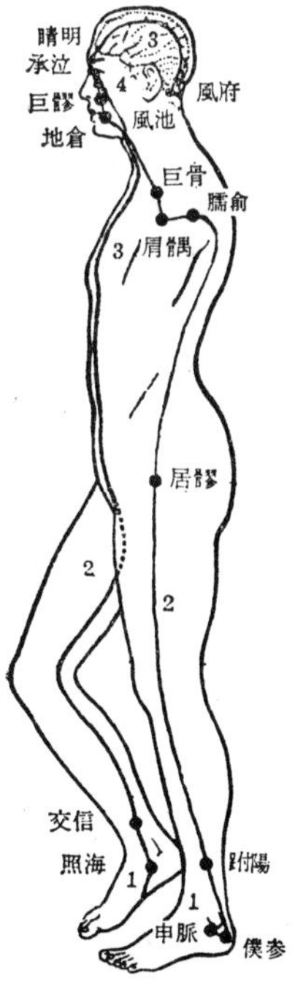

圖2-17 陰蹺脈 陽蹺脈

(二) 기본기능

"蹺"는 "민첩하고 경건함(蹺捷輕健)"이라는 뜻을 함

축한다. 그 주요기능은 다음과 같다.

1. 肢節의 운동을 주관한다.

蹺脈은 下肢內·外側에서 分出하여 頭面으로 상행하며, 陰陽의 氣를 소통하고 肢體筋肉의 운동을 조절하는 기능을 하는데 주로 下肢가 민첩하게 운동하도록 한다.

2. 눈꺼풀의 開合을 주관한다.

陰陽蹺脈이 內眼角에서 交會한 다음, 腦에 入屬하므로 蹺脈이 눈을 濡養하고, 눈꺼풀의 開合을 주관하는 것으로 알려졌다.

六. 維　脈

(一) 순행부위

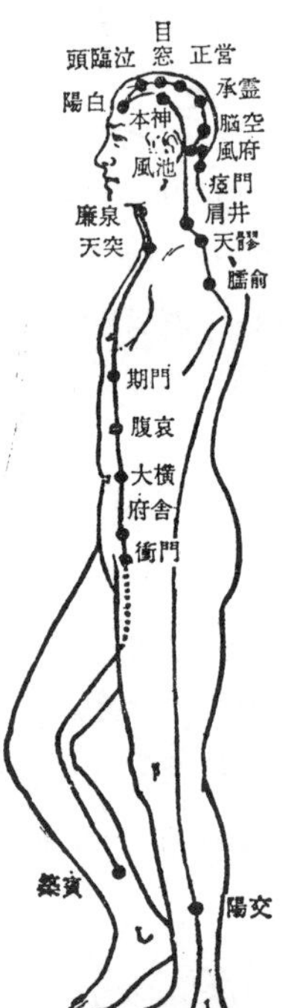

圖2-18 陰維脈 陽維脈

維脈에는 陰維脈과 陽維脈이 있다.

陰維脈은 小腿內側의 足三陰經이 交會하는 곳에서 시작하여, 下肢內側을 따라 상행해서 腹部에 이른다. 足太陰脾經과 함께 脇部로 가서 足厥陰肝經과 會合한 후, 상행하여 咽喉에 이르러서 任脈과 會合한다. (그림 2-18을 보시오)

陽維脈은 外踝下部에서 시작해서 足少陽膽經과 병행하여, 下肢外側을 따라 상행한다. 軀幹部後外側을 지나, 腋後에서 肩으로 상행하며, 頸部·耳後를 지나 前行하여 額部에 이른 다음, 頭側 및 項後에 분포하고 督脈과 會合한다. (그림 2-18을 보시오)

(二) 기본기능

"維"는 "維系"·"維絡"의 뜻이다. 《難經·二十八難》에서 "陽維·陰維者, 維絡于身, 溢蓄不能環流灌漑諸經者也."라고, 陽維가 전신의 陽經을 연결·연락하는 작용을 하며, 陰維가 전신의 陰經을 연결·연락하는 작

용을 함을 설명하였다. 정상적인 상황하에서 陰·陽維脈은 상호연결되어 氣血의 盛衰를 조절하는 작용(溢蓄作用)을 하며, 그 순환운행에는 참여하지 않는다. 維脈의 기능이 실조되면 관계되는 병증이 나타난다.

附錄

[文獻考察]

督脈:《素問·骨空論》:"督脈者, 起于少腹, 以下骨中央, 女子入系廷孔, 其孔, 溺孔之端也, 其絡循陰器合簒間, 繞簒後, 別繞臀, 至少陰, 與巨陽中絡者合少陰, 上股內後廉, 貫脊屬腎. 與太陽起于目內眦, 上額交巓上, 入絡腦, 還出別下項, 循肩髆內, 俠脊抵腰中, 入循膂絡腎. 其男子循莖下至簒, 與女子等. 其少腹直上者, 貫臍中央, 上貫心, 入喉, 上頤, 環唇, 上系兩目之下中央(督脈은 少腹에서 시작하여 恥骨中央으로 내려가 여자는 尿道의 外口인 尿孔에 이어진다. 絡脈은 前陰을 순행해서 會陰部에서 합한 후에, 會陰의 후면으로 간다. 別絡은 臀部를 돌아 足少陰에 이르러 足太陽中絡과 함께 少陰經에 合하여 大腿後內側으로 상행하여 脊을 관통해서 腎에 속한다. 足太陽經과 함께 內眼角에서 시작해서 額으로 상행해서 巓에서 교회한 다음 腦에 絡하며, 돌아나와서 項으로 하행하여 肩髆內部를 순행한 다음, 脊의 양측을 따라 腰中으로 가서 內行하여 膂를 순행해서 腎에 絡한다.

男子의 독맥은 陰莖을 따라 하행하여 會陰部에 이른 다음에는 여자와 같다. 지맥은 少腹部에서 直上하여 臍中央을 관통한 다음, 상행하여 心을 지나 喉嚨으로 들어가서, 頤로 상행한 후 唇을 돌아 상행하여 兩目下部의 중앙에 이어진다)."

《難經·二十八難》:"督脈者, 起于下極之兪, 并于脊裏, 上至風府, 入屬于腦(督脈은 會陰部에서 시작하여 脊裏로 상행해서 風府에 이른 다음 腦에 入屬한다)."

《奇經八脈考》:"其脈起于腎下胞中, 至于少腹, 乃下行于腰橫骨圍之中央, 系溺孔之端. 男子循莖下至簒, 女子絡陰器, 合簒間, 俱

繞篡後屏翳穴，別繞臀，至少陰與大陽中絡者合少陰上股內廉，由會陽貫脊，會于長强穴．在骶骨端與少陰會，并脊裏上行，歷腰兪，……大椎，與手足三陽會合，上瘂門・會陽維・入系舌本上至風府，會足太陽・陽維，同入腦中，循腦戶・强間・後頂，上巓，歷百會・前頂・囟會・上星，至神庭，爲足太陽督脈之會，循額中至鼻柱，經素髎・水溝，會手足陽明至兌端，入齦交，與任脈足陽明交會而終(督脈은 腎의 하부에 있는 胞中에서 시작하여 少腹部에 이르러 腰橫骨의 중앙으로 하행하여 尿孔의 端에 이어진다. 男子의 독맥은 陰莖을 지나 會陰部로 가며, 女子의 독맥은 前陰에서 갈라져 絡하였다가 會陰部에서 合하는데 모두 會陰後部의 屏翳穴*을 돈다. 別絡은 臀部를 돌아 足少陰에 이르러 足太陽經絡과 함께 少陰經과 합하여 大腿後內側으로 상행하여 會陽을 지나 脊을 관통해서 長强穴에 모인다. 骶骨端에서 足少陰과 會合하여 脊裏로 상행해서 腰兪를 지나, ……大椎穴에서 手足三陽經과 會合하며, 瘂門으로 상행하여 陽維脈과 회합한 다음 舌根에 이어지며, 風府로 상행하여 足太陽經・陽維脈과 회합하여 腦中으로 들어가 腦戶・强間・後頂을 순행해서 巓으로 상행한 다음, 百會・前頂・囟會・上星을 지나 神庭에 이른다. 足太陽과 회합해서 額內를 순행하여 鼻柱에 이르며 素髎・水溝를 지나서 手足陽明經과 會合하여 兌端에 이른 다음, 齦交로 들어가서 任脈 및 足陽明經과 交會한 후, 終止한다)."

任脈:《素問・骨空論》:任脈者，起于中極之下，以上毛際，循腹裏，上關元，至咽喉，上頤循面入目(任脈은 會陰部에서 시작하여 毛際로 나와 腹裏를 순행하여 關元으로 상행한 다음, 咽喉를 지나 頤로 상행하여 面頰部를 순행해서 目으로 들어간다)."

《靈樞・五音五味》:"任脈・衝脈皆起于胞中，上循背裏，爲經絡之海；其浮而外者，循腹(右)上行，會于咽喉，別而絡脣口(任脈과 衝脈은 모두 胞中에서 시작하여 상행해서 背裏를 순행하는 經絡의 海이다. 체표로 浮上하는 絡脈은 腹部를 순행하여 상행해서, 咽喉에서 會合하며 別絡은 脣口에 絡한다)."

---

*屏翳穴: 屏翳가 모두 가리고 감춘다는 뜻이 있으므로 항문을 뜻함.

《難經 · 二十八難》: "任脈者, 起于中極之下, 以上毛際, 循腹裏, 上關元 · 至咽喉(任脈은 會陰部에서 시작하여 毛際로 상행해서, 腹裏를 순행하여 關元으로 상행한 다음 咽喉에 이른다)."

《奇經八脈考》: "起于中極之下, 少腹之內, 會陰之分, 上行而外出, 循曲骨 · 上毛際 · 至中極, 同足厥陰 · 太陰 · 少陰并行腹裏, 循關元, 歷石門, 會足少陰 · 衝脈于陰交, 循神闕 · 水分, 會足太陰于下脘, 歷建裏 · 會手太陽 · 少陽 · 足陽明于中脘, 上上脘 · 巨闕 · 鳩尾 · 中庭 · 膻中 · 玉堂 · 紫宮 · 華蓋 · 璇璣 · 上喉嚨, 會陰維于天突 · 廉泉, 上頤 · 循承漿與手足陽明 · 督脈會, 環唇上至下齦交, 復而分行, 循面系兩目下之中央, 至承泣而終(中極의 하부, 少腹內, 會陰部에서 시작하여 상행해서 曲骨을 순행하고, 毛際로 상행하여 中極에 이른다. 足厥陰 · 太陰 · 少陰과 腹裏로 병행해서 關元을 순행하고 石門을 지나, 陰交에서 足少陰 · 衝脈과 會合한 후, 神闕 · 水分을 순행하며 下脘에서 足太陰과 會合한 다음, 建裏를 지나 中脘에서 手太陽 · 少陽 · 足陽明과 會合하며, 상행하여 上脘 · 巨闕 · 鳩尾 · 中庭 · 膻中 · 玉堂 · 紫宮 · 華蓋 · 璇璣를 지나서 喉嚨으로 상행하며 天突 · 廉泉에서 陰維脈과 會合한 후 頤로 상행해서 承漿을 순행하며, 手足陽明 · 督脈과 회합한 다음 唇을 돌아 올라가 下齦交에 이르며, 다시 分行해서 面部를 순행하여 兩目下中央에 이어진 다음 承泣에 이르러서 終止한다)."

衝脈:《靈樞 · 逆順肥瘦》: "夫衝脈者, 五臟六腑之海也, 五臟六腑皆禀焉. 其上者, 出于頏顙, 滲諸陽, 灌諸精; 其下者, 注少陰之大絡, 出于氣街, 循陰股內廉, 入膕中, 伏行骭骨內, 下至內踝之後屬而別. 其下者, 并于少陰之經, 滲三陰; 其前者, 伏行出跗屬, 下循跗, 入大指間(衝脈은 五臟六腑의 氣血의 海이며, 五臟六腑는 衝脈으로부터 氣血을 받는다. 상행하는 支脈은 頏顙으로 나와 陽經에 氣血을 공급하며, 하행하는 支脈은 少陰의 大絡으로 들어가서 氣街에서 체표로 淺出하여, 大腿內側을 순행해서 膕中으로 들어간 후 骭骨內部를 잠복 운행하여 內踝後跟骨上緣에 이르며, 다시 分出한다. 하행하는 지맥은 足少陰經과 병행해서, 肝脾腎經으로 流注한다. 前行하는 지맥은 跟骨上緣에서 分出해서 足背를 따

라 하행하여 足大趾로 들어간다).”

《靈樞·動輸》:“衝脈者, 十二經脈之海也, 與少陰之大絡起于腎下, 出于氣街, 循陰股內廉, 邪入膕中, 循脛骨內廉, 并少陰之經, 下入內踝之後, 入足下; 其別者, 斜入踝, 出屬跗上, 入大指之間, 注諸絡以溫足脛(衝脈은 十二經脈의 氣血의 海이며 足少陰經의 大絡과 함께 腎下에서 시작해서 氣街에서 체표로 浮上하여, 大腿內側을 순행해서 膕中으로 斜入한다. 脛骨內廉을 순행해서 足少陰經과 함께 內踝後部로 하행하여 足下로 들어간다. 別行하는 지맥은 內踝로 斜行하여 跟骨上緣·足背를 지나 足大趾로 들어가며, 絡脈으로 흐름으로써 足脛部를 溫養한다).”

《難經·二十八難》:“衝脈者, 起于氣衝, 并足陽明之經, 挾臍上行, 至胸中而散也(衝脈은 氣街部에서 시작하여 足陽明經과 함께 臍의 양측을 따라 상행하여, 胸中에 이른 후 散布한다).”

《奇經八脈考》:“起于少腹之內胞中, 其浮而外者, 起于氣衝, 并足陽明, 少陰之間, 循腹上至橫骨, 挾臍左右各五分, 上行歷大赫……至胸中而散(少腹內의 胞中에서 시작하며, 체표로 浮上하는 지맥은 氣街部에서 시작하여, 足陽明·足少陰의 사이를 지나 腹部를 순행하여 橫骨에 이른다. 臍에서 양측으로 五分되는 곳을 따라 상행하여 大赫을 지나……胸中에 이른 후 散布한다).”

帶脈:《靈樞·經別》:“足少陰之正, 至膕中, 別走太陽而合, 上至腎, 當十四椎, 出屬帶脈(足少陰正經이 膕中에 이르면 別經이 足太陽經으로 갔다가 會合한 후, 다시 올라와 腎에 이르러 十四椎에서 나와서 帶脈에 屬한다).”

《難經·二十八難》:“帶脈者, 起于季脇, 回身一周(帶脈은 季脇에서 시작하여 腰部를 횡으로 돈다).”

《奇經八脈考》:“帶脈者, 起于季脇足厥陰之章門穴, 同足少陽循帶脈穴, 圍身一周, 如束帶然(帶脈은 季脇에 있는 足厥陰經의 章門穴에서 시작하여, 足少陽經과 함께 帶脈穴을 지나 몸을 한바퀴 도는데 허리띠가 腰部를 묶는 것 같다).”

蹻脈:《靈樞·寒熱病》:“足太陽有通項入于腦者, 正屬目本, 名

曰眼系. ……在項中兩筋間, 入腦乃別. 陰蹺·陽蹺, 陰陽相交……交于目銳眦(足太陽經의 項部를 지나 腦로 이어지는 지맥은 目根에 直屬하며, 眼球에서 腦로 이어지는 脈絡으로 目系라 한다. ……項中兩筋間에서 腦로 들어간 후 別行한다. 陰蹺·陽蹺로 陰陽이 교접 하는데……內眼角에서 交한다)."

《難經·二十八難》: "陽蹺脈者, 起于跟中, 循外踝上行, 入風池(陽蹺脈은 跟中에서 시작하여 外踝를 따라 올라가 風池穴로 들어간다)."

"陰蹺脈者, 亦起于跟中, 循內踝上行, 至咽喉, 交貫衝脈(陰蹺脈 또한 跟中에서 시작하여, 內踝를 따라 올라가 咽喉에서 衝脈을 교관한다)."

《靈樞·脈度》: "(陰)蹺脈者, 少陰之別, 起于然骨之後, 上內踝之上, 直上循陰股, 入陰, 上循胸裏, 入缺盆, 上出人迎之前, 入頄, 屬目內眦, 合于太陽, 陽蹺而上行(陰蹺脈은 足少陰腎經의 別脈으로 然骨後緣에서 시작하여 內踝上部로 상행한 후, 직상하여 大腿內側을 따라 腹內로 들어가서 胸裏로 상행한 다음, 缺盆으로 들어가며 人迎穴의 前面으로 상행하여 顴骨部로 들어간다. 內眼角에서 足太陽經·陽蹺脈과 會合하여 상행한다)."

《奇經八脈考》: "陽蹺者, 足太陽之別脈, 其脈起于跟中, 出于外踝下足太陽申脈穴, 當踝後繞跟, 以僕參爲本, 上外踝上三寸, 以跗陽爲郄, 直上循股外廉, 循脇後髀上, 會手太陽·陽維于臑兪, 上行肩髆外廉, 會手陽明于巨骨, 會手陽明·少陽于肩髃, 上人迎, 挾口吻, 會手足陽明·任脈于地倉, 同足陽明上而行巨髎·復會任脈于承泣, 至目內眦與手足太陽·足陽明·陰蹺五脈會于睛明穴, 從睛明上行入髮際, 下耳後, 入風池而終(陽蹺脈은 足太陽經의 別脈이며, 跟中에서 시작하여 外踝下部에 있는 足太陽經의 申脈穴에서 分出하여, 踝後를 지나서 跟을 돌아, 僕參을 本으로 하여 外踝上三寸으로 상행해서 郄穴인 跗陽을 지나, 직상하여 大腿外側과 脇後髀*를 지나서 상행하여 臑兪에서 手太陽經·陽維脈과 회합하며, 肩髆外緣으로 상행한 후, 巨骨에서 手陽明經과

*脇後髀: 髀는 넓적다리란 뜻이나, 여기서는 넓적다리처럼 살이 찐 부위를 가리킨다. 脇後髀는 脇뒤의 살찐 부분을 말함.

회합한다. 肩髃에서 手陽明·少陽과 회합한 후, 人迎으로 상행하여 口吻의 양측을 순행한다. 地倉에서 手足陽明經·任脈과 회합한 후, 足陽明經과 함께 상행하여 巨髎를 지난다. 承泣에서 다시 任脈과 회합한 다음, 內眼角의 睛明穴에서 手足太陽·足陽明·陰蹺脈이 회합한다. 睛明穴에서 상행해서 髮際로 들어간 다음, 耳後로 하행하여 風池로 들어가서 終止한다)."

"陰蹺者, 足少陰之別脈, 其脈起于跟中足少陰然谷穴之後, 同足少陰循內踝下照海穴, 上內踝之上三寸, 以交信爲郄, 直上循陰股, 入陰, 上循胸裏, 入缺盆, 上出人迎之前, 至咽喉, 交貫衝脈, 入頄內廉, 上行屬目內眦, 與手足太陽·足陽明·陽蹺五脈會于睛明而上行(陰蹺脈은 足少陰經의 別脈으로, 跟中에 있는 足少陰經의 然谷穴後面에서 시작하여 足少陰經과 함께 內踝下의 照海穴을 지나서 內踝上三寸으로 상행하여, 郄穴인 交信을 지나 直上하여 大腿內側을 따라 腹內로 들어가서 胸裏로 상행한 다음 缺盆으로 들어가며, 人迎穴의 前面으로 상행하여 咽喉로 가서 衝脈을 교관한다. 顴骨內部로 들어가서 內眼角으로 상행한다. 睛明穴에서 手足太陽·足陽明·陽蹺脈과 會合한 후 상행한다)."

維脈:《素問·刺腰痛篇》:"陽維之脈, 脈與太陽合腨下間, 去地一尺所(陽維脈이 太陽脈과 會合하는 足腨部는 地面에서 一尺 떨어진 곳이다)."

"刺飛陽之脈, 在內踝上五寸, 少陰之前, 與陰維之會(內踝上五寸·少陰經의 前面·陰維脈이 交會하는 곳인 飛陽脈에 針刺한다)."

《難經·二十八難》:"陽維起于諸陽會也, 陰維起于諸陰交也(陽維脈은 陽經이 交會하는 곳에서 시작하며, 陰維脈은 陰經이 交會하는 곳에서 시작한다)."

《奇經八脈考》:"陽維起于諸陽之會, 其脈發于足太陽金門穴, 在足外踝下一寸五分, 上外踝七寸, 會足少陽于陽交, 爲陽維之郄, 循膝外廉上髀厭抵少腹側, 會足少陽于居髎, 循脇肋斜上肘, 上會手陽明, 手足太陽于臂臑, 過肩前, 與手少陽會于臑會·天髎, 却會手足少陽·足陽明于肩井, 入肩後, 會手太陽·陽蹺于臑兪, 上循耳後,

會手足少陽于風池，上腦空・承靈・正營・目窗・臨泣，下額與手足少陽・陽明五脈會于陽白，循頭入耳，上至本神而止(陽維脈은 陽經이 交會하는 곳에서 시작하므로 足外踝下一寸五分에 있는 足太陽經의 金門穴에서 출발한다. 外踝七寸으로 상행하여, 陽維脈의 郄穴인 陽交에서 足少陽과 교회한 후, 膝外緣을 따라 髀厭으로 상행하여 少腹側에 이른다. 居髎에서 足少陽과 교회한 다음, 脇肋을 따라 肘로 斜行하며, 臂臑에서 手陽明・手足太陽과 교회하고, 肩前을 지나서 手少陽과 臑會・天髎에서 交會한다. 肩井에서 手足少陽・足陽明과 交會한 후, 肩後로 들어가며, 臑兪에서 手太陽・陽蹺脈과 교회한다. 耳後로 올라가 風池에서 手足少陽과 交會한 다음, 상행해서 腦空・承靈・正營・目窗・臨泣을 지난다. 額部로 하행해서 手足少陽・陽明 등의 五脈과 陽白에서 교회한 후, 頭部를 순행하여 耳로 들어간 다음 상행하여 本神에서 終止한다)."

"陰維起于諸陰之交. 其脈發于足少陰築賓穴，爲陰維之郄，在內踝上五寸腨肉分中，上循股內廉，上行入少腹，會足太陰・厥陰・少陰・陽明于府舍，上會足太陰于大横・腹哀，循脇肋會足厥陰于期門，上胸膈挾咽，與任脈會于天突・廉泉，上至頂前而終(陰維脈은 陰經이 交會하는 곳에서 시작하므로 內踝上五寸腨肉分에 있는 陰維脈의 郄穴인 足少陰經의 築賓穴에서 출발한다. 大腿內側을 따라 상행하여 少腹으로 들어가며，府舍에서 足太陰・厥陰・少陰・陽明과 회합한 후 상행하여 大横・腹哀에서 足太陰과 회합한다. 脇肋을 순행하여 足厥陰과 期門에서 회합한 후，胸膈으로 상행해서 咽喉의 양측을 순행한다. 天突・廉泉에서 任脈과 회합한 다음，상행하여 頂前에서 終止한다)."

第四節 經別·別絡·經筋·皮部

一. 經 別

經別은 十二經脈에서 分出해서, 軀體의 深部로 들어가 胸·腹 및 頭部에서 순행하는 經脈이므로 十二經의 가장 중요한 支脈이다. 經別은 일반 經脈과 다를 뿐만 아니라 十二正經의 범위내에 속하는 經脈이므로 "別行하는 正經"이라 하고, 간칭하여 "經別"이라 한다.

十二經別은 四肢에서 팔꿈치·무릎이상의 부위에 분포하는 동일한 명칭의 十二經脈에서 分出하여 확산되며, 體腔內部로 들어가서 각 經이 絡屬되는 臟腑와 연결된 후 다시 체표로 淺出한다. 순행의 특징은 먼저 淺部에서 深部로 들어가며, 다시 深部에서 淺部로 나오는 것이다. 즉 四肢에서 시작하여 胸腹의 深部로 들어간 후에 體表· 頭項 등의 부위로 淺出한다.

陰經의 經別과 陽經의 經別이 마지막으로 체표에 淺出했을 때, 다른 점이 있다. 陽經의 經別은 體腔內部에서 체표로 淺出하여, 頭項 등의 부위에 이르러 十二經脈 중 同名의 經脈으로 흘러들어간다. 그러나 陰經의 經別은 同名의 經脈으로 흘러들어가지 않고, 표리관계에 있는 陽經의 經別과 합류한다. 동시에 陽經의 經別은 胸腹으로 들어간 후 그 經脈이 絡屬되는 臟腑와 연결된다. 足三陽經의 經別은 심장을 지나서 상행하여 頭部를 순행한다. 手三陰經의 經別은 腋部에서 內臟으로 들어간 후, 목구멍을 지나 상행하여 頭面部에 이른다. 그러므로 十二經別의 순행특징을 "離·入·出·合"으로 개괄할 수 있다. 十二經脈에서 別行하여 分出하는 것을 "離"(別)라 하고, 體腔內의 臟腑로 들어가는 것을 "入"이라 한다. 체표로 淺出하여 頭面部로 상행하는 것을 "出"이라 하며, 陰經의 經別이 서로 표리를 이루는 陰經의 經別에 合入되어 각기 六陽經脈으로 흘러들어가는 것을 "合"이라 한다. 각각 표리를 이루는 經別은 하나의 "合"을 형성하며, 十二經別의 手足三陰三陽이 형성하는 여섯 쌍의 合을 "六合"이라 한다.

(一) 기본기능

十二經別은 十二經脈에서 別行하는 分支이나, 그 순행과 분포에 있어 일정한 특징을 갖는다. 脈氣의 분포범위가 비교적 광범위하므로, 十二經脈이 순행하지 않는 곳까지 분포하여 생리·병리 및 치료면에서 일정한 작용을 한다. 주로 다음과 같은 작용을 한다.

1. 十二經脈 중 표리를 이루는 경맥의 연결을 강화한다.

十二經脈 중 陽經은 表이며, 腑에 屬하고 臟에 絡한다. 陰經은 裏이며, 臟에 屬하고 腑에 絡한다. 분포·순행 및 기능활동과정에서 陰經과 陽經은 서로 配合한다. 十二經別은 이러한 연결을 강화한다. 우선 十二經別은 體腔으로 들어가서 表裏를 이루는 두 經과 병행하며, 체표로 淺出하였을 때, 陰經의 經別은 陽經의 經別에 合入되어, 함께 체표의 陽經으로 흘러들어감으로써 十二經脈 중, 肢體에 분포하는 陰經과 陽經간의 표리관계를 강화한다. 둘째로, 經別은 胸腹의 內臟으로 들어간 후, 대부분 그 經脈이 屬絡하는 臟腑에서 순행할 뿐만 아니라 陽經의 經別은 모두 그 本經과 유관한 臟과 腑에 연결된다. 예를 들면 "足少陽之別散于肝"하고, "足陽明之別散于脾"하며, "足太陽之別散于腎"한다. 이와 같이, 체내 臟腑의 配合 및 陰陽으로 표리를 이루는 두 經이 內行部分에서 맺는 관계는 강화된다.

2. 체표와 체내·四肢와 軀幹의 求心性 연결을 강화한다.

十二經別은 모두 十二經脈의 四肢部分에서 分出하여, 체내로 들어가 求心性 순행을 하므로 經絡의 연결을 확대시키고, 밖에서 안으로 정보를 전달하는 중요한 작용을 한다.

3. 十二經脈의 頭面部에서의 연결을 강화한다.

十二經脈 중, 頭面部에서 순행하는 것은 주로 六條의 陽經이며, 陰經은 일반적으로 頭部를 순행하지 않는다. 단지 足厥陰肝經이 巓頂까지 순행하며, 手少陰心經이 目系에 이어진다. 十二經別에서 陽經의 經別이 頭部까지 순행할 뿐만 아니라, 陰經의 經別 역시 頭部까지 상행한다. 足三陰經의 經別은 陽經經別에 合入된 후 頭部까지 상행하며, 手三陰經의 經別은 목구멍을 지나서 頭面部에 合해진다. 이것은 "十二經脈, 三百六十五絡, 其血氣皆上于面而走空竅"《靈樞·邪氣臟腑病形》 이론의 기초이다.

4. 十二經脈의 분포범위를 확대시킨다.

十二經別은 十二經脈이 분포하지 않는 곳까지 분포하여, 十二經脈이 분포·연결되는 부위를 빈틈없이 할 뿐만 아니라, 이에 상응하여 經絡의 穴位로 치료할 수 있는 범위를 확대시킨다. 예를 들면 足太陽經脈은 肛門까지 순행하지 않으나, 이 經의 經別이 "別入于肛"하므로, 足太陽經의 承山·承筋 등의 穴을 이용하여 肛門의 병증을 치료할 수 있다.

5. 足三陰·足三陽經脈과 심장의 연결을 강화시킨다.

足三陰·足三陽經別은 腹·胸을 지나면서 腹腔에 있는 臟腑의 表裏關係를 강화할 뿐만 아니라, 胸腔에 있는 심장에 연결된다. 그러므로 十二經別은 腹腔內의 臟腑와 심장의 생리·병리적 연결을 분석할 때, 중요한 의미를 갖는다.

(二) 순행부위

1. 足太陽과 足少陰經別(一合)

足太陽經別: 膕窩部의 足太陽經脈에서 分出하며, 그 중의 한 지맥은 骶骨下五寸에서 別行하여 肛門으로 들어간 후, 상행하여 膀胱에 屬하고 확산되어 腎臟에 絡하고 脊柱兩側의 근육을 따라 심장으로 상행한 후, 심장내에 확산된다. 직행하는 지맥은 脊柱兩側의 근육을 따라 계속 상행하여 項部로 淺出하며, 脈氣는 足太陽本經으로 흘러들어간다.

足少陰經別: 膕窩部의 足少陰經脈에서 分出하여, 足太陽의 經別과 함께 腎에 이른다. 十四椎(第二腰椎)에서 分出하여 帶脈에 귀속한다. 직행하는 지맥은 계속 상행하여 舌根에 이어지며, 다시 項部로 淺出하고 脈氣는 足太陽經의 經別로 흘러들어간다.

2. 足少陽과 足厥陰經別(二合)

足少陽經別: 大腿外側部位의 足少陽經脈에서 分出하여, 大腿前側을 돌아서 毛際로 들어가 足厥陰의 經別과 會合한다. 상행하여 季脇의 사이로 들어가며, 胸腔裏面을 따라 가서 膽에 귀속되고 肝臟까지 상행한다. 심장을 지나서 식도 양측으로 상행하여, 下頜의 口旁으로 淺出해서 面部에 확산되며 目系에 이어져 外眼角部에서 脈氣는 足少陽經으로 흘러들어간다.

足厥陰經別: 足背上의 足厥陰經脈에서 分出하여, 毛際로 상행해서 足少陽

의 經別과 會合한 후 병행한다.

3. **足陽明과 足太陰經別(三合)**

足陽明經別：大腿前面의 足陽明經脈에서 분출해서, 腹腔裏面으로 들어가 胃에 귀속되며 脾臟에 분포한다. 상행하여 심장을 지나서 식도를 따라 口腔으로 淺出하여 鼻根 및 眼眶下部로 올라 갔다가 다시 속으로 目系에 이어졌다가 脈氣는 足陽明本經으로 흘러들어간다.

足太陰經別：大腿內側의 足太陰經脈에서 分出하여 大腿前面에 이르며, 足陽明의 經別과 相合한 후 상행하여 咽喉에 이어지며 舌中을 관통한다.

4. **手太陽과 手少陰經別(四合)**

手太陽經別：肩關節部의 手太陽經脈에서 分出해서 腋窩로 하행하여 심장으로 들어간 후 小腸에 이어진다.

手少陰經別：腋窩兩筋間에 있는 手少陰經脈에서 분출하여, 胸腔으로 들어간 후 심장에 귀속한다. 상행하여 목구멍을 지나 面部로 淺出하며, 內眼角에서 手太陽經과 合한다.

5. **手少陽과 手厥陰經別(五合)**

手少陽經別：頭項部의 手少陽經脈에서 분출하여 하행해서 鎖骨上窩로 들어가며, 上・中・下 三焦를 지나서 胸中에 분포한다.

手厥陰經別：腋下三寸에 있는 手厥陰經脈에서 분출하여, 胸腔으로 들어간 후 각기 上・下・下 三焦에 귀속된다. 상행해서 목구멍을 순행하여 耳後로 淺出하며, 乳突下部에서 手少陽經과 會合한다.

6. **手陽明과 手太陰經別(六合)**

手陽明經別：肩髃穴의 手陽明經脈에서 分出하여 項後柱骨로 들어간 후, 하행하는 지맥은 大腸을 향해 주행하여 肺에 귀속되며, 상행하는 지맥은 목구멍을 순행하여 鎖骨上窩로 淺出하며, 脈氣는 手陽明本經에 귀속된다.

手太陰經別：淵腋部의 手太陰經脈에서 분출하여, 手少陰經別의 前面을 지나 胸腔으로 들어간다. 肺臟으로 주행하여 大腸에 분포하며, 상행해서 鎖骨上窩로 淺出한 다음 목구멍을 순행하여 手陽明經脈과 合한다.

十二經別은 陰經經別이든 陽經經別이든 간에 本經의 經脈에서 分出하여 마지막으로 六條의 陽經에 귀속되며, 陽經의 經脈과 합류하여 經別의 六合關係를 형성한다. 각 經別의 순행부위를 종합함으로써 "六合"을 다음과 같이 간단히 요약할 수 있다.

足太陽과 足少陰은 下部의 膕, 上部의 項에서 合한다.

足少陽과 足厥陰은 毛際에서 合한다.

足陽明과 足太陰은 髀에서 合한다.

手太陽과 手少陰은 內眼角에서 合한다.

手少陽과 手厥陰은 完骨의 하부에서 合한다.

手陽明과 手太陰은 목구멍에서 合한다.

十二經別은 모두 四肢에서 시작하여 內臟으로 深入한 후, 다시 頭頸의 淺部로 상행하여 표리가 相合한다. 그 순행방향은 十二經脈과 뚜렷하게 구분된다. 예를 들면 手三陰經은 胸部에서 手로 주행하나, 經別은 腋部에서 胸腔으로 진입한 후 다시 頭部로 상행하여 手三陽經과 合한다. 手三陽經은 手에서 頭部로 상행하나 手三陽經別은 腋의 하부에서 內臟으로 深入한 후, 頭部로 상행한다. 足三陰經脈은 足에서 胸部로 주행하나 足三陰經別은 足에서 頭部로 주행한다. 足三陽經脈은 頭部에서 足으로 주행하나 足三陽經別은 足에서 頭部로 주행한다.

二. 別　絡

別絡 역시 經脈에서 分出한 支脈으로 대부분 체표에 분포한다. 別絡은 十二經脈의 十二支脈과 任脈·督脈의 絡脈, 그리고 脾의 大絡을 포함한 十五條로 이루어진다.

別絡과 經別은 모두 표리를 이루는 두 經의 관계를 강화하는 작용을 하나, 經別은 內部를 주관하며 소속되는 穴位가 없으므로 그 혈위로 치료할 수 있는 병증도 없으며, 別絡은 외부를 주관하고 각기 絡穴이 있으므로 穴位로 치료할 수 있는 병증을 갖는 점이 다르다.

別絡은 대부분 斜行하는 支脈으로, 일정한 부위에 분포한다. 四肢部에서 陰經의 絡脈은 표리를 이루는 陽經으로 주행하며, 陽經의 絡脈은 표리를 이루는 陰經으로 주행함으로써, 표리를 이루는 두 經을 소통시키는 동시에 經脈의 부족한 순행로선을 보충한다. 軀幹部의 三絡은 身前·身後·身側에 분포한다. 즉 任脈의 絡脈은 腹部에 분포하며 督脈의 絡脈은 頭部에 분포함과 동시에 足太陽經으로 別走하고, 脾의 大絡은 胸脇部에 분포함으로써 인체 前・後・側面의 통일적 연결을 강화한다.

別絡은 絡脈 중 비교적 중요한 부분으로, 전신에 무수히 분포되어 있는 細小한 絡脈을 주도하는 작용을 한다. 別絡에서 分出한 細小한 絡脈을 "孫絡"이라 하며, 《靈樞・脈度》에서 "絡之別者爲孫"이라 하였다. 피부표면에 분포되어 있는 絡脈을 "浮絡"이라 하는데 《靈樞・經脈》에서 "諸脈之浮而常見者"라는 것이다. 絡脈은 비교적 큰 絡脈에서 分出한 후, 점차 細小해져서 軀體의 각부조직과 긴밀하게 연결된다.

(一) 기본기능

1. 十二經脈 중 표리를 이루는 두 經脈의 연결을 강화한다.

別絡은 經別과 마찬가지로 十二經脈의 表裏配合을 긴밀하게 하는 작용을 하나, 經別은 외부를 운행하는 經脈의 연결과 소통을 긴밀히 하는 동시에, 내부를 운행하는 經脈과 臟腑의 絡屬關係를 강화하고, 別絡은 胸腹腔으로 들어가서 內臟에 연결되나 고정적인 絡屬關係가 없으며, 체표의 陽經과 陰經에 주로 분포하는 점이 서로 다르다. 別絡의 연결통로 역시 經別과 다르다. 陰經經別이 陽經經別에 會合됨으로써 陰經이 陽經에 귀속되므로 陽經의 통솔작용이 經別에서 두드러지나, 別絡은 陰經은 陽經으로 주행하고 陽經은 陰經으로 주행함으로써 陰陽經이 소통된다. 十二經脈의 표리관계는 經別과 別絡의 중첩된 연결로 인해 강화된다.

2. 전신의 絡脈을 통솔하는 작용을 한다.

十二經脈의 "絡穴"부위는 各經의 別絡의 脈氣가 모이는 점이다. 任脈의 別絡은 腹部에 분포하여, 腹部에 있는 陰經의 絡脈을 통솔하는 작용을 한다. 督脈의 別絡은 長强穴에서 시작하나 脈氣는 頭上에 분포하며, 太陽으로 別走하여 頭背部에 있는 陽經의 絡脈을 통솔하는 작용을 한다. 脾의 大絡은 胸脇部에 분포하여 전신에 있는 經脈氣의 운행을 추진하는 중요한 작용을 한다. 이로써 인체의 前・後・側面의 연결을 강화할 뿐만 아니라 전신에 분포하는 絡脈의 연결을 강화한다.

3. 氣血의 운행을 도와 전신에 영양을 공급한다.

別絡에서 分出한 크고 작은 孫絡・浮絡은 그물모양으로 전신에 확산되어,

신체조직과 광범위한 접촉면을 공유함으로써, 經脈으로 순행하는 氣血로 하여금 別絡·孫絡·浮絡을 지나, 綫狀으로 점차 확산되도록하여 整體的 유기체에 영양을 충분히 공급하도록 한다.

(二) 순행부위

十五別絡은 일정한 부위에서 순행한다. 그 중 十二經脈의 別絡은 四肢의 팔꿈치·무릎 이하에서 分出하며, 表裏를 이루는 두 經의 別絡은 서로 연결된다. 任脈의 絡은 腹部에 분포하며 督脈의 絡은 背部에 분포하고 脾의 大絡은 신체의 側部에 분포한다. 구체적인 분포부위는 다음과 같다.

1. 手太陰의 別絡 :

列缺穴에서 分出하며, 腕關節의 上部에서 시작하고, 腕後半寸에서 手陽明經으로 주행한다. 지맥은 手太陰經과 병행하여 掌中으로 直入하며, 魚際部에 분포한다.

2. 手少陰의 別絡 :

通里穴에서 分出하여 腕後一寸에서 手太陽經으로 주행하고 지맥은 腕後一寸半에서 別行하여, 本經을 따라 心中으로 들어간 다음 상행하여 舌根에 이어지고 目系에 연속된다.

3. 手厥陰의 別絡 :

內關穴에서 分出하며, 腕後二寸에서 兩筋의 사이로 淺出하고, 本經을 따라 상행하여 心包와 心系에 이어진다.

4. 手太陽의 別絡 :

支正穴에서 分出하여, 腕後五寸에서 內行하여 手少陰經으로 흘러들어 간다. 지맥은 상행하여 肘部를 지나서 肩髃部에 그물처럼 이어진다.

5. 手陽明의 別絡 :

偏歷穴에서 分出하여, 腕後三寸에서 手太陰經으로 주행한다. 지맥은 상행하여 臂膊을 순행해서 肩髃를 지나 下頜角으로 상행하며 齒牙에 분포한다. 지맥은 耳中으로 들어가서 宗脈과 會合한다.

6. 手少陽의 別絡 :

外關穴에서 分出하여 腕後二寸에서 臂膊外側으로 돌아 胸中으로 진입하여 手厥陰經과 會合한다.

7. 足太陽의 別絡：

飛陽穴에서 分出하여 外踝上七寸에서 足少陰經으로 주행한다.

8. 足少陽의 別絡：

光明穴에서 分出하여 外踝上五寸에서 足厥陰經으로 주행하며, 하행하여 足背에 이어진다.

9. 足陽明의 別絡：

豐隆穴에서 分出하여, 外踝上八寸에서 足太陰經으로 주행한다. 지맥은 脛骨外緣을 따라 상행하여 頭項에 이어지며, 各經의 脈氣와 合한 다음 하행해서 咽喉部에 이어진다.

10. 足太陰의 別絡：

公孫穴에서 分出하여 第一趾跖關節後一寸에서 足陽明經으로 주행한다. 지맥은 腹腔으로 진입하여 腸胃에 이어진다.

11. 足少陰의 別絡：

大鍾穴에서 分出하여 內踝後에서 足跟을 돌아 足太陽經으로 주행한다. 지맥은 本經과 병행하여 心包下部로 주행하며, 外行하여 腰脊을 관통한다.

12. 足厥陰의 別絡：

蠡溝穴에서 분출하여 內踝上五寸에서 足少陽經으로 주행한다. 지맥은 脛骨을 지나서 睾丸部로 상행한 후, 陰莖에 모인다.

13. 任脈의 別絡：

鳩尾(尾翳)穴에서 分出하여 胸骨劍突에서 하행하며 腹部에 분포한다.

14. 督脈의 別絡：

長强穴에서 分出하며 脊柱兩側을 따라 상행하여 項部에 이르고 頭上에 분포한다. 하행하는 絡脈은 肩胛部에서 시작하여 좌우로 足太陽經을 향해 주행한 후, 脊柱兩側의 근육으로 진입한다.

15. 脾의 大絡：

大包穴에서 分出하며, 淵腋穴下三寸에서 淺出하여 胸脇部에 분포한다.

三. 經 筋

經筋은 十二經脈의 체계가 肢體筋肉까지 이어지는 것으로, 곧 十二經脈에 의하여 전신의 근육을 부위별로 手足三陰三陽으로 나눈 것이 十二經筋이다.

十二經筋은 經絡의 連屬部分이므로 그 기능활동은 經脈과 絡脈 등이 운행하는 氣血에서 영양을 받아야 하며 동시에 十二經脈의 조절도 받는다.

(一) 기본기능

《素問·痿論》에서 "宗筋主束骨而利機關也"라 하였는데, 宗筋은 大筋이므로 곧 經筋은 骨骼을 約束하고, 관절의 屈伸運動을 원활하게 하는 작용을 한다는 것이다. 근육은 골격에 부착될 뿐만 아니라, 軀體와 四肢의 淺部에 분포하여 보호작용도 한다.

(二) 순행부위

經筋은 일반적으로 淺部에 분포하며, 四肢末端에서 시작하여 頭部와 軀體로 주행하며, 대부분 관절과 골격부근에 결집한다. 일부는 胸腹腔으로 들어가나, 臟腑에 絡屬되지는 않는다. 經筋은 十二經脈의 체표순행부위와 기본적으로 일치되어 분포하나, 순행방향이 완전히 일치하지는 않는다. 手足三陽의 經筋은 肢體의 外側에 분포하고, 手足三陰의 經筋은 肢體의 內側에 분포하며, 일부는 胸廓과 腹腔으로 들어간다. 구체적으로 다음과 같이 분포한다.

1. 足太陽經筋

足小趾에서 시작하여, 상행해서 外踝에 이어지며, 斜行하여 膝部에 이어지고, 下行하는 分支는 外踝를 순행하여 足跟에 이어지며, 상행해서 跟腱을 순행하여 膕部에 이어진다. 分支는 小腿肚(腨外)에 이어지고 膕內側으로 상행하여, 膕部의 다른 分支와 合并해서 臀部로 상행한 후, 다시 脊의 양측을 따라 상행하여 項部에 이른다. 分支는 舌根으로 이어지며 직행하는 分支는 枕骨에 이어지고, 頭頂으로 상행한 후 額部에서 하행하여 鼻에 이어진다. 分支는 "目上網"("目上綱"이라고도 하며, 上瞼을 말한다)을 형성한 후, 하행하여 鼻의 側部에 이어진다. 背部의 分支는 腋後外側에서 肩髃로 이어지며, 또 다른 分支는 腋下로 들어가서 缺盆으로 상행하여, 윗쪽으로 耳後乳突(完骨)에 이어진다. 다른 分支는 缺盆에서 나와 斜行하여 鼻의 양측에 이어진다.

2. 足少陽經筋

第四趾에서 시작하여 상행해서 外踝에 이어지며, 다시 상행하여 脛外側緣을 순행해서 膝外側에 이어진다. 그 分支는 별도로 腓骨部에서 시작하여 大腿外側으로 상행하며, 전면에서 "伏兎"에 이어지고 후면에서 骶部에 이어진다. 직행하는 分支는 季脇을 지나서, 腋前緣으로 상행하여 胸側・乳部 및 缺盆에 이어진다. 직행하는 分支는 腋部로 상행하여, 缺盆을 지나 다시 太陽經筋의 前面을 지나며 耳後를 순행하여 額角으로 상행한 다음, 頭頂에서 交會하며 下頷으로 하행했다가 상행하여 鼻의 양측에 이어진다. 分支는 外眼角에 이어져서 "外維"를 형성한다.

3. 足陽明經筋

第二・三・四趾에서 시작하여, 足背에 이어졌다가 약간 바깥쪽으로 치우쳐 올라가 腓骨을 덮고, 다시 상행해서 膝外側에 이어지며 직상해서 髀樞(大轉子部)에 이어지고, 다시 상행하여 脇肋을 순행해서 脊椎에 이어진다. 직행하는 分支는 상행해서 脛骨을 순행하여 膝部에 이어진다. 分支는 腓骨部에 이어지며 足少陽經筋과 결합한다. 직행하는 분지는 伏兎를 따라 상행하여 股骨前에 이어지며, 陰部에 모인 후 다시 위로 腹部에 분포하고, 缺盆에 모이며 頸部를 지나서 口의 양측을 순행하여 鼻의 양측에서 會合하고, 下側으로 鼻部에 이어지며 上側으로 足太陽經筋—太陽은 "目上網"(上瞼)을 형성하고, 陽明은 "目下網"(下瞼)을 형성한다—에 결합되고, 그 分支는 面頰에서 耳前으로 이어진다.

4. 足太陰經筋

足大趾內側端에서 시작하여, 상행해서 內踝에 이어지며, 직행하는 分支는 膝內輔骨(脛骨內踝部)에 이어진 후, 상행해서 大腿內側을 순행하여 股骨前에 이어지며 陰部에 모인 후, 다시 腹部로 상행해서 臍에 이어지고 腹內를 순행하여 肋骨에 이어지며 胸中에 분포한다. 內側의 分支는 脊椎에 부착된다.

5. 足少陰經筋

足小趾의 下部에서 시작하여 足太陰經筋과 함께 內踝下部로 斜行하며, 足跟에 이어져서 足太陽經筋과 會合하고 상행하여 脛骨內踝下에 이어지며, 足太陰經筋과 함께 상행하여 大腿內側을 순행해서 陰部에 이어지고, 脊裏를 따라 膂(등골뼈의 근육)의 양측을 순행하여 項으로 상행해서 枕骨에 이어지며, 足太陽經筋과 會合한다.

6. 足厥陰經筋

足大趾上側에서 시작하여 상행해서 內踝의 前面에 이어지며, 脛骨을 따라 상행하여 脛骨內踝의 下部에 이어지고 다시 大腿內側을 따라 상행해서 陰部에 이어지며, 各 經筋에 이어진다.

7. 手太陽經筋

手小指上側에서 시작하여 腕背에 이어지며, 前臂內側緣을 따라 상행하여 肘內銳骨(肱骨內上踝)의 후면에 이어지고, 腋下로 들어간다. 分支는 腋後側緣으로 주행해서, 상행하여 肩胛을 돌아, 頸의 측면을 따라 足太陽經筋의 전면으로 가서 耳後乳突에 이어진다. 分支는 耳中으로 들어간다. 직행하는 分支는 耳上으로 나왔다가 하행하면 下頷에 이어지며, 상측으로는 外眼角에 이어진다. 다른 支筋은 頷部에서 分出하여, 下頷角部로 상행해서 耳前을 순행하여 外眼角으로 이어지고, 다시 額으로 상행해서 額角으로 이어진다.

8. 手少陽經筋

無名指末端에서 시작하여 腕背에 이어지며 前臂를 따라 상행하여 肘部에 이어진 후, 上臂外側緣을 돌아 肩으로 상행해서 頸部로 가며 手太陽經筋에 결합된다. 分支는 下頷角으로 들어가서 舌根에 이어진다. 다른 分支는 下頷角에서 상행하여 耳前을 순행해서 外眼角에 이어지며, 額部로 상행해서 額角에 이어진다.

9. 手陽明經筋

食指末端에서 시작하여 腕背에 이어지며, 前臂를 따라 상행해서 肘外側에 이어지고, 다시 上臂外側을 따라 상행하여 肩髃에 이어진다. 分支는 肩胛을 돌아 脊의 양측을 순행한다. 직행하는 分支는 肩髃部에서 頸으로 상행한다. 分支는 面頰으로 상행해서 鼻의 양측에 이어진다. 직행하는 分支는 手太陽經筋의 前面으로 상행하며 다시 額角으로 상행하여 頭部에 이어지고, 兩側下頷으로 하행한다.

10. 手太陰經筋

拇指의 상단에서 시작하여 拇指를 따라 상행해서 魚際後部에 이어지며, 寸口動脈外側을 지나 前臂를 따라 상행하여 肘中에 이어진다. 다시 上臂內側을 따라 상행해서 腋下로 들어가 缺盆으로 나오며, 肩髃의 전면에 이어지고 상측으로 缺盆에 이어지며, 하측으로 胸裏에 이어진 후, 분산되어 膈部를 지나서 횡격막의 하부에서 會合한 다음, 季脇에 이어진다.

11. 手厥陰經筋

中指에서 시작하여 手太陰經筋과 병행해서 肘內側에 이어지며, 上臂內側을 지나 腋下에 이어지고, 하행하여 脇肋의 전후면에 분포한다. 분지는 腋의 內部로 들어가서 胸中에 분포하며 횡격막에 이어진다.

12. 手少陰經筋

小指內側에서 시작하여 腕後銳骨(豆骨)에 이어지며 상행해서 肘內側에 이어지고, 다시 상행하여 腋의 내부로 들어가서 手太陰經筋과 교접한 후 乳裏를 지나 胸中에 이어지며, 횡격막을 따라 하행하여 臍部에 이어진다.

四. 皮 部

(一) 槪 念

皮部는 經絡分布部位에 따른 체표의 皮膚分區이다. 《素問・皮部論》에서 "皮有分部", "皮者, 脈之部也."라 하였다. 正經에 十二條가 있으므로 체표의 皮膚도 상응하여 十二個 部分으로 나뉘어지며 이를 "十二皮部"라 한다. 皮部는 十二經脈이 분포하는 체표의 범위라고 할 수 있다. 동시에, 皮部는 經脈의 分區일 뿐만 아니라 別絡의 分區이며, 別絡 중에서 특히 浮絡과 밀접하게 관련된다. 《素問・皮部論》에서 "皮部를 알고자하면, 經脈의 순행부위를 표지로 삼아야 한다(欲知皮部, 以經脈爲紀)." "十二經脈의 絡脈이 분포하는 皮膚部位가 十二皮部이기 때문이다(凡十二經絡脈者, 皮之部也)"라고 하였다. 그러므로 皮部는 체표에 있는 十二經脈 및 그에 소속된 絡脈에 의한 分區이며, 十二經脈의 氣가 분포되어 있는 곳이다.

皮部는 十二經脈에 의한 체표의 分區이며, 皮部와 經脈・絡脈의 다른 점은 다음과 같다. 經脈은 線狀으로 분포하고 絡脈은 網狀으로 분포하며, 皮部는 "面"에 치중한 구획분할로 그 분포범위는 대체로 해당 經絡의 순행부위에 속할 뿐만 아니라, 經絡보다 더 광범위하다.

(二) 기본기능

皮部는 주로 外邪를 방어하고 病變을 傳導하는 기능을 한다. 皮部는 인체의 淺表에 분포하므로 가장 먼저 광범위하게 病邪와 접촉하며, 外邪가 침범했을 때, 皮部와 皮部에 분포되어 흐르는 衛氣가 방어작용을 한다. 皮部가 十二經脈에 分屬되고, 十二經脈 또한 "內屬于府藏"하므로, 臟腑·經絡의 병리변화는 상응하는 皮部에 반영된다. 부위별로 피부의 色과 형태변화를 관찰하여, 臟腑와 經絡의 병리변화를 진단하며, 약물에 열을 가해 皮膚의 일정한 부위에 문지르거나 붙이고 바르며, 뜸을 뜨는 치료법으로 內臟의 병리변화를 치료하는 등등은 진단과 치료에 皮部 理論을 적용한 것이다.

附錄

[文獻考察]

《靈樞·經別》: "足太陽之正, 別入于膕中, 其一道下尻五寸, 別入于肛, 屬于膀胱, 散之腎, 循膂當心入散; 直者, 從膂上出于項, 復屬于太陽, 此爲一經也. 足少陰之正, 至膕中, 別走太陽而合, 上至腎, 當十四椎, 出屬帶脈; 直者, 系舌本, 復出于項, 合于太陽, 此爲一合(足太陽經의 正經은 經別이 膕中으로 入하며, 그 一道는 尻下五寸으로 상행해서 肛門으로 別入하여 膀胱에 속하고 腎에 분포되며, 膂를 따라 올라가 心에 이르면 들어가 흩어진다. 직행하는 支脈은 膂를 따라 項部로 상행하여, 다시 足太陽本經의 經脈에 속함으로써 內外가 하나의 經으로 된다. 足少陰經의 正經은 膕中에 이르러서 一脈이 別走하여 太陽經과 결합한 후, 腎으로 상행하여 十四椎에서 出하여 帶脈에 屬한다. 직행하는 支脈은 腎에서 상행하여 舌根에 이어지며, 다시 項部로 出行해서 足太陽經과 合하는데 이는 第一合이다)."

"足少陽之正, 繞髀入毛際, 合于厥陰; 別者, 入季脇之間, 循胸裏屬膽, 散之上肝貫心, 以上挾咽, 出頤頷中, 散于面, 系目系, 合少陽于外眦也, 足厥陰之正, 別跗上, 上至毛際, 合于少陽, 與別俱行, 此爲二合也(足少陽經의 正經은 상행해서 髀部를 돌아 毛際로 들어간

後, 足厥陰經과 결합하고 別出하는 支脈은 季脇의 사이로 들어가서 胸裏를 순행하여 膽에 속하며, 肝에서 散行한 후 상행해서 心部를 관통하고, 다시 상행하여 咽喉의 양측을 순행해서 腮部 및 頷中으로 나온다. 面部에 흩어지고 目系에 이어지며 外眼角에서 足少陽本經과 會合한다. 足厥陰經의 別行하는 正經은 足背에서 別行하여, 상행해서 毛際에 이르러 足少陽經의 別行하는 正經과 合하는데 이는 第二合이다)."

"足陽明之正, 上至髀, 入于腹裏, 屬胃, 散之脾, 上通于心, 上循咽出于口, 上頞䪼, 還系目系, 合于陽明也. 足太陰之正, 上至髀, 合于陽明, 與別俱行, 上結于咽, 貫舌中, 此爲三合也(足陽明의 正經은 상행해서 髀部에 이르며, 腹裏로 들어가서 胃에 속하고 脾로 散行한 후 상행해서 心을 지나 다시 상행하여 咽喉를 순행해서 口部로 나온다. 頞䪼로 상행하여 目系에 두루 이어지며 足陽明經에 결합된다. 足太陰經의 正經은 상행해서 髀部에 이르며, 足陽明經에 결합되고, 足陽明經의 別行하는 正經과 함께 상행해서 咽喉에 이어지며 舌中을 관통한다. 이는 第三合이다)."

"手太陽之正, 指地, 別于肩解, 入腋走心, 系小腸也. 手少陰之正, 別入于淵腋兩筋之間, 屬于心, 上走喉嚨, 出于面, 合目內眦, 此爲四合也(手太陽의 正經은 하행하여 肩解에서 別行하여 腋下로 들어가서 심장으로 가며, 小腸에 이어진다. 手少陰經의 正經은 別經이 淵腋穴이 있는 兩筋의 사이로 입하여 心臟에 속하고, 喉嚨으로 상행해서 面部로 나온 후, 內眼角에서 手太陽經의 支脈과 會合한다. 이는 第四合이다)."

"手少陽之正, 指天, 別于巓, 入缺盆, 下走三焦, 散于胸中也. 手心主之正, 別下淵腋下三寸, 入胸中, 別屬三焦, 出循喉嚨, 出耳後, 合少陽完骨之下, 此爲五合也(手少陽經의 正經은 위로 올라 가다가 巓頂에서 別出하여, 缺盆으로 들어가서 三焦로 하행하며, 胸中에서 散한다. 手厥陰經의 正經은 淵腋下三寸에서 別經이 出하여 胸中으로 들어가 別行해서 각각 三焦에 속하고, 喉嚨을 따라 상행하여 耳後로 나와서 完骨의 下部에서 手少陽經과 合한다. 이는 第五合이다)."

"手陽明之正, 從手循膺乳, 別于肩髃, 入柱骨下, 走大腸, 屬于

肺，上循喉嚨，出缺盆，合于陽明也. 手太陰之正，別入淵腋少陰之前，入走肺，散之大腸，上出缺盆，循喉嚨，復合陽明，此六合也(手陽明經의 正經은 手에서 상행하여 膺乳를 순행하는데 肩髃에서 別經이 出하여 柱骨로 들어간 후 大腸으로 가고 肺에 속하며, 상행해서 喉嚨을 순행하여 缺盆으로 나와서 手陽明本經과 결합한다. 手太陰經의 正經은 別經이 手少陰經의 前方에 있는 淵腋穴에서 나와 肺로 주행하며 大腸에 散行하고 缺盆으로 상행해서 喉嚨을 순행하며, 다시 手陽明經과 합하는데 이는 第六合이다)."

《靈樞·經脈》:"手太陰之別，名曰列缺. 起于腕上分間，并太陰之經，直入掌中，散入于魚際. 其病 實則手銳掌熱，虛則欠㰦，小便遺數，取之去腕半寸，別走陽明也(手太陰經에서 別出하는 絡脈을 列缺이라 한다. 腕後上側分肉의 사이에서 시작하며, 本經의 經脈과 병행하여 掌內側으로 直入한 후，魚際로 散行한다. 病邪가 實하면 腕後高骨 및 手掌에 열이나고, 正氣가 虛하면 하품을 하며 소변을 참지 못하거나 자주 보게 된다. 腕後半寸을 취하여 치료하며 本絡은 여기에서 別出하여 手陽明經에 이어진다)."

"手少陰之別，名曰通里，去腕一寸半，別而上行，循經入于心中，系舌本，屬目系. 其實則支膈，虛則不能言，取之掌後一寸，別走太陽也(手少陰經에서 別出하는 絡脈을 通里라 한다. 腕後一寸에서 시작하고 別出한 絡脈은 本經을 따라 상행해서, 心中으로 들어간 후 다시 상행하여 舌根과 目系에 이어진다. 病邪가 實하면 횡격막 사이가 지탱되지 않는 듯하여 고통스럽고, 正氣가 虛하면 말을 할 수 없다. 腕後一寸을 취하여 치료하며 本絡은 여기에서 別出하여 手太陽經에 이어진다)."

"手心主之別，名曰內關，去腕二寸，出于兩筋之間，循經以上系于心包，絡心系. 實則心痛，虛則爲頭强，取之兩筋間也(手厥陰經에서 別出하는 絡脈을 內關이라 하며, 腕後二寸에서 시작하여 兩筋의 사이로 나온 후 本經을 따라 상행하여 心包와 心系에 이어진다. 病邪가 實하면 心痛을 느끼며, 正氣가 虛하면 마음이 산란해진다. 兩筋間의 內關穴을 취하여 치료한다)."

"手太陽之別, 名曰支正, 上腕五寸, 內注少陰；其別者, 上走肘, 絡肩髃. 實則節弛肘廢, 虛則生肬, 小者如指痂疥, 取之所之別也(手太陽經에서 別出하는 絡脈을 支正이라 한다. 腕後五寸에서 시작하여 內行해서 手少陰心經에 이어진다. 別出하는 지맥은 肘로 상행하여 肩髃에 이어진다. 病邪가 實하면 골절이 이완되며 肘關節을 움직일 수 없고, 正氣가 虛하면 사마귀가 생기는데, 적으면 손가락 사이에 비늘 같은 것이 생긴다. 本絡이 別出하는 支正穴을 취하여 치료한다)."

"手陽明之別, 名曰偏歷, 去腕三寸, 別入太陰；其別者, 上循臂, 乘肩髃, 上曲頰偏齒；其別者, 入耳合于宗脈. 實則齲聾, 虛則齒寒痺隔, 取之所別也(手陽明經에서 別出하는 絡脈을 偏歷이라 한다. 腕後三寸에서 別行하여 手太陰經으로 들어간다. 別出한 支脈은 臂을 순행해서 肩髃로 상행하며, 다시 曲頰으로 상행하여 齒根의 한쪽에만 絡한다. 別出한 支脈은 耳中으로 들어가서 宗脈에 합류한다. 病邪가 實하면 충치가 생기고, 귀가 먹으며 正氣가 虛하면 이가 시리고 귀가 저리고 막힌다. 本絡이 別出한 絡穴인 偏歷을 취하여 치료한다)."

"手少陽之別, 名曰外關, 去腕二寸, 外繞臂, 注胸中, 合心主. 病實則肘攣, 虛則不收, 取之所別也(手少陽經에서 別出하는 絡脈을 外關이라 한다. 腕後二寸에서 시작하여 외측으로 臂를 감싸서 胸中으로 들어가서 手厥陰心包經과 合한다. 病邪가 實하면 肘關節이 拘攣하고, 正氣가 虛하면 肘部가 이완되어 굽힐 수 없다. 本絡이 別出한 外關穴을 취하여 치료한다)."

"足太陽之別, 名曰飛陽, 去踝七寸, 別走少陰. 實則鼽窒頭背痛, 虛則鼽衄, 取之所別也(足太陽經에서 別出하는 絡脈을 飛陽이라 한다. 外踝上七寸에서 別行하여 足少陰經으로 들어간다. 病邪가 實하면 코가 막히고 頭背部에 疼痛을 느끼며, 正氣가 虛하면 코가 막히면서 맑은 콧물이 흐르고 코피가 난다. 本絡이 別出한 飛陽穴을 취해서 치료한다)."

"足少陽之別, 名曰光明, 去踝五寸, 別走厥陰, 下絡足跗. 實則厥, 虛則痿躄, 坐不能起, 取之所別也(足少陽經에서 別出한 絡脈을 光明이라 한다. 外踝上五寸에서 別行하여 足厥陰經으로 走行하며, 하행해서

足背에 이어진다. 病邪가 實하면 手足이 냉해지고, 正氣가 허하면 下肢가 무력해져서 앉았다가 일어날 수 없게 된다. 本絡이 別出한 光明穴을 취해서 치료한다)."

"足陽明之別, 名曰豐隆, 去踝八寸, 別走太陰；其別者, 循脛骨外廉, 上絡頭項, 合諸經之氣, 下絡喉嗌. 其病氣逆則喉痺瘁喑, 實則狂巓, 虛則足不收脛枯, 取之所別也(足陽明經에서 別出한 絡脈을 豐隆이라 한다. 外踝上八寸에서 시작하여, 別行해서 足太陰經으로 들어간다. 別行하는 支脈은 脛骨外側을 따라 상행하여 頭項에 이어지며, 여기에서 諸經의 氣와 會合하여 하행해서 咽喉에 이어진다. 氣가 上逆하면 咽喉가 閉塞되고 갑자기 벙어리가 되며, 病邪가 實하면 癲狂이 되고 正氣가 虛하면 兩足이 이완되어 들지 못하며 脛骨의 근육이 마른다. 本絡이 別出한 豐隆穴을 취해 치료한다)."

"足太陰之別, 名曰公孫, 去本節之後一寸, 別走陽明；其別者, 入絡腸胃. 厥氣上逆則霍亂, 實則腸中切痛, 虛則臌脹, 取之所別也(足太陰經에서 別出한 絡脈을 公孫이라 한다. 第一趾本節後一寸에서 시작하여 別行해서 足陽明經으로 들어간다. 別行하는 지맥은 상행해서 腸胃에 이어진다. 厥氣가 上逆하면 곽란이 일어나며, 病邪가 實하면 腹部가 끊어지는 듯한 疼痛을 느끼며, 正氣가 虛하면 복부가 북처럼 脹滿한다. 本絡이 別出한 公孫穴을 취료한다)."

"足少陰之別, 名曰大鍾, 當踝後繞跟, 別走太陽；其別者, 并經上走于心包, 下外貫腰脊. 其病氣逆則煩悶, 實則閉癃, 虛則腰痛, 取之所別者也(足少陰經에서 別出하는 絡脈을 大鍾이라 한다. 內踝의 後面에서 시작하여 足跟을 돌아서, 別行하여 足太陽經으로 들어간다. 別行하는 지맥은 本經과 함께 상행하여 心包絡으로 들어간 후, 하행하여 뒤로 나가 腰脊을 관통한다. 痛氣가 上逆하면 煩悶이 생기고, 病邪가 實하면 二便의 배설이 순조롭지 못하며, 正氣가 虛하면 腰痛을 느낀다. 本絡이 別出한 大鍾穴을 취해 치료한다)."

"足厥陰之別, 名曰蠡溝, 去內踝五寸, 別走少陽；其別者, 經脛上睾, 結于莖, 其病氣逆則睾腫卒疝, 實則挺長, 虛則暴痒, 取之所

別也(足厥陰經에서 別出한 絡脈을 蠡溝라 한다. 內踝上五寸에서 시작하여 別行해서 足少陽經으로 들어간다. 別行하는 支脈은 脛을 따라 循行해서 睾丸으로 상행하며 陰莖에 이어진다. 病氣가 上逆하면 고환이 붓고 疝病이 발생하며 邪氣가 實하면 陰器가 늘어져 나오며 正氣가 虛하면 陰部가 매우 가렵다. 本絡이 別出한 蠡溝穴을 취하여 치료한다)."

"任脈之別, 名曰尾翳, 下鳩尾*, 散于腹. 實則腹皮痛, 虛則痒搔, 取之所別也(任脈에서 別出한 絡脈을 "尾翳"라 한다. 여기에서 下行하여 腹部에서 散한다. 病邪가 實하면 腹皮에 통증을 느끼며, 正氣가 虛하면 腹皮가 가렵다. 本絡이 別出한 尾翳穴을 취하여 치료한다)."

"督脈之別, 名曰長强, 挾膂上項, 散頭上, 下當肩胛左右, 別走太陽, 入貫膂. 實則脊强, 虛則頭重, 高搖之, 挾脊之有過者, 取之所別也(督脈에서 別出한 絡脈을 長强이라 한다. 膂의 양측을 따라 項으로 상행하며, 頭上에 散行한 다음 하행하여 肩胛의 左右에 이르러 別行하여 足太陽經으로 들어간 후 膂를 관통한다. 病邪가 實하면 脊柱가 强直되고, 正氣가 虛하면 머리가 무거워 머리를 들어 흔든다. 脊의 양측에 병이 있으면 本絡이 別出한 長强穴을 취해서 치료한다)."

"脾之大絡, 名曰大包, 出淵腋下三寸, 布胸脇. 實則身盡痛, 虛則百節盡皆縱, 此脈若羅絡之血者, 皆取之脾之大絡脈也(脾의 大絡을 大包라 한다. 淵腋下三寸에서 시작하여 胸脇에 분포하며, 病邪가 實하면 전신에 疼痛을 느끼고 正氣가 虛하면 전신의 관절이 모두 이완된다. 이 絡脈은 그물같은데, 모든 絡脈의 瘀血은 本絡이 別出한 大包穴을 취해서 치료한다)."

《靈樞·經筋》:"足太陽之筋, 起于足小指上, 結于踝, 邪上結于膝, 其下循足外踝, 結于踵, 上結跟, 結于膕; 其別者, 結于踹外, 上膕中內廉, 與膕中并上結于臀, 上挾脊上項; 其支者, 別入結于舌本; 其直者, 結于枕骨, 上頭下顔, 結于鼻; 其支者, 爲目上網, 下結于頄; 其支者, 從腋後外廉, 結于肩髃; 其支者, 入腋下, 上出缺

*鳩尾: 尾翳의 別名이다.

盆，上結于完骨；其支者，出缺盆，邪*上出于頄(足太陽經의 經筋은 足小趾上側에서 시작하여 足踝에 이어지고 비스듬히 상행하여 膝部에 이어진다. 하행하는 支筋은 足外踝를 순행해서 踵에 이어지고, 상행하여 跟을 순행해서 膕에 이어진다. 別行하는 支筋은 腨外側에 이어졌다가 膕內側과 膕中으로 상행하였다가 함께 올라가 臀部에 이어진 후, 다시 상행하여 脊의 양측을 순행해서 項으로 간다. 支筋은 別行하여 舌根에 이어지며, 직행하는 支筋은 枕骨에 이어져 頭部로 상행한 후 顏部로 하행하여 鼻에 이어진다. 支筋은 目上網을 형성한 후 하행해서 頄에 이어진다. 支筋은 腋後外側에서 상행하여 肩髃에 이어진다. 支筋은 腋의 下部로 들어가서 缺盆으로 나온 후 상행해서 完骨에 이어진다. 支筋은 缺盆에서 나와, 비스듬히 상행하여 頄에 이른다)."

"足少陽之筋，起于小指次指，上結外踝，上循脛外廉，結于膝外廉；其支者，別起外輔骨，上走髀，前者結于伏兎之上，後者結于尻；其直者，上乘眇季脇，上走腋前廉，系于膺乳，結于缺盆；直者，上出腋，貫缺盆，出太陽之前，循耳後，上額角，交巓上，下走頷，上結于頄；支者，結于目眦爲外維(足少陽經의 經筋은 第四趾에서 시작하여 상행해서 外踝에 이어지며, 다시 상행하여 脛外側을 순행해서 膝外側에 이어진다. 支筋은 外輔骨에서 別出하여 大腿部로 상행하며, 前者는 伏兎의 上部에 이어지고 後者는 尻部에 이어진다. 직행하는 支筋은 眇로 상행한 후, 季脇을 지나서 腋의 前面으로 상행하여 膺乳에 이어지며 다시 缺盆에 이어진다. 직행하는 支筋은 腋部로 상행해서 缺盆을 관통하여 太陽經筋의 前面을 지나서, 耳後를 따라 額角으로 상행한 후 巓의 上部에서 交會하며, 頷部로 하행한 다음 상행해서 頄部에 이어진다. 支筋은 外眼角에 이어져서 外維를 이룬다)."

"足陽明之筋，起于中三指，結于跗上，邪外上加于輔骨，上結于膝外廉，直上結于髀樞，上循脇，屬脊；其直者，上循骭，結于膝；其支者，結于外輔骨，合少陽；其直者，上循伏兎，上結于髀，聚于陰器，上腹而布，至缺盆而結，上頸，上挾口，合于頄，下結于鼻，

*邪는 斜와 통한다. 비스듬히의 뜻.

上合于太陽, 太陽爲目上網, 陽明爲目下網; 其支者, 從頰結于耳前(足陽明經의 經筋은 第三趾 사이에서 시작하여 足背에 이어지며, 外部로 비스듬히 상행하여 輔骨에 이어지고 다시 상행해서 膝外側에 이어지며, 直上해서 髀樞에 이어진 후 상행해서 옆구리를 순행하여 脊에 이어진다. 直行하는 支筋은 脛骨을 순행해서 膝部에 이어진다. 支筋은 外輔骨에 이어지며 足少陽經의 經筋과 결합한다. 직행하는 支筋은 상행해서 伏兎를 순행한 후 다시 상행해서 大腿에 이어지며, 陰部에 모인 후 腹部로 상행하여 흩어지며, 缺盆에 이르러서 이어진다. 상행해서 頸部를 지나 口의 양측을 순행하여, 頰部에 이어지며, 하행해서 鼻部에 이어지고 상행해서 目上網을 형성하는 足太陽經筋과 결합하며, 足陽明經筋은 目下網을 형성한다. 支筋은 面頰에서 耳의 前面으로 이어진다)."

"足太陰之筋, 起于大指之端內側, 上結于內踝; 其直者, 絡于膝內輔骨, 上循陰股, 結于髀, 聚于陰器, 上腹, 結于臍, 循腹裏, 結于脇, 散于胸中; 其內者, 著于脊(足太陰經의 經筋은 大趾의 끝 內側에서 시작하여 상행해서 內踝에 이어진다. 직행하는 支筋은 膝內側의 輔骨에 이어지며, 大腿內側을 따라 상행해서 髀部에 이어진 후 陰部에 모인다. 腹部로 상행해서 臍部에 이어지며, 腹內側을 순행하여 脇에 이어진 후 胸中에 散行한다. 內行하는 支筋은 脊椎에 부착된다)."

"足少陰之筋, 起于小指之下, 并足太陰之筋邪走內踝之下, 結于踵, 與太陽之筋合而上結于內輔之下, 并太陰之筋而上循陰股, 結于陰器, 循脊內挾膂, 上至項, 結于枕骨, 與足太陽之筋合(足少陰經의 經筋은 小趾의 밑에서 시작하여, 足太陰經筋과 함께 內踝의 하부로 斜行해서 踵에 이어지며, 足太陽經筋과 결합한 후 상행해서 內輔骨의 하부에 이어지고, 足太陰經筋과 함께 상행해서 大腿內側을 순행하여 陰部에 이어지며, 脊의 內側에서 膂의 양측을 따라 상행하여 項部에 이르며, 枕骨에 이어지고 足太陽經筋과 결합한다)."

"足厥陰之筋, 起于大指之上, 上結于內踝之前, 上循脛, 上結內輔之下, 上循陰股, 結于陰器; 絡諸筋(足厥陰經의 經筋은 大趾의 상부에서 시작하여 상행해서 內踝의 前面에 이어지며, 다시 脛을 따라 상행하

여 內輔骨의 下部에 이어지며, 大腿內側을 따라 상행해서 陰部에 이어진 후 足三陰 및 足陽明經筋에 이어진다)."

"手太陽之筋, 起于小指之上, 結于腕, 上循臂內廉, 結于肘內銳骨之後, 彈之應小指之上, 入結于腋下; 其支者, 後走腋後廉, 上繞肩胛, 循頸出走太陽之前, 結于耳後完骨; 其支者, 入耳中; 直者, 出耳上, 下結于頷, 上屬目外眦(手太陽經의 經筋은 小指의 上部에서 시작하여, 腕背에 이어진다. 상행해서 臂內側을 순행하며, 튕기면 小指의 上部로 감각이 전달되는 肘內側銳骨의 後面에 이어진 후 腋의 하부에 이어진다. 支筋은 腋後側으로 後行해서 상행하여 肩胛을 돈 후 頸을 순행해서 足太陽經筋의 전면으로 出行하여 耳後의 完骨에 이어진다. 支筋은 耳中으로 들어가며, 직행하는 支筋은 耳上으로 出行한 후 하행하여 頷部에 이어지며, 상행하여 外眼角에 연결된다)."

"手少陽之筋, 起于小指次指之端, 結于腕, 上循臂結于肘, 上繞臑外廉, 上肩走頸, 合手太陽; 其支者, 當曲頰入系舌本; 其支者, 上曲牙, 循耳前, 屬目外眦, 上乘頷, 結于角(手少陽經의 經筋은 第四指의 끝에서 시작하여 腕背에 이어지며, 상행해서 臂部를 순행하며 肘部에 이어진 후 다시 상행하여 上臂外側을 돌며, 肩으로 상행해서 頸部를 지나 手太陽經筋과 결합한다. 支筋은 曲頰에서 내행하여 舌根에 이어진다. 支筋은 曲牙로 상행하여 耳의 前面을 순행한 후 外根角에 연결된다. 상행해서 額部를 지나 額角에 이어진다)."

"手陽明之筋, 起于大指次指之端, 結于腕, 上循臂, 上結于肘外, 上臑, 結于髃; 其支者, 繞肩胛, 挾脊; 直者, 從肩髃上頸; 其支者, 上頰, 結于頄; 直者, 上出手太陽之前, 上左角, 絡頭, 下右頷(手陽明經의 經筋은 第二指의 끝에서 시작하여 腕背에 이어지며, 상행해서 前臂를 순행한 후 다시 상행해서 肘外側에 이어진다. 臂外側으로 상행해서 肩髃에 이어진다. 支筋은 肩胛을 돌아 脊의 양측을 순행한다. 直行하는 支筋은 肩髃에서 頸部로 상행한다. 支筋은 面頰으로 상행해서 頄에 이어지며, 직행하는 支筋은 상행하여 手太陽經筋의 前面으로 出行해서 額角으로 상행한 후 頭部에 이어지며, 우측의 頷으로 하행한다)."

"手太陰之筋, 起于大指之上, 循指上行, 結于魚後, 行寸口外側, 上循臂, 結肘中, 上臑內廉, 入腋下, 出缺盆, 結肩前髃, 上結缺盆, 下結胸裏, 散貫賁, 合賁下, 抵季脇(手太陰經의 經筋은 拇指의 상단에서 시작하여, 拇指를 따라 상행해서 魚際後部에 이어지며, 寸口動脈外側을 지나 前臂를 따라 상행하여 肘中에 이어진다. 다시 上臂內側을 따라 상행해서 腋下로 들어가 缺盆으로 나와 肩髃의 전면에 이어지고 상측으로 缺盆에 이어지며, 하측으로 胸裏에 이어진 후 분산되어 膈部를 지나서 횡격막의 하부에서 會合한 다음 季脇에 이어진다)."

"手心主之筋, 起于中指, 與太陰之筋并行, 結于肘內廉, 上臂陰, 結腋下, 下散前後挾脇 ; 其支者, 入腋, 散胸中, 結于賁(手厥陰經의 經筋은 中指에서 시작하여 手太陰經筋과 병행해서 肘內側에 이어지며 上臂內側을 지나 腋下에 이어지고, 하행하여 脇肋의 전후면에 분포한다. 支筋은 腋의 내부로 들어가서 胸中에 분포하며, 횡격막에 이어진다)."

"手少陰之筋, 起于小指之內側, 結于銳骨, 上結肘內廉, 上入腋, 交太陰, 挾乳裏, 結于胸中, 循臂*, 下系于臍(手少陰經의 經筋은 小指內側에서 시작하여 腕後銳骨에 이어지며, 상행해서 肘內側에 이어지고, 다시 상행하여 腋의 내부로 들어가서 手太陰經筋과 교접한 후 乳裏를 지나 胸中에 이어지며, 위의 上口를 따라 하행하여 臍部에 이어진다)."

---

* 臂 : 臂는 賁의 誤字로 보고 있음.

第五節 經絡의 生理機能과 病理上의 作用

一. 經絡의 생리기능

經絡은 氣血이 운행되는 통로로서, 表裏上下를 소통하고, 臟腑 및 器官을 연결하며 氣血을 운행하여 臟腑組織에 영양을 공급하고, 感覺反應을 전달하며, 인체 각 부분의 기능을 조절하는 주요한 기능을 한다.

(一) 表裏上下를 소통하고, 臟腑 및 器官을 연결한다.

人體가 五臟六腑와 四肢百骸, 五官九竅, 皮肉筋骨 等으로 구성되어 있어 그들의 생리 기능도 각기 다르지만 이들이 함께 만들어내는 유기적인 整體活動은 신체의 內外, 左右, 上下가 協調하고 統一되도록 하여 하나의 有機的인 整體를 구성하고 있다. 이러한 유기적 배합과 상호연결은 주로 經絡의 소통과 연락작용에 의존하여 실현된다. 十二經脈 및 그 分支가 종횡으로 교착하고, 表裏를 출입하며 상하를 소통하고, 상호 臟腑에 絡屬되며 奇經八脈이 十二正經에 연결되고, 十二經筋과 十二皮部가 筋脈皮肉에 연결됨으로써 인체의 각 臟腑 및 체표의 組織器官은 유기적으로 연결되어, 하나의 표리·상하가 긴밀하게 연결되고 조화되어 相補하는 통일체를 구성한다. 經絡은 다음과 같은 네가지 경로를 통해 전신의 臟腑 및 器官을 연락하고 소통한다.

1. 臟腑와 신체 외곽 및 肢節을 연결한다.

주로 十二經脈에 의해서 臟腑와 신체 외곽 및 肢節은 연결된다. 十二經脈은 체내를 운행하면서 五臟六腑에 絡屬되며, 經脈의 氣가 絡脈으로 분산되어 經筋에 결취되고 동시에 "皮部"에 분포된다. 그러므로 皮膚와 筋肉組織은 內臟들간의 사이처럼 十二經脈의 소통에 의해서 서로 연결되고 있다. 그중에는 이미 체표의 일정부위와 체내에 있는 臟器間의 특수관계 즉, 體表의

一定한 부위와 體內의 서로 다른 장기간의 內外統一 관계는 이미 포함되어 있을 뿐만 아니라 전신의 체표 및 肢節과 체내에 있는 臟腑間의 統一整體的 연계도 포함하고 있다.

2. 臟腑와 五官九竅를 연결한다.

目·耳·鼻·口·舌과 前陰·後陰은 모두 經脈이 통과하는 부위이며, 經脈은 대부분 체내에서 臟腑에 속한다. 이와 같이 五官九竅와 臟腑는 經脈의 소통에 의해서 연결되며 일부는 五臟의 苗竅가 된다. 예를 들면, 手少陰心經은 심장에 屬하고 小腸에 絡하며 상행해서 "目系"에 이어지며, 別絡은 舌로 상행한다. 足厥陰肝經은 肝에 屬하고 膽에 絡하며, 상행해서 "目系" 이어진다. 足陽明胃經은 胃에 屬하며, 脾에 絡하고 口唇을 도는 등등 이다.

3. 臟腑와 臟腑를 연결한다.

十二經脈은 각기 하나의 臟과 하나의 腑에 絡屬되어 서로 表裏를 이루는 臟과 腑를 연결한다. 동시에 일부 經脈은 여러 개의 臟腑에 연결되며, 일부 臟腑에는 여러 갈래의 經脈이 도달한다. 예를 들면, 肺에 도달하는 經脈에는 肺에 屬하는 手太陰肺經·肺에 絡하는 手陽明大腸經·肺로 상행하는 手少陰心經·肺의 내부로 들어가는 足少陰腎經·肺로 상행하는 足厥陰肝經이 있다. 胃經의 經別은 상행해서 심장에 통하며 脾經은 심장의 내부로 흘러들어가고, 膽經의 經別은 심장을 관통하며 腎經은 심장에 絡하는 등등이다. 이와 같이, 經脈의 연락에 의해서 臟腑와 臟腑는 다양하게 연결된다.

4. 經脈과 經脈을 연결한다.

十二經脈은 일정한 交接規律과 流行順序에 따라 陰陽으로 表裏를 이루면서, 서로 이어지고 동시에 많은 부위에서 교차·교회하며, 經別과 別絡의 연결이 더해짐으로써 연결계통이 초보적으로 형성된다. 그러나 十二經脈은 또한 奇經八脈과 종횡으로 교착하며, 奇經八脈 자체도 서로 연결되므로 經脈과 經脈 사이에 다양한 연결이 이루어지고, 經絡은 完整한 調節系統이 된다. 예를 들면, 十二經脈중의 手三陽經과 足三陽經은 督脈의 大椎穴에서 交會하며, 陽蹺脈과 督脈은 風府穴에서 交會하므로 督脈을 "陽脈의 海"라고 한다. 十二正經중의 足三陰經과 奇經중의 陰維脈·衝脈이 모두 任脈에서 交會하며, 足三陰經이 手三陰經과 交接하므로 任脈을 "陰脈의 海"라고 한다. 衝脈은 신체의 전면에서 任脈과 함께 胸部로 상행하고 후면에서 督脈과 소통하며, 任·督脈은 十二經脈과 소통되고 더 나아가서 衝脈의 "상행하는 支脈은 頏顙으로 나와서 諸陽經으로 흘러들어가고, ……하행하는 支脈은 少陰經과 함께 三陰經으로 흘러들어가서(其上者, 出于頏顙, 滲諸陽 ……其下者, 并于少陰之經, 滲三陰)"《靈樞·逆順肥瘦》, 十二經脈의 氣血을 받아들인다. 그러므로 衝脈을 "十二經脈의 海"라고 한다. 督·任·衝脈이 모두 胞中에서 시작한다는 등등이다.

(二) 氣血을 운행시키며 臟腑組織을 濡養한다.

氣血은 인체의 생명활동에 필요한 동력이며 기초이다. 인체의 모든 組織器官은 氣血의 濡養을 받아야만 정상적인 생리활동을 유지할 수 있고, 氣血은 經絡의 운행을 통해서 전신의 각처에 분포할 수 있다.《靈樞·本藏》에서 經絡의 작용에 대하여 "經脈은 氣血을 운행시켜서 신체의 내부와 외부를 滋養하며, 筋骨을 濡養하고, 관절운동을 원활하게 한다(經脈者, 所以行血氣而營陰陽, 濡筋骨, 利關節者也)."고 하였다. 經絡은 전신의 各部로 氣血을 운행시켜 "내부로는 臟腑로 흘러들어가고, 外部로는 腠理를 濡養하므로(內漑臟腑, 外濡腠理)"《靈樞·脈度》, 체내의 臟腑와 체표의 五官九竅·皮肉筋骨이 긴밀하게 配合된다. 동시에 氣血은 經絡에 의해 전신으로 수송되어 臟腑 및 組織器官에 영양을 공급하고, 外邪에 저항하며 유기체를 보호하는 작용을 한다.

(三) 感覺反應을 傳導한다.

인체는 하나의 整體로서 자동제어와 조절계통을 갖고 있으며, 생명이 있는 한 시시각각 情報의 變換過程이 발생하고 있는데 정보의 變換過程이 아무리 복잡할지라도 정보의 전달은 일반적으로 經絡에서 진행된다. 經絡系統은 인체의 각 부분에서 정보전달회로를 형성한다. 經絡은 사방으로 통하는 정보전달회로를 통해 局部의 정보를 전신에 전달하고, 整體的인 정보를 局部에 전달함으로써 整體 혹은 體內의 변화가 "외부로 드러나게 한다(形諸于外)."예를 들면, 舌診에서 舌의 神·色·形·態 등을 관찰함으로써 臟腑의 生理 및 病理變化를 추측할 수 있다. 針刺時의 "得氣" 및 "行氣" 현상은 經絡이 感覺反應을 傳導하는 작용의 표현이다.

(四) 機能의 평형을 조절한다.

經絡은 氣血을 운행시키고, 인체의 각 부분을 소통한다. 그 중에서 十二正經은 陰陽을 조화시키고, 奇經八脈은 溢蓄作用을 하여, 인체의 機能的 활동이 상대적인 평형을 유지하도록 한다. 인체에 질병이 발생하면, 氣血이 不和하고 陰陽이 偏勝偏衰하는 證候가 나타난다. 針灸 등의 치료방법을 써서 해당하는 穴位에 적량의 자극을 가함으로써 經絡의 조절작용을 유도하여, "邪氣를 瀉하고, 正氣의 부족을 보충하면, 陰陽의 평형이 회복된다(瀉其有餘, 補其不足, 陰陽平復)"《靈樞·刺節眞邪》. 經絡에 있는 穴位에 針刺하는 실험을 통하여 각 臟腑의 기능을 조정하는 작용 즉, 항진된 것은 억제하고 억제된 것은 흥분시키는 것을 증명한 바 있다. 그러므로《靈樞·官能》에서 "빈틈없이 氣機를 조절하고, 經絡을 명확하게 이해해야 한다(審于調氣, 明于經隧)"고 하였다.

二. 經絡의 病理上의 작용

정상적인 생리상황 하에서 經絡은 氣血을 운행시키고 감각반응을 전도하는 작용을 하며, 병변 발생시에는 病邪가 전파되고 병변이 반영되는 통로가 된다.

(一) 病邪를 전파하는 통로

經絡의 기능적 활동이 정상이면 氣血이 원활하게 운행되어 臟腑의 기능이 활발해지므로 외사의 침입을 막아 질병의 발생을 방지할 수 있다. 반대로 經絡이 기능을 상실하면 經氣가 소통되지 못하므로 外邪가 쉽게 침범한다.《素問·皮部論》에서 "邪氣가 피부를 침범해서 腠理가 열리면, 邪氣가 이곳을 통해 絡脈으로 들어간다. 絡脈에 가득 차면 經脈으로 흘러들어가며 經脈에 가득 차면 臟腑로 흘러들어간다(邪客于皮則腠理開, 開則邪入客于絡脈, 絡脈滿則注于經脈, 經脈滿則入舍于府藏也)"고 하였다. 병리상황 하에서 經絡은 外邪가 皮毛·肌腠에서 五臟으로 전파될 때의 통로이다. 邪氣는 皮毛→孫絡→絡脈→經脈→五臟六腑의 순서를 規律로 하여 전파된다. 예를 들어, 外邪가 체표를 침범한 후, 초기에는 發熱·惡風寒·頭身疼痛 등의 증상이 나타난다. 肺가 皮毛와 合하므로 外邪가 經을 따라 肺로 흘러들어가면, 咳嗽·喘息·胸悶·胸痛 등 肺臟의 병변이 나타난다. 또한 肺와 大腸이 表裏를 이루므로 腹痛·泄瀉 혹은 大便燥結 등 大腸의 병변이 나타나기도 한다.

臟腑와 臟腑가 經脈을 통해서 연결되므로, 經絡은 臟腑의 병변이 다른 臟腑로 전파될 때의 통로가 된다. 즉 臟腑의 병변은 經絡을 통해서 다른 臟腑에 영향을 미친다. 예를 들면, 足厥陰肝經은 胃의 양측을 순행하고 肺로 흘러 들어가므로 肝病은 胃와 肺를 침범한다. 足少陰腎經은 肺로 들어가고 心에 絡하므로 腎陽이 虛해서 水腫이 생기면, "凌心"·"射肺"한다. 표리를 이루는 陰·陽經이 동일한 臟腑에 絡하거나 屬하므로 표리를 이루는 臟과 腑는 병리상 서로 영향을 미친다. 예를 들면 心은 小腸과 표리를 이루므로 心火가 小腸으로 전이되면, 小便黃赤 혹은 尿血 症狀이 나타난다. 肺가 大腸과 표리를 이루므로 肺가 肅降하지 못하면 腑氣가 소통되지 못하여 排便이 순조롭지 못하게 된다. 반대로 大腸에 열이 가득 차면 肺氣가 소통되지 못하므로 胸悶·咳嗽·喘息 등의 증상이 나타난다.

(二) 病變을 반영한다.

經絡은 外邪를 체표에서 체내로 전파하고 臟腑의 병변이 다른 臟腑에 영향을 미치도록 하는 통로일 뿐만 아니라, 臟腑와 體表組織의 병변이 서로 영향을 미치도록 하는 통로이다. 經絡의 감각반응전도를 통해서 臟腑의 병변은 외부로 반영되어 상응하는 官竅에 표현된다. 예를 들어, 肝火上炎하면 兩目이 紅赤·腫痛하는 症狀이 나타나며, 心火上炎하면 舌尖이 紅赤碎痛하는 症狀이 나타나고, 胃熱이 熾盛하면 齒齦腫痛 症狀이 나타나는 등이다.

臟腑의 병리변화는 經絡의 감각반응전도를 통해, 체표에 있는 상응하는 經絡의 순행노선 혹은 특정부위에 반영된다. 《靈樞·邪客》에서 "肝에 있는 邪氣는 양겨드랑이로 흘러들어간다(肝有邪, 其氣流于兩腋)"고 하였으므로, "肝病은 兩脇下에서 少腹部의 통증을 유발한다(肝病者, 兩脇下痛引少腹)" 《靈樞·邪氣臟腑病形》. 임상에서 肝氣의 울결이 兩脇·少腹의 脹痛을 유발하는 까닭은 足厥陰肝經이 少腹에 이어지고 脇肋에 분포하기 때문이다. 眞

心痛이 발생하면, 心前區에 疼痛이 일어날 뿐만 아니라 上肢內側의 尺側緣까지 疼痛이 번진다. 이것은 手少陰心經이 上肢內側後緣을 순행하기 때문이다.

第六節　診斷과 治療에서의 經絡의 應用

一. 診斷에서의 응용

(一) 經을 분석하여 症狀을 辨別한다.

經絡은 일정한 순행부위와 絡·屬하는 臟腑가 있어, 所屬되는 臟腑의 병증을 반영하므로 임상에서 질병의 증상이 출현하는 부위에 循行하는 經絡과 연결되는 臟腑를 결합하여 질병진단의 근거로 한다. 예를 들면, 兩脇의 疼痛은 대부분 肝膽의 질병이며, 缺盆의 통증은 肺臟의 병리변화이다. 頭痛에서 痛症이 前額에 있으면 대부분 陽明經과 관계가 있고, 兩側에 있으면 대부분 少陽經과 관계가 있으며, 後頭部 및 項部에 있으면 대부분 太陽經과 관계가 있고, 巓頂에 있으면 대부분 厥陰經과 관계가 있다. 그러므로 《靈樞·官能》에서 "五臟六腑의 병리변화는 각기 상응하는 顔面部位에 나타나므로 이것에 근거해서 寒病 혹은 熱病인지를 알고, 병이 어느 經에 있는지를 안다. 피부의 寒·溫·滑·澁을 관찰하여, 병의 陰陽虛實을 알 수 있다(五臟六腑, 察其所痛, 左右上下, 知其寒溫, 何經所在, 審皮膚之寒溫滑澁, 知其所苦)"고 하였다.

(二) 腧穴을 探測한다.

腧穴은 인체에 있는 穴位의 총칭이다. 經絡은 모두 일정한 穴位에 연결되어 있으며, 穴位는 經絡의 氣血이 흐르는 체표의 부위이다. 정상시에는 營·衛氣를 운행시키고, 비정상시에는 병으로 인한 통증을 반영한다. 《靈樞·邪客》에서 "肺心의 邪氣는 兩肘(팔꿈치)에 머물고, 肝의 邪氣는 兩腋에 머물며, 脾의 邪氣는 兩髀(넓적다리)에 머물고, 腎의 邪氣는 兩膕(오금)에 머문다(肺心有邪, 其氣留于兩肘 ; 肝有邪, 其氣留于兩腋 ; 脾有邪, 其氣留于兩髀 ; 腎有邪, 其氣留于兩膕)."고 하였다. 腧穴은 병리상황하에서 病候를 반영하는 작용을 한다. 예를 들어 胃腸에 질환이 있으면, 足三里·地機 등의 穴에 壓痛이 느껴지고, 간혹 第五～第八胸椎 부근에서 軟性 이물질을 觸感으로 느낄 수 있다. 肺臟에 질환이 있는 사람은 肺兪·中府穴 등에 過敏·壓痛·皮下結節이 나타난다. 그러므로 임상에서 背兪穴·募穴·郄穴·原穴 등을 지압하는 방법으로, 腧穴의 壓痛·過敏·腫脹·硬結·涼·熱 및 국부적으로 근육의 堅實·虛軟의 정도를 살피는 동시에, 피부의 색과 광택·點狀出血·丘疹·筋肉의 융기와 함몰·비늘이 떨어지는 증상을 관찰하여 종합적인 진단을 한다.

최근 腧穴을 이용해서 종합진단을 하는 분야에 새로운 발전이 있었다. 예를 들면 귓바퀴의 耳穴*을 측정하고 原穴의 電導量을 측정하며, 十二井穴의 知熱感度를 측정하는 등이다. 기구를 이용해서 이러한 腧穴들을 탐지하면 經絡·臟腑·組織器官의 병리변화를 알 수 있다. 이로써 종합진단분야에 새로운 내용이 첨가되었다.

二. 治療에서의 응용

(一) 經絡의 순행노선과 연결범위에 근거하여 穴을 취한다.

經絡이 絡屬하는 臟腑와 循行部位에 따라, 그 經穴은 상응하는 主治範圍와 作用部位를 갖는다. 한 經脈에 소속된 穴位는 일반적으로 共同作用을 한다. 經脈의 穴位가 主治하는 질환은 각 經脈이 순행하는 부위와 內臟과 밀접한 관계가 있다. 모든 經穴은 그 經脈이 순행하는 肢體部位의 질병을 치료하는 작용을 한다. 針灸療法과 按摩療法은 주로 經 혹은 臟腑에 병리변화가 일어났을 때, 병리변화의 鄰近部位나 經絡이 순행하는 遠隔部位上의 穴을 取해서, 針灸 혹은 按摩를 하여 經絡·氣血의 기능적 활동을 조정함으로써 치료의 목적을 달성한다. 穴位를 선택할 때 먼저 經絡學說에 따라 변증하여 疾病이 어느 經에 속하는가를 판단한 후, 經絡의 순행노선과 연결범위에 근거하여 穴을 취하는 것이 "循經取穴"이다.

---

*耳穴 : 耳針할 때 이용하는 穴이다. 귓바퀴의 敏感點 혹은 反應點이며, 壓痛 또는 전기저항을 느끼는 특징이 있다. 穴位가 협소하고 얕으므로 探棒이나 耳穴探測器로 敏感程度를 측정한다.

(二) 經에 따라 다른 藥을 쓴다.

약물치료 역시 經絡을 통로로 이용한다. 經絡의 傳導에 의해, 약물은 病所에 이르러서 치료작용을 한다, 고대의 醫家들은 장기적인 임상행위에서 얻은 경험을 기초로 하고, 약물이 臟腑와 經絡에서 선택적으로 작용하는 특수한 성질에 근거하여 "藥物歸經" 理論을 세웠다. 이것은 經絡學說을 이용해서 약물의 성능을 분석하고 귀납한 이론이다. 파악한 약물의 주된 성능을 근거로 하여, "어느 經의 病에는 어느 經의 藥을 써야 한다(何經之病, 宜用何經之藥)" 姚瀾《本草分經》고 하였다. 예를 들면, 款多花·桔梗·桑白皮 등은 肺經에 속하는 약물이며, 蒼朮·白朮·草豆蔻 등은 脾經에 속하는 약물이다. 陽明經은 신체의 전면에 분포하며 체내에서 胃腸에 속하고, 이 經의 약물은 升麻·石膏·防風 등이며, 太陽經은 신체의 후면에 분포하며 이 經의 약물은 蔓荊子·滑石·猪苓 등이다. 金·元의 醫家인 張潔古와 李杲는 經絡學說에 근거해서 經에 속하는 병증에 引導作用을 하는 약물을 사용하여, 치료를 돕는다는 "引經報使" 理論을 세웠다. 예를 들면 병증으로서의 두통이 太陽經에 속하면 羌活을 쓰고, 陽明經에 속하면 白芷를 쓰며, 少陽經에 속하면 柴胡를 쓴다. 羌活·白芷·柴胡는 手足太陽·陽明·少陽經에 귀속하는 약물일 뿐만 아니라, 다른 약물을 상술한 각 經에 인도하여 치료작용을 한다는 것이다.

附錄

[經絡에 대한 현대적 연구]

經絡學說은 臨床과정에서, 인체의 생리기능·병리적 반영 및 특수한 연결규율에 대하여 얻은 인식의 총결산이다. 고대에서 현대에 이르기까지의 수많은 임상자료는 經絡이 객관적 존재임을 밝히고 있다. 다만, 줄곧 홍미를 유발하는 것은 인체 각 부위의 體表 사이·體表와 內臟의 사이 및 內臟器官間에 神經과 구별되는 특정한 反射性 연결통로가 있는가하는 여부이다. 그러므로 經絡의 본질에 대한 연구는 매우 의미가 있다.

經絡에 대한 현대적 연구는 주로 經絡現象과 經絡의 實質에 대해서 집중적으로 이루어지고 있다. 학습과 연구 및 사고영역의 확대를 위해서 經絡과 관계되는 연구자료를 다음과 같이 간단하게 소개하고자 한다.

一. 經絡現象에 대한 연구

의학서적에 의하면 經絡에는 상응하는 순행노선과 분포부위가 있다. 古代醫家들이 기술한 경락노선이 인체의 감각전도노선에 근거하였다면, 현대인의 신체에도 마찬가지로 이러한 현상이 반영될 것이다. 오십년대 이래로, 經絡의 감각전도 현상이 새로이 발견된 이후, 널리 국내외 학자들의 주목을 끌었으며 전국 각지에서 전문적인 연구가 계속 진행되었다. 통계에 의하면 전국 각지의 省·市·自治區에 있는 관계기관에서, 각종 어려운 상황에도 불구하고 통일된 기준과 방법을 사용하여, 상이한 민족·성별·연령 및 상이한 건강상태의 17萬餘人을 대상으로 해서 대규모의 연구를 진행하였다. 대규모의 연구에 의해 발견한 경락노선에 따른 감각전도현상의 특징은 다음과 같다.

1. 感覺傳導現象의 출현

최근에 관찰된 감각전도현상은 환자가 침이나 쑥뜸 등의 치료를 받았을 때 經穴이 자극을 받아서 穴位의 주위에 나타나는 일종의 이상한 감각현상이다. 이러한 감각은 일정한 노선을 따라 상하로 확산되어 經絡現象을 형성한다.

2. 感覺傳導의 출현율

각지에서 발견된 감각전도현상의 출현율은 매우 큰 차이가 있다. 통계학적 처리에 의하면 감각전도현상의 출현율은 일반적으로 5.6~45.2%이다. 연령에 따라, 감각전도의 출현율은 다르며 일반적으로 연령이 낮을수록 감각전도의 출현율이 높다고 알려져 있다. 다만, 일부기관에서 연령층이 높아질수록 출현율이 增大함을 발견하였다. 출현율은 민족·성별 및 거주지역과는 뚜렷한 관계가 없다.

3. 感覺傳導의 객관적 반응

針刺·쑥뜸·지압 및 脈衝* 등으로 자극을 가하면, 자극원이 다르므로 同一하지 않은 감각전도가 발생한다. 일반적으로 酸·麻·脹·重·熱·冷·痙攣感·개미가 기어가는 듯한 느낌·물이 흐르는 듯한 느낌·벌레가 뛰는 듯한 느낌·꿈틀대는 듯한 느낌이 나타난다. 동시에 감각전도과정이나 감각전

*脈衝 : electro-pulse 지속 시간이 극히 짧은 전류 혹은 변조전파.

도 후 일부 감각전도현상에서 경락노선을 따라 출현하는, 육안으로 식별가능한 변화가 나타난다. 예를 들면, 紅綫·白綫·皮丘疹·皮下斑狀出血·發汗·綿毛竪立·筋肉痙攣 등이다. 소수의 사람에게는 수차에 걸쳐서 중복 출현하거나 事後反應이 있다.

4. 感覺傳導의 출현부위

자극을 받은 국부에 감각전도현상이 출현하는 외에도, 線狀의 감각이 상하로 연장된다. 線狀感覺의 굵기는 대개 굵은 무명실과 같다. 감각전도 부위의 깊이는 순행부위의 組織狀態와 관련이 있으며, 일반적으로 근육이 풍만한 곳의 감각전도 위치는 비교적 깊고, 근육이 얇게 형성된 곳의 감각전도 위치는 비교적 얕다. 때에 따라서 감각이 전도되는 범위는 線狀이 아니라, 일정한 폭을 지닌 "띠(帶)"를 형성한다.

5. 感覺傳導의 분포

외곽의 四肢末端을 제외한 身體의 穴位에 자극을 가했을 때, 일반적으로 자극을 받은 穴位에서 두개의 상반된 방향으로 감각전도현상이 출현한다. 예를 들어 曲池穴에 자극을 가하면 한 갈래의 감각전도선이 曲池에서 肩髃로 뻗어나가는 동시에, 다른 한 갈래가 合谷으로 연장되어 雙方으로 감각이 전도된다. 또한 감각이 어느 방향으로 전도되든 간에 그 終點에서 감각전도의 回流現象이 발생하며, 이러한 回流가 본래의 刺戟點에 도달하면, 저절로 소멸한다. 자극점에서 감각이 쌍방으로 전도될 때, 전도선상의 한 점에 압력을 가하여 압박점에서 감각전도의 진행을 막을 수 있다. 예를 들면 曲池를 자극하여 감각전도가 발생한 후, 手五里穴을 압박하면 감각전도가 즉시 手五里에서 중지되어 肩髃로 뻗어나가지 않으며 手三里穴을 압박하면 감각전도가 手三里穴에서 중지되어 合谷으로 연장되지 않는다. 經絡線이 아닌 곳을 막으면 약간의 阻滯作用이 있긴 하나 고유의 전도 작용을 상실하지는 않는다.

6. 感覺傳導의 속도

일반적으로 감각전도가 진행되는 속도는 自律신경보다도 느리고, 運動神經보다는 더욱 느리다. 각 기관에서 측정한 결과는 일치하지 않으나, 전체적인 추세는 위와 같다. 신경섬유의 전도속도는 0.6~2m/초이며 經絡이 민감하게 반응하는 사람의 自己感應速度는 대략 10cm/초이다. 많은 피실험자에게 나타난대로 감각전도가 진행될 때 언제나 빠른 속도로 진행되는 것은 아니며, 전도선마다 停止點이 존재한다. 일시적으로 정지했다가 다시 주행하는데 이 停止點은 대부분 穴位가 있는 곳이다. 일반적으로 무릎·팔꿈치·어깨 등의 大關節까지 진행된 감각전도는 대부분 일시적으로 정지하는데 자극이 강화된 후 계속 상행할 수 있으며 외상이나 흉터부위에서도 전도가 방해를 받는다.

7. 感覺傳導와 經絡路綫

감각전도의 출현정도가 다르므로, 감각전도와 經絡路線의 비교는 비교적 어렵다. 일반적으로 四肢部의 감각전도 출현노선은 古代의 경락노선과 대체적으로 일치하며, 胸腹部에서는 대체로 일치하지 않고 頭部에서는 반이상이 일치하지 않는다.

8. 感覺傳導와 神經·血管의 통로

일찌기 적지 않은 학자들이 經絡을 神經·血管으로 생각하였다. 그러나, 임상보고에 의해서 針刺時 반응의 전도경로가 현대 해부학적 신경 및 혈관의 통로와 완전하게 일치하지 않으며, 經絡의 전도와 신경의 주행방향 및 분포도 대부분 일치하지 않음이 증명되었다. 예를 들면, 膽經·胃經·膀胱經의 감각전도는 모두 발가락의 井穴에서 특정한 통로를 따라 상행해서 頭面部까지 진행되며, 腦와 脊髓神經의 각 분절이 지배하는 범위를 초월한다.

9. 感覺傳導와 질병

많은 환자가 보여주듯이 감각전도는 四肢에서 발생한 후, 軀體로 진입하여 病所로 향하는 성질이 있다. 이것은 古書에서 이른바 "氣至病所"이다. 예를 들어 심장병 환자의 經을 자극하면 다른 經에도 감각전도가 발생하고, 이어서 심장을 향해서 집중되는 현상이 발생한다.

10. 感覺傳導를 인위적으로 유발할 수 있다.

일반적으로 감각전도현상이 발생하는 사람은 소수이며, 경락현상이 뚜렷하게 반영되는 사람은 더욱 소수이다. 최근 경락의 감각전도현상이 부족하거나 민감하지 않은 사람의 井穴을 전기로 자극한 후, 특수한 橫行叩擊法을 肢體에 사용하여 일련의 敏感點이 나타나게 하는 실험을 통해서, 이 點들이 제멋대로 나타나는 위치가 經絡의 순행노선과 일치함이 증명되었다. 이로써 經絡의 감각전도현상은 보편적인 의의를 갖게 되었다.

二. 經絡의 實質에 대한 연구

상술한 바를 종합하면, 經絡의 감각전도 현상에 대한 연구를 통해 經絡現象이 확실히 객관적으로 존재하며, 前人이 기술한 經絡의 순행노선과 부위가 결코 허구가 아님이 증명되었다. 다만, 임상에서 經絡現象의 발견을 통해 인체에 독특한 機能性 經絡系統이 존재함을 완전하게 實證하지 못했으므로 經絡의 實質에 대한 심도있는 연구가 필요하다. 經絡의 實質에 대한 근대의 견해는 대체로 다음과 같다.

1. 經絡과 電磁의 관계

인류는 宇宙의 磁場內에 생존하면서 자연적으로 磁場에 대한 적응성 구조를 갖추게 되었다. 經絡은 독특한 傳導系統으로, 기능상태가 항상 일정하며 유기체의 適應性·制御性 構造이다.

인체의 磁場은 인체 내부의 생명활동을 반영하는 중요한 정보원중의 하나이다. 생물체내에는 광범위하게 내부자장의 표현이 존재한다. 磁氣力이 강한 자석을 이용하여 穴位에 자극을 가하면, 자극에 의해서 유발된 감각이 상하로 전도되는 현상(得氣)이 뚜렷해지므로 치료효과가 높아진다. 磁氣에너지는 생물체의 반응을 증폭시키는 작용을 한다. 經絡은 이러한 반응의 증폭이 실현되는 주요한 통로중의 하나이다.

高周波 放射下의 인체에는 經絡을 따라 흐르는 유동성 코로나*가 발생한다. X-ray 回折*法으로 체표의 磁場을 촬영하여 穴位가 자장의 집결점임을 발견하였다. 穴位는 電磁場의 活動點 혹은 敏感點이며, 經絡은 電磁가 전도되는 통로이다. 經絡은 制御系統과 制御對象 사이에서 統制 신호와 feed back 신호를 전달하는데 電磁場은 이 과정에서 필요한 물질적 기초이다. 經絡은 磁氣情報와 磁氣에너지대사의 통로이며, 인체의 磁氣를 제어하는 系統이기도 하다. 유기체의 內外環境代謝가 상대적 평형을 이루도록 조정하고 제어하는 系統이며, 그 기능에는 磁場에 적응하는 기능도 포함될 것이다. 또한 인체의 심장에서 발생하는 磁氣 및 電氣의 제어계통으로도 추측된다.

---

*코로나 : corona 고압선 주위에 발생하는 발광현상. 電暈.

*回折 : 음파나 전파 또는 빛 따위의 파동이 장애물 뒷쪽으로 돌아 그늘진 부분까지 전달되는 현상

2. 經絡과 神經의 관계

현대의학의 관점에서 보면, 형체내외의 연결은 神經의 傳導에 의해서 완성된다. 經絡의 穴位에 대한 形態學的 연구에 의해서, 인체에 있는 300여개의 穴位 가운데, $\frac{1}{2}$에 해당하는 穴位의 하부에 신경이 직접 통과하며, 나머지 $\frac{1}{2}$의 穴位 부근(0.5cm 이내)에도 신경이 통과함이 증명되었다. 針刺時에는 神經幹에 찌르기도 하고 혹은 피부·근육·힘줄의 피하신경계 말초조직에 針刺하기도 한다. 또한 四肢의 經絡循行과 말초신경의 分支는 대체로 일치한다. 身體에서 각 經絡의 穴位가 병증을 主治할 수 있는 범위와 神經分節의 구획은 대체로 일치한다. 그러므로 經絡과 神經의 관계 혹은 經絡이 神經인지 아닌지의 여부에 대한 논의가 있어왔다. 다만 임상에서 神經分節을 초월하는 經絡現象이 나타나므로 經絡과 神經을 간단하게 동일시해서는 안된다.

經絡現象이 中樞神經內部에서 발생한다는 견해도 있다. 다리를 절단한 환자의 신체에 침을 놓아 감각전도현상을 유발시켰을 때, 환자는 잘린 다리로 감각이 전도되는 것을 느꼈다. 이러한 架空된 감각전도현상은 이 과정이 大腦皮質에서 이루어짐을 의미한다. 腰椎硬膜外痲醉*를 지속시킨 상황하에서도 감각전도현상은 완전히 감각기능을 잃어버린 부위에서 발생하였다. 신체외곽의 이미 감각이 상실되어 통과될 수 없는 부위에도 감각전도현상이 발생함을 알 수 있다. 이는 中樞의 體感이 身體의 일정한 圖式에 따라 확산되어 經絡路綫을 순행하는 감각전도현상이 발생했다고 해석할 수밖에 없다.

3. 經絡과 脈管의 관계

經絡의 穴位와 脈管의 관계는 매우 밀접하다. 일반적으로 穴位에서 0.5cm 이내에 動·靜脈의 줄기가 있거나, 動·靜脈의 大支脈이 통과하는 경우가 40%이상이다. 이 현상은 經絡의 穴位와 血管사이에 특정한 관계가 있음을 설명한다. 일부 학자들은 《內經》의 원문에 의거해서 十二經脈을 血管으로 보나, 현대 해부학의 관점에서 보면 十二經脈은 血管이 아니다. 다만 針刺의 效果로 볼 때, 血管과 일정한 관계가 있다. 그러므로 현재로서는 명확한 결론을 내리기 어렵다. 최근에 經絡이 血管과 관계가 있더라도 그 자체의 독립성을 갖는다는 견해가 등장하였다.

---

*腰椎硬膜外痲醉: 국소마취제를 경막 외에 놓아서 척수로 부터 나오는 前根·後根을 마비시키는 국소마취.

위에서 열거한 이외에도 經絡에 대한 견해와 이론은 적지 않다. 요컨대 經絡學說은 우리들의 선조가 수천년간 질병과 싸우면서 쌓은 풍부한 경험을 승화하여 세운 체계적 이론이며, 고대의 소박한 唯物論과 자발적 辨證思考에서 導出되어진 것으로, 종합적인 방법으로 完整한 統一體의 생명활동규율을 제시하였다. 《靈樞·經別》에서 "十二經脈은 인체가 생존하고 질병이 형성되며, 인체의 질병을 치료하는 것과 밀접한 관계가 있다(夫十二經脈者, 人之所以生, 病之所以成, 人之所以治, 病之所以起)"고 하였다. 經絡學說을 인체의 生理·病理·診斷과 治療, 각 방면에 응용할 수 있음을 설명하였다. 經絡學說은 장기적으로 축적된 대량의 인체기능변화에 관한 규율을 포괄하며, 이는 중국의학 특유의 이론체계이다. 經絡學說에는 당연히 현대의 의학지식으로 설명할 수 없거나, 현대과학이 발견하지 못한 내용들이 상당히 있다. 다만, 經絡系統은 인체내에 확실히 객관적으로 존재하므로 學者들의 노력을 기대할 뿐이다.

第三章 臟 腑

臟腑는 인체에 있는 內臟의 총칭이다. 《黃帝內經》에서 內臟의 상이한 생리 기능적 특징에 따라 인체의 內臟을 臟·腑 및 奇恒之腑로 분류하였다. 예를 들면, 《素問·五臟別論》에서 "이른 바 五臟은 精氣를 저장하고 瀉하지 않으므로 陰精이 充滿하나 水穀의 濁氣가 充實하지 않으며, 六腑는 水穀을 消化·吸收·輸送하고 저장하지 않으므로 水穀의 濁氣가 充實하나 陰精이 充滿하지 않다(所謂五藏者, 藏精氣而不瀉也, 故滿而不能實, 六府者, 傳化物而不藏, 故實而不能滿也)"고 하였다. 또 "腦·髓·骨·脈·膽·女子胞는 地의 陰氣를 받아 化生되었으며, 인체의 陰精을 저장하고 地가 저장하여 만물을 化生하는 것처럼 저장하여 瀉하지 않는다. 그 기능이 五臟의 기능과 다르므로 "奇恒之腑"라 한다(腦·髓·骨·脈·膽·女子胞, 此六者, 地氣之所生也, 皆藏于陰而象于地, 故藏而不瀉, 名曰奇恒之府)."고 하였다. 臟·腑·奇恒之腑의 특징은 다음과 같다.

臟은 《黃帝內經》에서 "藏"으로 쓰이며 저장한다는 뜻이다. 臟에는 心·肺·脾·肝·腎, 다섯 종류가 있으며 合稱하여 "五臟"이라 한다. 공통된 생리기능적 특징은 精·氣·血·津液을 化生하고 貯藏하는 것이다. 組織構造면에서 볼 때 五臟은 대부분 內部組織이 비교적 충실한 臟器이다.

腑는 《黃帝內經》에서 "府"로 쓰이며, 곳집·가옥의 뜻으로 사람과 사물이 들어가고 나올 수 있으나 오래 머물 수 없다. 腑는 膽·胃·大腸·小腸·膀胱·三焦이며, 合稱하여 "六腑"라 한다. 六腑의 공통된 생리기능적 특징은 水穀을 받아들여 傳化하는 것이다. 組織構造면에서 볼 때, 대부분 가운데가 빈 臟器이다.

奇恒之腑의 "奇恒"은 "異常"의 뜻이다. 이는 器官 혹은 組織이 일반적인 腑와 다르다는 뜻이다. 奇恒之腑는 腦·髓·骨·脈·膽·女子胞, 여섯 종류이다. 奇恒之腑는 조직구조가 六腑와 유사하여 대부분 中空이 있는 器官

혹은 組織이나 생리기능이 六腑와 다르므로 水穀을 받아들여 傳化하지 않고, 臟과 유사하게 精氣를 저장하는 작용을 하므로 "奇恒之腑"라 한다. 여기에서 膽은 六腑중의 하나이면서, 奇恒之腑에 속하므로 유의해야 한다. 膽은 肝과 經脈으로 絡屬되어 表裏關係를 구성하며, 膽이 분비하는 膽汁이 직접 음식물의 소화를 도우므로 膽은 六腑중의 하나이다. 그러나 膽 자체에는 水穀을 받아들여 傳化하는 생리기능이 없고, "精汁"을 저장하는 점이 胃·腸 등의 腑와 다르므로 奇恒之腑에 속한다. 骨·髓·脈은 실제로 內臟에 속하지 않는다.

臟과 腑의 상이한 생리기능적 특징은 임상에서 실천적 의의를 갖는다. 臟은 精·氣·血·津液을 化生하고 貯藏하며, 精·氣·血·津液은 인체의 생명활동을 유지하고 인체를 구성하는데 필요한 기본적인 물질이다. 일반적으로 잉여를 문제시 하지 않으나, 부족을 우려하므로 臟의 病에는 虛證이 많다. 腑는 水穀을 받아들여서 傳化한다. "濁氣를 받아들인 후, 오랫동안 저장하지 않으며, 그 精微物質을 五臟으로 輸送하고, 찌꺼기를 체외로 배설(此不能久留, 輸瀉者也)"《素問 · 五藏別論》하므로, "六腑以通爲用"說이 있고, 腑의 病은 대부분 實證이다.

第一節 臟腑의 위치·형태 및 기본기능

一. 心

(一) 位置와 形態

《類經圖翼·經絡》에서 "心은 肺管의 하부, 횡격막의 상부에 있으며, 脊의 第五椎에 부착되어 있다……心象은 한쪽끝이 뾰족한 원형으로 形은 연의 꽃봉오리 같고……心의 외부를 赤黃色의 脂膜이 감싸고 있는데 이것을 心包絡이라 한다(心居肺管之下, 膈膜之上, 附着脊之第五椎……心象尖圓, 形如蓮蕊……心外有赤黃裹脂, 是爲心包絡)"고 하였다. 心의 위치는 胸腔의 내부·횡경막의 상부·肺의 하부이며, 형태는 둥글면서도 위가 뾰족하여 아직 개화하지 않은 연꽃과 같다는 설명이다.

臟象學에서의 "心"은 "主血脈"기능을 할뿐만 아니라 "主神明"기능도 한다. 그러므로 明代의 李梴은 "血肉之心"과 "神明之心"說을 주장하였다. 그는《醫學入門·心臟》에서 "心은 전신의 主가 되며 君主의 官이다. 心에는 血肉의 心과 神明의 心이 있다. 血肉의 心은 형상이 아직 피지 않은 연꽃과 같고, 肺의 하부·肝의 상부에 있다. 神明의 心에서 神이란 氣血을 化生하는 根本으로 만물이 이 작용에 의해서 성장한다. 色象으로 나타나지 않으므로 있는가 하면 없고, 없는가 하면 다시 있어서 萬事와 萬物을 주관하며, 虛靈하고 어둡지 않다(心者一身之主, 君主之官. 有血肉之心, 形如未開蓮花, 居肺下肝(膈)上是也. 有神明之心. 神者, 氣血所化, 生之本也, 萬物由之盛長. 不著色象, 謂有何有? 謂無復存. 主宰萬事萬物, 虛靈不昧者是也)"고 하였다. 그가 말한 "神明之心"은 구체적인 형태와 부위가 없다. 心의 "主神明"기능을 가리켜 말한 것으로, 현대인의 생각으로는 腦의 기능이라고 볼 수 있다.

(二) 基本機能

1. 血脈을 주관한다.

《素問·五藏生成篇》에서 "諸血者, 皆屬于心"이라 하였고, 《素問·痿論》에서 "心主身之血脈"이라 하였다. 전신의 血과 脈이 心에 統屬됨을 설명하였다. 전신의 血은 脈에서 운행되며, 脈은 血液이 운행되는 통로이다. 그러므로 脈을 "血之府"《素問·脈要精微論》라 한다. 脈은 心臟에 연결되어 心臟의 정상적인 박동에 의존해서 혈액을 脈에서 운행시켜 전신으로 수송한다. 心臟·脈 및 血液은 상대적으로 독립된 系統을 형성하며, 이 계통의 기능은 심장의 정상적인 박동에 의존하므로 "心主身之血脈"이라 한다.

심장의 정상적인 박동은 주로 心氣와 心血의 충만과 협조에 의존한다. 心氣와 心血이 충만하면 정상적인 심장의 박동력·심장의 박동리듬·심장의 박동수가 유지되며, 혈액이 脈에서 정상적으로 운행하여 전신에 영양을 공급할 수 있다. 혈액의 정상적인 운행은 또한 혈액자체의 충만함과 脈道의 원활한 소통에 의존한다. 그러므로 心이 血脈을 주관하는 기능은 血液을 脈에서 정상적으로 운행시키며, 心氣와 血液의 충만·脈道의 원활한 소통을 전제조건으로 한다.

心이 血脈을 주관하는 기능의 정상여부는 面色·脈象·舌色 및 心胸部의 感覺 등으로 나타난다. 이는 面部와 舌體는 血脈이 풍부하고, 맥박과 심장의 박동이 내재적으로 연결되어 있으며, 맥박이 심장의 박동을 진원지로 하고, 心胸部에 심장이 있기 때문이다. 心氣와 血液이 충만하고 脈道가 순조롭게 소통되어 심장이 血脈을 주관하는 기능이 정상이면 얼굴이 홍조를 띠면서 윤택하고, 脈은 완만하여 조화를 이루며 힘이 있고, 舌은 淡紅色이며 心胸部에 불쾌감이 없다. 心氣가 부족하면 혈액이 손상되고 脈道의 소통이 순조롭지 못하여 血의 운행이 원활하지 못하거나 血脈이 공허하게 된다. 面色이 淡白하고 화기가 없으며 脈象의 미약하고, 舌色이 淡白하며 心悸 怔忡 등이 외부로 나타난다. 심하면 血脈이 막히고 面色이 어두워지며 입술과 혀가 靑紫色으로 되고, 結脈과 代脈의 脈象이 나타나며 心前區가 답답하고 찌르는 듯한 통증을 느끼게 된다. 심장의 陰氣가 지나치게 항진되면, 혈액의 운행이 빨라지고 얼굴과 혀가 붉어지며 數脈·心煩 등이 나타난다.

2. 神明을 주관한다.

심장이 神明을 주관하는 기능(心主神明)을 "心主神志", "心藏神"이라고도 한다. 여기에서 "神"·"神志"·"神明"은 정신의식의 사유활동을 가리킨다. 정신의식의 사유활동은 뇌의 기능이나, 장상학설에서는 대개 심장에 귀속시킨다. 예를 들면, 《靈樞·本神》에서 "所以任物者謂之心"이라 하였는데, 이는 심장이 외부에서 정보를 받아들이는 작용을 한다는 뜻이며, 字義에 따를 경우 "心"이 줄곧 정신활동(특히 사상·감정)과 연관되어왔기 때문이다. 예를 들면 《易·繫辭上》의 "두 사람이 마음을 같이 하면, 그 날카로움이 금을 자를 수 있다(二人同心, 其利斷金)", 《詩·小邪·巧言》의 "다른 사람의 마음을 내가 헤아린다(他人有心, 予忖度之)" 등의 구절이다. 古代에는 습관적으로 심장을 사유활동기관으로 보았다. 예를 들면, 《孟子·告子上》에서 "心之官則思"라 하였다. 이것은 일례이며 두번째 예는 더욱 중요하다. 장상학의 특징은 五臟을 중심으로 하는 整體觀으로 정신활동을 五臟에 귀속시켰으며, 그중에서도 주로 심장에 귀속시켰다. 정신활동이 氣血을 주된 물질적 기초로 삼고, 전신의 血이 심장에 統屬되기 때문에 "神志" 역시 심장이 주관하게 된다.

"心主神明" 기능의 정상여부는 정신상태·의식·사유능력·수면 등의 방면으로 나타난다. 심장이 神明을 주관하는 기능이 정상이면, 정신이 분발되고 의식이 명료하며, 사고가 민첩하고 수면이 편안하다. 심장이 神明을 주관하는 기능이 비정상이면 心神이 부족하므로 정신이 쇠퇴하고, 마음이 약해지며 반응이 느려지고 건망증이 심해지며, 迷蒙 속에 수면이 많아지거나, 神明이 어지러워져서 心煩·心悸·不眠·多夢하고 심하면 광란·망언·혼미·헛소리 등의 증상이 나타난다.

심장의 血脈과 神明을 주관하는 기능은 전체적인 생명활동에 매우 중요한 작용을 한다. 인체의 각 臟腑 및 조직기관이 기능을 발휘하려면, 氣血이 충분해야 한다. 이에 대해서 이미 "氣血津液"章에서 언급하였다. 氣血은 脈管을 통해 전신의 각 처에 도달하며, 심장의 박동을 동력으로 한다. 심장이 血脈을 주관하는 기능이 정상이면 臟腑 및 조직기관이 생리기능을 발휘하여 생명활동이 이어진다. 그 기능에 장애가 발생하면 기타 장부 및 조직기관에 영향이 미치고, 심장박동의 정지는 생명활동이 곧 정지하리라는 것을 의미한다. 정신활동은 생리활동의 중요한 일부일 뿐만 아니라, 일정한 조건하에서 인체의 모든 생리기능에 영향을 미쳐서, 평형과 조화를 유지하게 한다. 그러므로 《黃帝內經》에서 여러 번, 심장이 臟腑중에서 차지하는 위치의 중요함을 강조하였다. 예를 들면, 《靈樞·邪客》과 《靈樞·口問》에서 심장을 "五藏六府之大主"라 하였고, 《素問·六節藏象論》에서 "生之本"이라 하였으며, 《素問·靈蘭秘典論》에서 "君主之官", "主明則下安……主不明則十二官危"라 하였다.

심장의 혈맥과 신명을 주관하는 기능에는 밀접한 관계가 있다. 심장은 혈맥을 주관하여, 맥의 혈액이 전신을 순행하도록 추진운동을 함으로써 神志活動에 필요한 물질기초를 제공하며, 의식활동은 일정한 조건하에서 인체의 모든 생리기능의 조화와 평형에 영향을 미친다. 그중에 심장이 혈맥을 주관하는 기능의 조화와 평형도 포괄된다. 그러므로 심장이 혈맥을 주관하는 기능이 비정상이면 神志에 변화가 생기며, 정신활동에 이상이 생겨도 그 영향이 심장이 혈맥을 주관하는 기능에 미친다.

附錄:《心包絡》

心包絡을 心包라고 簡稱하며, 膻中이라고도 한다. 심장의 외면을 감싸는 막이며, 심장을 보호하는 작용을 한다. 고대의 의학서적에는 심포락의 위치와 형태에 관한 "有形"과 "無形"의 논란이 있다. 《靈樞·脹論》에서 "膻中은 心主의 宮城이다(膻中者, 心主之宮城也)"라고 하였고, 明代의 의학자 虞摶은 "心包絡은 心을 싸는 包膜이며, 心의 외부를 싸므로 心包絡이라 한다(心包絡, 實乃裹心之包膜也, 包于心外, 故名心包絡)"《醫學正傳·醫學或問》고 하였다. 趙獻可는 "心의 하부에는 心包絡이 있으며, 즉 膻中이다, 象은 仰盂와 같고, 心이 그 가운데 있다(心之下有心包絡, 即膻中也, 象如仰盂, 心即居其中)"《醫貫·內經十二官論》고 하였으며, 張介賓은 "心의 外部를 赤黃色脂膜이 싸고 있으며, 이것이 心包絡이다(心外有赤黃裹脂, 是爲心包絡)"《類經圖翼·經絡》라고 하였다. 이상은 심포락에 형체가 있다고 보는 견해이다. 《靈樞·經脈》에서는 심포락에 屬하는 경맥에 대하여, "心主는 手厥陰心包絡의 脈이며 胸中에서 시작하고, 나와서 心包絡에 속한다(心主, 手厥陰心包絡之脈, 起于胸中, 出屬心包絡……)"고 하였으나, 《難經·二十五難》에는

"心包絡은 三焦와 표리를 이루며, 名이 있으나 形이 없다(心主與三焦爲表裏, 俱有名而無形)"는 "有名而無形"說이 있다. 심포는 五臟과 같이 독립된 장기는 아니나, "無形"도 아니며 심장의 외부를 감싸고 있는 조직이다. 심포락의 기능에 대하여 역대의 의학자들은 비교적 일치된 견해를 갖고 있었다. 심포락은 심장을 보호하는 작용을 하며 外邪가 심장에 침투할때, 먼저 심포락에 병이 생긴다고 생각하였다. 예를 들면《靈樞·邪客》에서 "심장은 오장육부의 大主로 정신이 머무는 곳이며, 外邪를 용납하지 않는 견고함이 있다. 外邪를 용납하면 상하게 되고, 상하게 되면 神氣가 사라지며, 神氣가 사라지면 곧 죽는다, 그러므로 각종 병사가 심장에 있다하나, 실은 심포락에 있다(心者, 五臟六腑之大主, 精神之所舍也, 其臟堅固, 邪弗能容也, 容之則心傷, 心傷則神去, 神去則死矣. 故諸邪之在于心者, 皆在于心之包絡)"고 하였다. 사실상, 심장은 기타 장기와 마찬가지로 직접 病邪의 침입을 받는다.《素問·痺論》에서 "脈痺가 치유되지 않으면, 거듭 邪氣가 침범하여 심장에 머문다(脈痺不已, 復感于邪, 內舍于心)"고 한 것과 같이 "心痺"가 발생할 수 있다. 그러나 심포가 "代心受邪"한다는 說은 후대의 의학자들에게 영향을 미쳐, 溫病學說의 外感熱病에서 혼미·헛소리 등 심장이 신명을 주관하는 기능이 장애를 받음으로 인해, 발생하는 병변을 "熱入心包" 혹은 "蒙蔽心包"라 하였다. 이러한 증상의 명칭들은 현재까지 계속 사용되고 있다.

二. 肺

(一) 위치와 형태

《難經·三十二難》에서 "心肺在膈上"이라고, 肺가 胸腔에 있음을 설명하였다. 肺가 인체의 장기 중에서 가장 높은 곳에 있으므로,《靈樞·九針論》에서 "肺者, 五臟六腑之蓋也"라 하고,《千金要方·肺臟病脈論》에서 "肺爲五臟之華蓋"라 하였다.

肺의 형태에 대해,《醫貫·內經十二官·形景圖說》에서 "인후의 하부에 폐가 있으며, 두 개의 葉狀으로 白瑩과 같다. 여러 장부를 덮고 있으므로 華

蓋라 한다. 벌집처럼 空虛하고 하부로 뚫린 구멍이 없으므로, 공기를 吸入하면 가득 차게 되고, 呼出하면 空虛하게 된다(喉下爲肺, 兩葉白瑩, 謂之華蓋, 以覆諸臟, 虛如蜂窠, 下無透竅, 故吸之則滿, 呼之則虛)."고 폐를 나뉜 잎사귀 모양이며 質이 벌집처럼 성근 장기로 설명하였다.

(二) 기본기능

1. 宣發과 肅降을 주관한다.

宣發은 宣布·發散의 뜻이며 肅降은 淸肅·下降의 뜻이다. 宣發과 肅降은 肺氣의 두 가지 기능활동이다.

宣發은 肺氣가 상부와 외부로 宣布·發散하는 기능활동이며, 구체적으로 氣·血·津液을 전신으로 보낸다. 氣·血·津液은 肺氣에 의해서 안으로는 臟腑·經絡까지 밖으로는 근육 및 피부에 이르기까지 고루 분포한다. 또한 체내의 탁기를 배출하며, 체표로 衛氣를 宣發하여 병풍과 같은 보호벽의 역할을 하도록 한다. 發汗과 呼氣로 수액을 조절하는 代謝를 하며, 肺와 호흡통로 내부의 탁한 痰을 제거한다.

肅降은 肺氣가 하부와 내부로 淸肅·通降하는 기능활동이며, 구체적으로 자연계의 淸氣를 받아들이고, 받아들인 淸氣와 脾臟이 肺로 전송한 진액을 하부로 보내, 淸氣가 인체에 고루 쓰이도록하며, 代謝 후의 쓸모없는 수액을 방광으로 내려보내어 肺와 호흡통로의 이물질을 淸肅해서 호흡통로의 청결을 유지한다.

肺氣의 宣發과 肅降은 相反·相成하는 기능적 활동이다. 肺氣가 정상적으로 宣發하지 않으면, 肅降이 제대로 이루어지지 않으며, 肅降이 제대로 이루어지지 않으면 宣發作用에 영향이 미친다. 肺氣의 宣發과 肅降은 氣를 주관하며 呼吸을 관장하고 水道를 조절하며, 百脈을 모아들이는 등의 기능에 필요한 전제조건이다. 肺氣가 정상적으로 宣發하고 肅降하면, 氣道가 원활하게 소통되며, 호흡이 자연스럽고 氣·血·津液이 전신에 고루 분포하며, 땀과 소변이 정상적으로 배설된다. 肺氣의 宣發과 肅降作用이 장애를 받으면 "肺氣不宣"·"肺失肅降" 혹은 "肺氣上逆" 등의 병리변화가 발생하고, 肺의 각종 기능이 영향을 받아 咳嗽·喘促·胸悶·少尿·無汗 혹은 自汗·水腫 등의 증상이 나타난다.

2. 氣를 주관하고 호흡을 관장한다.

《素問·五臟生成篇》에서 "모든 氣는 肺에 속한다(諸氣者, 皆屬于肺)"라고 하여 인체의 氣를 肺가 주관함을 설명하였다. 肺는 "司呼吸"의 기능으로 전신의 氣를 주관한다.

(1) 呼吸을 관장한다 : 유기체의 신진대사과정은 끊임없이 자연계로 부터 清氣(산소)를 섭취하고, 체내의 濁氣(이산화탄소)를 배출하는 작용을 필요로 하며 이것이 呼吸이다. 《素問·陰陽應象大論》에서 "天氣(자연계의 清氣)通于肺"라 하고 《醫貫·內經十二官·形影圖說》에는 肺는 "清氣와 濁氣가 교환되는 곳으로, 신체의 풀무이다(乃清濁之交運, 人身之橐籥)"라고 하였다. 肺는 신체내외의 氣體가 교환되는 장소이며, 肺의 호흡운동으로 자연계의 清氣는 吸入되고 체내의 濁氣는 呼出되어, 유기체와 외재하는 환경사이에 清氣·濁氣가 교환됨으로써 인체의 생명활동이 유지된다. 말하자면 呼吸를 관장(主管·主宰)하는 것이 肺의 기능이다. 肺의 호흡을 관장하는 기능은 肺氣의 宣發과 肅降作用에 의존한다. 宣發과 肅降이 정상적으로 이루어지면, 氣道가 원활하게 소통되고 호흡이 자연스러워진다. 外邪가 肺를 침범하거나, 痰濕이 肺에 고이거나 肺氣가 부족하여 肺陰이 虛해져서 宣發·肅降이 제대로 되지 않으면, 肺의 호흡을 관장하는 기능에 영향을 미치게 되어 咳嗽·氣喘 혹은 "少氣不足以息" 등의 증상이 나타난다.

(2) 氣를 주관한다 : 肺가 氣를 주관한다함은 肺에 귀속된 전신의 氣를 肺가 주관한다는 뜻이다. 肺는 인체의 氣를 생성하는 중요한 작용을 하므로 전신의 氣를 주관하게 된다. 인체의 氣는 선천의 精氣·수곡의 정기·자연의 清氣가 결합하여 만들어진다. 자연계의 清氣는 肺를 통해서 흡입되므로, 肺가 호흡을 관장하는 기능의 정상여부는 직접적으로 氣의 생성에 영향을 미친다. 호흡이 조화를 이루어 고르면 체내의 탁기는 배출되고 자연계의 청기는 흡입되어 氣의 생성근원은 고갈되지 않는다. 호흡기능이 감퇴하면 흡입된 清氣의 부족이 氣의 생성에 영향을 미치므로 전신성 氣虛에 이르게 된다. 肺가 호흡기능을 상실하면 清氣가 흡입되지 못하고 濁氣가 배출되지 못함으로 인해, 체내·외의 氣가 교환될 수 없는 까닭에 생명도 종말을 고하게 된다. 그러므로 《素問·六節臟象論》에서 "肺者, 氣之本"이라 하고, 《素問·五臟生成篇》에서 "諸氣者, 皆屬于肺"라 하였다.

상술한 바를 종합하면, 肺가 전신의 氣를 주관하는 기능은 주로 호흡을 관장하는 기능에 의해서 좌우되며, 호흡을 관장하는 기능은 肺氣의 宣發과 肅降의 조화에 의해 결정된다.

3. 水道를 소통·조절한다.

"通調水道"의 通은 疏通이고 調는 調節이며, 水道는 수액이 운행·배설되는 통로이다. 肺가 水道의 소통과 조절을 주관한다는 것은 肺가 수액의 輸布와 排泄過程에서 소통·조절작용을 한다는 의미이다.

肺가 水道를 소통·조절하는 기능은 肺氣의 宣發·肅降에 의존한다. 肺氣는 宣發作用으로 수액을 전신에 퍼뜨리며, 특히 皮毛에 도달한 수액은 땀구멍으로 배설된다. 肺氣의 肅降作用에 의해 수액이 하부로 운반되면, 腎의 蒸騰氣化作用에 의해 쓸모없는 수액은 소변이 되어 방광에 저장되며, 다시 腎과 膀胱의 기화작용으로 소변이 체외로 배설된다. 이와 같이 肺氣의 宣發과 肅降作用은 수액대사의 통로를 원활하게 소통시켜, 유기체의 수액대사가 균형을 유지하도록 하는 중요한 작용을 한다. 그러므로 "肺主行水"·"肺爲水之上源"說이 있게 되었다. 肺가 宣發·肅降하는 기능을 잃어버리면 水道를 소통·조절하는 기능에 영향이 미쳐 땀과 소변이 정상적으로 배설되지 못하며, 체내에 수액이 積聚되어 痰·飮이 생기거나, 물이 근육과 피부를 떠돌면서 水腫을 형성한다.

4. 百脈을 모아 들인다.

"朝百脈"의 朝는 "集合·向(肺)"의 뜻이다. 肺가 百脈을 모아 들인다함은 전신의 血이 모두 脈을 통해서 肺에 모이고, 肺의 호흡작용으로 체내·외의 清·濁氣가 교환된 후에 清氣를 풍부하게 함유한 혈액이 전신으로 수송된다는 의미이다. 《素問·經脈別論》에서 "胃로 섭취된 음식물에서 생성된 농후한 정미(濁氣)물질은 심장을 통해 혈맥으로 수송되며, 百脈의 精氣는 經脈으로 흘러들어가고 經氣는 폐에 모인 후 폐의 宣發作用으로 皮毛에 흩어지며, 皮毛와 經脈이 결합하여 精을 만든다(食氣入胃, 濁氣歸心, 淫精于脈, 脈氣流經, 經氣歸于肺, 肺朝百脈, 輸精于皮毛, 毛脈合精)."고 하였다. 張介賓은 《類經·藏象論》에서 "精은 脈으로 흘러들어가며, 脈은 經으로 흘러간다. 經脈은 心臟의 氣에 의해 유통되며, 肺가 氣를 주관하므로 百脈을 朝會한다고 한다(精淫于脈, 脈流于經, 經脈流通, 必由于氣, 氣主于肺, 故爲百脈之朝會)."

고 注하였다. 전신의 血과 脈이 심장에 의해 統屬되고, 심장의 박동이 脈에서 운행되는 혈액의 기본동력일지라도 반드시 肺의 협조를 받아야 함을 설명하였다. 肺가 氣를 주관하고 호흡을 관장하는 기능 즉, 肺가 받아들인 자연계의 淸氣와 脾胃가 運化하여 얻은 수곡의 정기가 결합하여 宗氣가 생산되며, 그 宗氣가 "心脈을 통해서" 혈액의 운행을 추진하는 운동을 하기때문이다. 그러므로 肺가 百脈을 모아들이는 작용은 실제로는 肺가 심장을 도와 혈액의 운행을 추진하는 과정이다. 《素問·靈蘭秘典論》에서 肺를 "相傳之官"이라 하였다. "肺와 心臟은 모두 횡격막 위에 있다. 肺의 위치가 높아 임금과 가까우므로 재상이 보좌하는 것 같다(肺與心皆居膈上, 位高近君, 猶之宰輔)"《類經·藏象論》는 이유뿐만 아니라, 심장을 도와 혈액을 운행하는 작용을 하기 때문이다.

三. 脾·胃·腸

脾·胃·小腸·大腸은 음식물을 소화·흡수해서 그 정미를 고루 퍼뜨리며 찌꺼기를 배설하는 중요한 유기체의 장기이다. 《素問·六節藏象論》에서 "脾·胃·大腸·小腸·三焦·膀胱은 倉廩의 本이며, 영양물질이 담긴 그릇과 같다. 찌꺼기를 배설하며, 수곡의 정미를 받아들이고 내보내는 곳이다(脾·胃·大腸·小腸·三焦·膀胱者, 倉廩之本, 營之居也, 名曰器, 能化糟粕, 轉味而入出者也)"라고 하였다.

(一) 위치와 형태

《素問·太陰陽明論》에서 "脾與胃以膜相連"이라 하고, 《醫貫》에서는 더 나아가 "횡격막의 하부에 있는 胃는 음식물을 받아들여 腐熟시킨다. 그 좌측에 脾가 있다. 胃와 膜을 같이 하면서 그 상부에 부착되어 있다(膈膜之下有胃, 盛受飮食而腐熟之. 其左有脾, 與胃同膜而附其上)."고, 脾와 胃가 모두 腹腔에 위치하며, 脾가 胃의 좌측에 있음을 설명하였다. 小腸과 大腸(回腸과 廣腸을 포함한)은 모두 腹腔에 있으며, 《靈樞·腸胃》에서 "小腸의 後部는 척부에 부착되고 ……回腸은 臍에 접해있으며 ……廣腸은 척부에 부착되어 있다(小腸後附脊 ……回腸當臍 ……廣腸傅("傅"는 "附"와 음과 뜻이 통한다)

脊)"고 설명하였다.

脾의 형태에 대해서 《難經 · 四十二難》에서 "脾의 무게는 二斤三兩이며, 평평하고 폭은 三寸이며, 길이는 五寸으로 散膏 半斤이 포함되어 있다(脾重二斤三兩, 扁廣三寸, 長五寸, 有散膏半斤)"고 설명하였고, 《醫貫》에서 "말의 간과 같은 赤紫色이며 형태는 낫과 같다(其色如馬肝赤紫, 其形如刀鐮)"고 脾를 설명하였으며, 《醫學入門》에서 "모양은 말굽과 같이 평평하고, 낫과 같다(形扁如馬蹄, 又如刀鐮)"고 하였다. 일반적으로 《難經》에서 말하는 "散膏"는 현대 해부학의 "膵臟"이며 말의 간과 같이 赤紫色이고 모양이 말굽처럼 평평하며 낫과 같다는 것은 모두 脾에 대한 설명이다. 그러므로 장상학설에서 말하는 "脾"의 형태는 해부학적 脾와 膵臟을 포괄한다. "脾"의 생리기능 역시 현대 해부학에서 말하는 脾와 膵臟의 생리기능과 매우 큰 차이가 있다.

胃의 형태에 대해서, 《靈樞 · 腸胃》에서 "구불구불하며, 펼친 길이는 二尺六寸이고 둘레는 一尺五寸이며, 직경은 五寸 용적은 三斗五升이다(胃紆曲屈, 伸之, 長二尺六寸, 大一尺五寸, 徑五寸, 大容三斗五升)"라고, 胃를 외형이 주름진 주머니 모양의 기관으로 설명하였다.

小腸의 형태에 대해서, 《靈樞 · 腸胃》에서 "後部는 脊部에 부착되어 있으며, 좌에서 우로 돌면서 集積되어 있고 回腸에 이어지며, 臍의 상부에 부착되어 있다. 열 여섯개의 굴곡이 있고, 둘레는 二寸半이며, 직경은 八分半이 못되고, 길이는 三丈二尺이다(小腸後附脊, 左環回周迭積, 其注于回腸者, 外附于臍上, 回運環十六曲, 大二寸半, 徑八分分之少半, 長三丈二尺)"라고, 상당히 긴 導管器官이며 회전하며 집적되는 외형이라고 하였다.

한의학에서 말하는 大腸은 回腸과 廣腸을 포괄하며, 《靈樞 · 腸胃》에서 "回腸은 臍部에서 오른쪽으로 돌면서 쌓여 열여섯개의 굴곡을 이루며, 둘레는 四寸이고 직경은 一寸半이 안되며, 길이는 二丈一尺이다. 廣腸은 脊部에 부착되어 있으며 回腸과 이어지고, 왼쪽으로 돌면서 上·下部에 쌓여 있다. 둘레는 八寸이며 직경은 二寸半이 넘고 길이는 二尺八寸이다(回腸當臍, 左(《素問 · 奇病論》의 王冰注는 《靈樞》를 인용하여 "右"로 수정하였다) 環回周葉積而下, 回運環反十六曲, 大四寸, 徑一寸寸之少半, 長二丈一尺. 廣腸傅脊, 以受回腸, 左環葉脊(脊은 "積"이 옳다), 上大辟("大"字를 보충해야 한다), 大八

寸, 徑二寸寸之大半, 長二尺八寸)."라고 大腸 역시 導管器官으로, 그 외형은 회전하며 쌓인 형상이라고 설명하였다.

(二) 基本機能

脾·胃·小腸·大腸은 음식물을 소화·흡수하는 동시에, 그 精微를 전신으로 수송하며, 찌꺼기를 배설하는 중요한 臟器이다. 특히 脾는 혈액을 統攝하는 기능이 있다. 이 네 臟腑의 氣의 운동은 각기 특징적이다. 脾는 "升"을 胃·腸은 "降"을 주관한다. 상승과 하강은 서로 원인이 되면서 정미를 운반하고 찌꺼기를 배출한다. 脾·胃·小腸·大腸의 기본기능을 다음과 같이 나누어 논할 수 있다.

1. 胃는 水穀의 受納과 腐熟을 주관하며, 降의 운동을 한다.

受納은 "接受"·"收容"의 뜻이다. 腐熟이란 음식물이 胃에서 초보적으로 소화되어 죽처럼 걸쭉하게 되는 현상이다.

음식물은 입으로 섭취되어 식도를 지나 賁門을 통해 胃로 들어간다. 胃가 接受하고 收容하므로, 胃를 "太倉"·"水穀의 海"라고 한다. 氣血의 化生은 음식물과 분리될 수 없으므로 胃를 "水穀氣血의 海"라고도 한다. 예를 들면 《靈樞·玉版》에서 "인체는 수곡의 氣를 받아들이며, 수곡이 들어가는 곳은 胃이다. 그러므로 胃는 水穀氣血의 海이다(人之所受氣者, 穀也. 穀之所注者, 胃也. 胃者, 水穀氣血之海也)"라고 하였다.

음식물은 胃에서 胃氣와 胃液의 작용에 의해 초보적으로 걸쭉하게 소화되어, 소장으로 전달된 다음 다시 소화된다. 胃가 음식물을 초보적으로 소화하는 기능을 "腐熟水穀"이라 한다.

胃가 水穀을 받아들이고 腐熟하는 기능은, 유기체의 생명활동을 유지하고, 병에 대한 저항력을 높이는 데 매우 중요하다. 수곡은 氣血生成은 근원이며, 氣血은 臟腑 및 器官의 기능활동에 필요한 물질이기 때문이다. 《素問·平人氣象論》에서 "人以水穀爲本, 故人絕水穀則死"라 하였고, 《素問·玉機眞藏論》에서 "五臟이 모두 胃로 부터 영양을 공급받으므로, 胃는 오장의 근본이다(五臟者, 皆禀氣于胃. 胃者, 五臟之本也)"라고 하였다. 유기체의 병에 대한 저항력의 强弱은 元氣의 盛衰에 달려있다. "元氣가 충족되려면, 脾胃의 氣가 손상되지 않아서 元氣를 滋養할 수 있어야 한다. 만약 胃氣의 本

이 弱해지면, 음식의 섭취량이 저절로 倍加된다. 이때는 이미 脾胃의 氣가 손상된 상태로, 元氣 또한 충족될 수 없는 까닭에 발병하게 된다(元氣之充足, 皆由脾胃之氣無所傷, 而後能滋養元氣. 若胃氣之本弱, 飮食自倍, 則脾胃之氣旣傷, 而元氣亦不能充, 而諸病之所由生也)."《脾胃論 · 脾胃虛實傳變論》. 그러므로 임상에서 질병을 치료할 때 胃氣를 중시해서 胃氣의 盛衰로써 질병의 吉凶을 예측하고, "保胃氣"를 중요한 施治準則으로 한다. 예를 들면 《景岳全書 · 雜證謨 · 脾胃》에서 "病을 진찰하려면, 胃氣를 먼저 살펴야 하고, 병을 치료하려면 먼저 胃氣를 치료해야 한다. 胃氣가 손상되지 않았다면 모든 병은 가히 염려할 필요가 없다(凡欲察病者, 必須先察胃氣 ; 凡欲治病者, 必須常顧胃氣. 胃氣無損, 諸可無慮)"고 하였다.

胃가 받아들인 음식물은 胃에서 腐熟된 후, 소장으로 보내져서 다시 소화된다. 음식물중의 영양물질은 흡수되어, 氣 · 血 · 津液으로 化生된 다음 전신으로 수송되므로 胃가 通降을 주관하고, 降의 운동으로 조화를 이룬다고 한다. 장상학에서는 "脾升胃降"으로 모든 소화계통의 기능적 활동을 개괄하였는데 胃의 通降作用은 小腸이 음식물의 찌꺼기를 대장으로 수송하고, 大腸이 찌꺼기를 배설하는 기능적 활동을 포괄한다.

胃의 通降을 脾가 淸氣를 상승시키는 작용에 대비해서 말하면, 濁氣를 하강시키는 작용이다. 胃의 通降作用은 지속적인 음식물의 受納을 전제조건으로 한다. 胃가 通降하지 못하면 식욕에 영향이 미쳐 納呆 · 厭食 등의 증상이 나타나며, 동시에 濁氣가 상부에 정체되는 까닭에 口臭 · 脘腹脹悶 혹은 疼痛, 便秘 등의 증상이 나타난다. 예를 들어, 《素問 · 陰陽應象大論》에서 "濁氣가 상초에 있으면, 胸腹이 脹滿해진다(濁氣在上, 則生腹脹)"고 하였다. 胃氣가 通降하지 못할 뿐만 아니라, 上逆하면 惡心 · 嘔吐 · 噯氣 · 呃逆 등의 증상이 나타난다.

2. 小腸은 受盛과 化物, 淸濁의 泌別을 주관한다.

"受盛"은 接受 혹은 그릇에 음식물을 담는다는 뜻이다. 化物이란 주로 음식물을 소화하여 수곡을 정미물질로 만드는 작용이다.

《素問 · 靈蘭秘典論》에서 "小腸者, 受盛之官, 化物出焉."이라고 소장이 胃에서 초보적으로 소화된 음식물을 담는 그릇이며, 소장에서 음식물이 다시 소화되어 정미물질이 됨과 동시에 흡수되어 인체에 쓰이고, 음식물의 찌꺼기는 소장에서 대장으로 수송됨을 설명하였다. 그러므로 小腸의 "化物"기능은 실제로는 清濁을 분별하여 분비하는 기능이며, 脾胃의 升淸降濁機能의 구체적 실현이다. 소장은 수곡의 정미를 흡수하는 동시에 대량의 수액을 흡수하므로, 小腸의 清濁을 분별하는 기능은 소변량의 다소에 관계한다. 小腸의 청탁을 분별하는 기능이 정상이면, 수곡의 정미는 化生·吸收되고, 二便은 정상을 유지한다. 소장이 청탁을 분별하는 기능을 상실하면, 수곡의 정미를 吸收·化生하는 기능에 영향이 미칠 뿐만 아니라, 二便에 이상이 생겨서 대변이 묽어지고, 소변량이 적어지거나 腹痛·便秘·尿短赤 등의 증상이 나타난다. 예를 들면, 《素問·擧痛論》에서 "寒氣가 소장에 체류하면, 소장이 청탁을 분별하는 기능을 잃게 되어 수곡이 뒤섞이므로 복통·설사를 하게 된다. 열기가 소장에 체류하면, 진액이 작상하므로 腸이 아프고, 內熱이 焦燥하여 口渴이 나며, 대변이 굳어 배설되지 않으므로 腹痛·便秘가 된다(寒氣客于小腸, 小腸不得成聚, 故後泄腹痛矣. 熱氣留于小腸, 腸中痛, 癉熱焦渴, 則堅乾不得出, 故痛而閉不通矣)."고 하였다.

3. 大腸은 찌꺼기의 傳化를 주관한다.

《素問·靈蘭秘典論》에서 "대장은 傳導의 官이며, 수곡의 찌꺼기가 이곳에서 형성되어 배설된다(大腸者, 傳導之官, 變化出焉)."고 하였다. "變化"는 음식물의 찌꺼기 즉, 糟粕이 便이 되는 과정이다. 대장은 위로 소장에 연결되어, 소장이 清濁을 분별한 후, 남은 음식물의 찌꺼기와 수액을 闌門을 통해 받아들인다. 대장은 이것을 받아들인 후 여분의 수액을 흡수해서 便을 만들어 대장의 말단으로 보낸다. 항문을 통해서 便을 체외로 배설하는 기능이 대장의 기본기능인 "傳化糟粕"이다.

大腸이 찌꺼기를 傳化하는 기능에 이상이 생기면, 주로 배변에 이상이 오므로 便溏·便膿血·便秘·排便困難 등의 증상이 나타난다.

4. 脾가 運化를 주관하여 脾氣가 上升하면 건강하다.

運化는 運輸·轉化의 뜻이다. 脾의 運化는 수곡정미를 運化하고, 水液을 運化하는 양면을 포괄한다.

(1) 水穀精微를 운화한다 : 脾가 수곡정미의 運化를 주관한다는 것은 脾가 수곡정미를 흡수·수송함으로써 전신에 영양을 공급하는 기능을 한다는 뜻이다. 胃의 "腐熟"과 소장의 "泌別淸濁"으로 얻어진 수곡정미는 脾의 운화

기능에 의해 흡수되어 전신으로 수송된다. 《素問·太陰陽明論》에서 "四肢가 모두 胃에서 氣를 받으나, 직접 받지 못하며, 脾의 운화에 의해서만 받을 수 있다(四支皆禀氣于胃而不得至經("至經", 《太素》에 의거해서 "徑至"로 해석함), 必因于脾, 及得禀也)"고 설명하였고, 《素問·奇病論》에서도 "음식물은 입을 통해 胃로 들어가 저장되며, 脾가 化生된 精氣를 수송한다(夫五味入口, 藏于胃, 脾爲之行其精氣)."고 하였다. 출생이후, 인간은 음식물에서 각종 영양물질을 섭취해야만 생명활동을 유지할 수 있다. 胃가 흡수한 음식물의 精微는 脾의 運化에 의존하므로 脾胃를 "後天의 本"이라 한다. 《醫宗必讀·腎爲先天本脾爲後天本論》에서 "脾를 어째서 後天의 本이라 하는가? 嬰兒가 하루라도 음식을 섭취하지 못하면 주리게 되며, 칠일동안 먹지 못하면 腸·胃가 메마르게 되어 죽는다. 經에서 '곡기를 적당히 섭취하면 건장해지고, 곡기를 끊으면 사망한다'고 하였는데 兵家의 군량을 운반하는 길과 같다. 군량을 운반하는 길이 일단 끊어지면, 萬軍이 곧 흩어진다. 胃氣가 일단 피폐해지면 百藥으로도 치료가 어렵다. 육신이 있다면, 반드시 穀氣를 필요로 한다. 水穀이 胃에 들어가면 六腑에서 灑陳하여 氣가 생기고, 五臟에서 和하고 調하여 血이 생기어 사람이 이것으로써 생명을 유지하므로 "後天之本"이 脾에 있다고 한다(脾何以爲後天之本? 蓋嬰兒旣生, 一日不食則飢, 七日不食則腸胃涸絶而死. 經云：安穀則昌, 絶穀則亡, 猶兵家之餉道也, 餉道一絶, 萬衆立散. 胃氣一敗, 百藥難施, 一有此身, 必資穀氣. 穀入于胃, 灑陳于六腑而氣至, 和調于五臟而血生, 而人資之以爲生者也, 故曰後天之本在脾)"고 하였다. 脾가 수곡정미를 운화하는 기능이 정상이면("脾氣健運"이라 한다), 臟腑·經絡·四肢百骸 및 筋肉皮毛 등의 조직이 모두 충분한 영양을 얻어, 정상적으로 생리활동을 하므로, 유기체는 건강을 유지하게 된다. 脾가 수곡정미를 운화하는 기능이 감퇴하면("脾失健運"이라 한다), 음식물 중의 영양물질이 흡수·수송되지 못하므로 腹部가 脹滿하게 되며 변이 묽어지거나, 식욕부진 등의 증상이 나타난다.

(2) **수액을 운화한다**：脾가 수액의 운화를 주관한다는 것은, 脾가 수액을 흡수·수송하여 수액이 체내에 정체됨을 방지하는 작용을 말한다. 수액이 전신에 분포되어 자양을 공급하는 작용은 脾의 운화기능에 의존한다. 脾가 수액을 운화하는 기능이 감퇴하면, 수액이 고르게 분포되지 못하고 체내에

정체되므로 濕·痰·飮 등의 병리적 산물이 생기거나 水腫이 생긴다. 그러므로 《素問·至眞要大論》에서 "諸濕腫滿, 皆屬于脾"라 하였다. 이른바 "脾虛生濕·"脾爲生痰"의 來源과 "脾虛水腫"의 발생기제 또한 여기에 있다.

脾가 운화한 수곡정미는 심장·폐장·頭部로 보내지며, 心·肺의 작용에 의해 氣血이 되어 전신에 영양을 공급하므로, "脾宜升則健"《臨證指南醫案·脾胃》이라 하였다. 脾의 上升은 胃의 下降과 상대가 되며, 淸氣를 상승시키는 작용이다. 脾가 상승시키는 "淸氣"는 수곡정미 및 수곡정미에서 化生된 氣血이다. 脾가 淸氣를 상승시키면 頭部가 氣血의 영양을 충분히 받으므로 귀와 눈이 밝아진다. 脾가 淸氣를 상승시키지 못하면, "上氣不足"으로 인해 頭暈·目眩·耳鳴 등의 증상이 나타난다. 이 외에, 臟腑와 臟腑사이에서도 상승과 하강운동은 서로 원인이 되어 균형과 조화를 이루는데, 이는 인체의 내장이 상대적으로 일정한 위치를 지킬 수 있는 중요한 요소이다. 脾氣는 상승함으로써 腹腔에 있는 내장의 위치를 유지시키는 중요한 작용을 한다. 脾氣가 상승하지 못하면, 내장이 아래로 쳐지는 증상(脫肛·子宮脫垂 등)이 나타난다.

5. 脾胃는 氣血生化의 來源이다.

氣와 血은 인체를 구성하고, 생명활동을 유지하는데 필요한 기본적인 물질이다. 《景岳全書·雜證謨·血證》에서 "萬物生成의 道는 오직 陰과 陽이다. 양이 없으면 生할 수 없는데 生이란 그 生化를 시키는 것이요, 음이 없으면 成할 수 없는데 成한다는 것은 그 形을 이루는 것이다. 인체에 陰陽이 있으므로 血氣가 있다. 陽이 氣를 주관하므로 氣가 완전하면 神이 왕성하고, 陰이 血을 주관하므로 血이 충만하면 形이 강해진다. 인간의 생명은 오직 이것에 의존할 뿐이다(萬物生成之道, 惟陰與陽. 非陽無以生, 生者神其化也 ; 非陰無以成, 成者立其形也. 人有陰陽, 即爲血氣. 陽主氣, 故氣全則神王 ; 陰主血, 故血成則形强. 人生所賴, 唯斯而已)."라고 하였다. 氣와 血은 모두 수곡정미를 주된 生成來源으로 하며, 수곡정미는 또 胃의 水穀을 受納·腐熟하는 기능과, 脾의 수곡정미를 運化하는 기능에 의해 化生된다. 따라서 脾와 胃는 氣血의 생성과 가장 밀접하게 연관된 臟腑이다. 예를 들면, 《脾胃論·脾胃虛實傳變論》에서 "元氣가 충족되려면 손상되지 않은 脾胃의 氣가 元氣를 滋養해야 한다. 胃氣의 本이 약해지면 음식의 섭취량이 저절로

倍加된다. 이때는 이미 脾胃의 氣가 손상된 상태로 元氣 또한 충족될 수 없는 까닭에 발병하게 된다(元氣之充足, 皆由脾胃之氣無所傷, 而後能滋養元氣. 若胃氣之本弱, 飮食自倍, 則脾胃之氣旣傷, 而元氣亦不能充, 而諸病之所由生也). "고 하고, 《靈樞 · 决氣》에서 "中焦가 氣를 받아들이고, 汁을 取하여 赤色으로 변화시킨 것을 血이라 한다(中焦受氣, 取汁, 變化而赤, 是謂血)"고 하였으며, 《景岳全書》에서 血은 "脾에 의해 化生된다(生化于脾)"고 하였다. 脾胃의 생리기능은 氣血이 생성되는 과정의 중요한 一環이므로, 脾胃를 "氣血生化의 來源"이라 한다. 胃가 수곡을 受納하고 脾氣가 運化해야만, 氣血生化의 來源이 존재하게 된다. 胃가 수곡을 수납하는 기능이 약해지면 섭취하는 음식의 양이 부족하게 되며, 脾가 수곡정미를 운화하는 기능이 약해지면 氣血生化의 來源이 부족하게 된다. 이렇게 되면 氣血의 허약으로 인한 병변이 발생할 뿐만 아니라, 氣血의 부족으로 인해 臟腑 · 經絡 · 四肢百骸가 氣血의 충분한 滋養을 받지 못하므로 각종 병변이 발생한다.

6. 脾는 血液의 統攝을 주관한다.

"統血"은 혈액을 統攝하는 기능으로, 혈액이 脈의 내부에서 운행하도록 하고, 脈의 외부로 逸脫하지 않도록 통제하는 작용이다. 《難經 · 四十二難》에서 "脾……主裹血"이라 하였다. 脾가 맥의 내부에서 운행하는 혈액이 맥의 외부로 逸脫하지 않게 한다는 뜻이다. 脾가 혈액을 統攝하는 機制는 氣가 혈액을 통섭하는 것과 같다. 脾가 혈액을 통섭할 수 있는 까닭은, 脾가 氣血生化의 來源이기 때문이다. 脾가 運化하면 氣血이 生化의 來源을 갖고, 氣가 혈액을 固攝하는 기능이 정상적으로 발휘된다. 반대로 脾가 운화되지 못하면 수곡정미가 원활하게 흡수되지 못함으로 인해, 氣血生化의 來源이 부족하게 되므로 氣가 혈액을 固攝하는 기능 역시 약해진다. 이에 이어서 혈액이 脈의 외부로 일탈하므로 각종 출혈이 발생한다. 이로써 脾가 血을 統攝하지 못하고 氣가 血을 固攝하지 못하는 機制가 동일함을 알 수 있다. 다만, 脾가 근육을 주관하고 脾氣가 상승을 주관하므로, 氣가 虛하여 혈액을 固攝하지 못함으로 인해 발생하는 대부분의 모공출혈과 하부출혈, 예를 들면 尿血 · 便血 · 崩漏 등을 습관적으로 "脾不統血"이라 한다.

四. 肝·膽

(一) 위치와 형태

肝은 腹腔, 횡격막의 하부, 右脇의 내부에 위치하고, 膽은 肝의 短葉 사이에 위치한다.

肝의 형태에 대해서 《難經·四十二難》에서 "肝의 무게는 二斤四兩이며, 왼쪽은 세 개의 葉狀이고, 오른쪽은 네 개의 葉狀으로, 모두 일곱개의 葉으로 되어있다(肝重二斤四兩, 左三葉, 右四葉, 凡七葉)."고 하였다. 역대의 의서에는 모두 이와 같이 설명되어 있으나 《千金要方》, 《醫學入門》 등에서는 중량을 四斤四兩이라 하였다. 淸·王淸任이 《醫林改錯》에서 肝이 네 개의 葉을 갖고 있다고 한 것은, 비교적 사실과 부합한다. 역대의 적지 않은 의서에 膽의 도형이 있으나, 문자를 이용한 기술은 부족하다. 《難經·四十二難》에서 "膽은 肝의 短葉 사이에 있다. 무게는 三兩三銖이고, 膽汁 三合을 담고 있다(膽在肝之短葉間, 重三兩三銖, 盛精汁三合)"고 하고, 《千金要方·膽腑脈論》에서 "膽…무게는 三兩三銖이며, 길이는 三寸三分이다. 肝의 短葉 사이에 있으며, 膽汁 二合을 저장한다(膽者……重三兩三銖, 長三寸三分. 在肝短葉間, 下貯水精汁二合)."고 하였다. 이 두 說은 부분적으로 일치하기도 하고 일치하지 않기도 한다.

(二) 基本機能

1. 肝은 疏泄을 주관한다.

"疏"는 疏通이며, "泄"은 發泄·升發의 뜻이다.

宋代의 의학서적에는 아직 "肝主疏泄"이라는 記述이 보이지 않는다. 元·朱丹溪의 《格致餘論·陽有餘陰不足論》에 비로소 肝의 소설을 주관하는 기능에 대한 논술이 보인다. 즉 "閉藏을 주관하는 것은 腎이고, 疏泄을 주관하는 것은 肝(主閉藏者, 腎也 ; 司疏泄者, 肝也)"이라 하였다. 다만 여기에서는 남자의 정액배설을 가리킨다. 明·淸의 의학자들은 "肝主疏泄"과 氣機·情志·脾胃의 관계에 대해서 연이어 의견을 제시하였다. 현대의 "肝主疏泄"

기능에 대한 인식은 元·明·淸代 의학자들의 견해를 모은 것이다. 역대의 "肝主疏泄"에 대한 논술을 종합해보면 肝의 생리적 특성을 알 수 있다. 肝은 剛性의 장기로 상승하는 운동을 주관하고, 울결됨을 싫어한다. 지나치게 상승·疏泄하도록 해서는 안되고, 부드러움과 쾌적함을 유지시켜야 한다. 淸·林佩琴이 《類證治裁·肝氣肝火肝風》에서 "肝은 木性으로, 상승·발산하며 억압을 받지 않고(肝木性升散, 不受遏抑)", "剛性의 臟器이며, 疏泄을 관장한다. 약을 쓸 때, 강하게 해서는 안되고, 부드럽게 해야 하며, 伐해서는 안되고 和해야 한다(肝爲剛臟, 職司疏泄, 用藥不宜强而宜柔, 不宜伐而宜和)"고 한 것과 같다. 肝의 疏泄機能은 주로 다음과 같은 몇 가지 방면으로 표현된다.

(1) 氣機를 疏通·暢達한다 : 氣機는 氣의 升降出入 運動이다. 유기체의 臟腑·經絡·器官 등의 활동은 모두 氣의 升降出入 運動에 의존한다. 肝은 상승과 운동을 주관하는 생리적 특성이 있으므로, 氣機의 소통과 창달에 필요한 중요한 요소이다. 그러므로 肝의 소설기능은 氣의 升降出入 運動을 조절하는 작용을 한다. 말하자면 肝의 소설기능이 정상이면 氣機는 소통·창달되고 기혈은 조화를 이루며, 臟腑·經絡·器官 등의 활동도 조화를 이룬다. 肝이 소설기능을 잃으면 다른 장부의 기능에 영향이 미치는 외에도, 두 방면에서 병리현상이 나타난다.

첫째로 肝의 소설기능이 약해지면(혹은 肝失疏泄이라 한다), 氣의 升發과 疏通 및 暢達이 장애를 받아 "氣機不暢"·"肝氣鬱結"의 병리변화가 나타나며 흉협·유방 혹은 아랫배 등의 국부에 불쾌한 脹痛이 나타난다.

둘째로 肝의 상승·발산이 지나치면, 肝氣의 上逆으로 인한 병리변화가 형성되어 頭脹頭痛·面紅目赤 증상이 나타나고, 血이 氣를 따라 上逆하여 吐血·咯血하게 되고, 심하면 갑자기 혼미해져 사람을 알아 보지 못하게 되는 "氣厥"에 이르게 된다. 《素問·調經論》에서 "血이 氣와 함께 上焦로 上逆하면 大厥이 발생한다. 厥證이 발생하면 급사하게 되며, 氣가 회복되면 살고 회복되지 않으면 죽는다(血之與氣幷走于上, 則爲大厥, 厥則暴死, 氣復反則生, 不反則死)"고 하였다.

(2) 情志를 소통·창달한다 : 情志活動은 腦의 외계사물에 대한 반응이며, 심리활동의 범주에 속하나 肝의 소설기능과 밀접한 관계가 있다. 정상적인

情志活動이 氣血의 정상운행에 의존하여 이루어지기 때문이다. 肝의 소설기능이 정상이면 氣機와 혈액의 운행이 소통·창달되므로 心情은 상쾌함을 유지한다. 肝의 소설기능이 비정상이면 情志에 두 방면에서 병리변화가 나타난다. 첫째로, 肝이 소설기능을 상실하면 肝氣가 울결됨으로 인해 情志가 편안하지 못하므로 우울해지고 감상적으로 된다. 둘째로 肝이 지나치게 升發하면, 氣火가 上逆하게 되므로 조급해지고 쉽게 화를 내게 된다. 情志의 이상은 肝의 소설기능의 이상과 밀접한 관계가 있으므로 일부 의학자들은 情志에 관련된 병을 치료할 때 먼저 肝을 치료한다. 趙獻可는 《醫貫·鬱病論》에서 "어떤 처방으로 木鬱을 치료하였더니 모든 鬱病이 치유되었다. 그 처방은 무엇인가? 바로 逍遙散이다(予以一方治其木鬱, 而諸鬱皆因而愈. 一方曰何? 逍遙散是也)."라고 하였다. 肝의 소설기능에 이상이 생기면 情志에 영향이 미치고, 情志가 강하게 혹은 반복·지속적으로 자극을 받아도 역시 肝의 소설기능에 영향이 미치므로, 肝氣가 鬱結하거나 上逆하는 병리병화가 발생한다.

(3) **膽汁을 분비한다**: 膽은 肝의 短葉 사이에 있다. 肝과 연결되어 있으며 膽囊內에 담즙을 저장한다. 담즙은 腸으로 흘러들어가서 소장이 淸濁을 분별하는 작용을 돕는다. 담즙은 肝氣의 잉여분이 모여서 된 것으로, 肝의 분비물이다. 담즙이 氣機의 소통·창달에 의해서 소장으로 들어가므로 담즙의 분비는 肝의 소설기능의 일부이다. 肝의 소설기능의 정상이면, 담즙이 정상적으로 분비되며, 肝이 소설하지 못하면 담즙의 분비에 영향이 미치는 까닭에 脇의 하부에 脹痛이 느껴지고 입안이 쓰며, 황록색 쓴물을 토하게 되는 증상("嘔膽"이라 한다)이 나타나고 심하면 황달이 되기도 한다.

(4) **脾胃의 소화기능을 촉진한다**: 脾胃가 음식물을 소화하고, 水穀의 精微을 흡수·수송하며, 찌꺼기를 체외로 배설하는 과정은 脾의 升淸과 胃의 降濁作用으로 개괄된다. 脾가 淸氣를 상승시키고, 胃가 濁氣를 하강시키는 작용이 조화되어야만, 음식물을 소화하는 운동이 정상적으로 진행된다. 肝의 소설기능이 정상이면 氣機가 소통·창달되고, 脾의 升淸과 胃의 降濁도 보장된다. 이로써 肝의 소설기능이 脾胃의 소화기능에 필요한 중요한 조건임을 알 수 있다. 肝의 소설기능에 이상이 생기면 脾의 運化·升淸機能과 胃의 受納·腐熟·降濁機能에 영향이 미쳐 "肝脾不和" 혹은 "肝胃不和"로

인한 병리변화가 형성되고, 脘腹脹滿·納食不化·大便溏薄·噯氣頻頻·大便不調 등의 증상이 나타난다. 《血證論·臟腑病機論》에서 "木은 주로 疏泄하는 성질이 있으므로 胃로 섭취된 水穀精氣는 肝木의 氣에 의해서 疏泄되어 化生된다. 肝의 淸陽이 상승하지 못하면 水穀을 疏泄하지 못하므로 中焦로 흘러들어가 병이 됨을 면할 수 없다(木之性主于疏泄, 食氣入胃, 全賴肝木之氣以疏泄之, 而水穀乃化；設肝之淸陽不升, 則不能疏泄水穀, 滲泄中滿之症, 在所不免)."고 한 것과 같다.

(5) 血과 津液의 運行·輸布를 촉진한다：血의 運行과 津液의 輸布는 모두 氣의 추진운동에 의존한다. 肝의 疏泄機能이 정상이면, 氣機가 소통·창달하여 血의 운행이 원활해지고 水道가 순조롭게 소통된다. 肝의 疏泄機能이 약해지면 氣機가 울결하여 血의 운행이 원활하지 못하게 되므로 瘀血로 인한 병리변화를 유발하여 여성의 생리불순·생리통·폐경 혹은 癥瘕積聚 등의 병증이 발생한다. 氣機가 울결해도 津液의 輸布에 영향이 미쳐, 水液이 정체되어 痰飮·水飮 등의 병리적 산물이 생기고, 痰氣가 뭉치는 癭瘤·梅核氣* 혹은 복부에 수액이 정체되는 脹滿 등의 병증이 발생한다.

이외에 여성의 排卵과 月經期間, 남성의 精液排泄은 肝의 疏泄機能과 밀접한 관계가 있다.

2. 肝은 血의 저장을 주관한다.

肝이 血의 저장을 주관한다는 것은 肝의 血液을 저장하고 血量을 조절하는 생리기능을 말한다.

혈액의 저장에는 두 가지 의미가 함축되어 있다. 첫째로 肝이 일정량의 혈액을 저장하였다가 유기체 각 부분의 활동에 필요한 혈액을 공급하는 기능을 말하며, 둘째로 肝의 출혈을 방지하는 기능을 가리킨다. 肝이 血을 저장하지 못하면, 肝血의 부족으로 인해 유기체의 각 부분이 충분한 영양을 공급받지 못하므로 현기증·사지마비·월경량의 부족·경폐·눈이 침침해지는 등의 증상과 출혈로 인한 각종 병증이 나타난다.

血量調節은 肝이 인체 각 부분에 분배되어 있는 혈량을 조절하며 특히 신체외곽의 혈량을 조절하는 중요한 작용을 가리킨다. 인체 각 부분의 혈량

*梅核氣(매핵기)：本證은 情志가 鬱結하고, 肝氣에 痰이 섞이기 때문에 생긴다. 症狀은 咽喉가 不痛 不腫하면서 咽中에 梅核 크기의 異物이 걸린 듯한 自覺症이 있는데 吐出할 수도 없고, 삼켜도 내려가지 않는다.

은 그 부분의 기능적 활동의 강약에 따라 증감되며, 정서변화·외계기후의 변화 등의 요소로부터 영향을 받는다. 유기체의 활동이 극렬하거나, 정서가 격동하면 肝은 저장한 혈액을 신체의 외곽으로 輸布하여 유기체 각 부분의 활동에 필요한 혈량을 공급한다. 인체가 안정 혹은 휴식상태에 있거나 정서가 안정되면 전신의 활동량이 감소하므로 유기체의 각 부분 특히 외곽의 혈액필요량도 이에 상응하여 감소하며, 상대적으로 잉여된 혈액은 肝에 저장된다. 그러므로 "肝은 血을 저장하며, 心은 血을 운행한다. 運動하면 血이 經을 운행하고, 安靜하면 血이 肝臟에 저장됨은 무엇 때문인가? 肝이 血海를 주관하기 때문이다(肝藏血, 心行之. 人動則血運于諸經, 人靜則血歸于肝臟. 何者? 肝主血海故也)"《素問·五臟生成篇》라고 하였다.

肝이 혈량을 조절하는 기능은 혈액의 저장이 전제되어야 한다. 저장된 혈액의 양이 충분하고, 혈액이 脈의 외부로 일탈하지 않아야 효과적으로 혈량을 조절할 수 있다. 肝이 저장된 혈액을 신체의 외곽을 향해서 輸布하는 것은 실제로는 肝의 疏泄機能이 혈액의 운행을 촉진하는 방면으로 작용한 것이다. 《血證論·臟腑病機論》에서 "肝은 木에 속하며, 木氣가 衝和調達하여 울결되지 않으면 血脈이 通暢한다(以肝屬木, 木氣衝和調達, 不致遏鬱, 則血脈通暢)."고 한 것과 같다. 그러므로 肝이 혈량을 조절하는 기능은 肝이 혈액을 저장하는 기능과 疏泄機能이 종합적으로 실현된 것이다.

肝이 혈액을 저장하는 기능은 肝이 疏泄하는 기능을 제약하는 작용을 한다. 血은 陰에 속하고 靜을 주관한다. 肝의 내부에 저장된 血量은 肝의 陽氣가 升騰하는 것을 제약하여, 항진하지 못하게 함으로써 疏泄機能을 보호한다. 《臨證指南醫案·肝風》에서 "肝은 風木의 臟으로 相火가 내부에 있으므로 본체는 陰이나 作用은 陽이며, 性質은 剛하고 動과 升을 주관한다. 오로지 腎水가 涵養하고 血液이 濡養하며, 肺金이 淸肅下降하여 평안하게 하고, 中宮敦阜의 土氣가 培養함에 힘입어 剛勁한 質이 柔和한 體가 되어 條達暢茂의 性이 이루어진다면, 무슨 병이 있겠는가? (肝爲風木之臟, 因有相火內寄, 體陰用陽, 其性剛, 主動主升. 全賴腎水以涵之, 血液以濡之, 肺金淸肅下降之令以平之, 中宮敦阜之土氣以培之, 則剛勁之質, 得爲柔和之體, 遂其條達暢茂之性, 何病之有?)"라고 한 것과 같다. 그러므로 肝血이 부족하면, 肝氣의 升騰과 疏泄이 지나치게 되고 심하면 "陽亢風動"의 병리변화가 나타난다.

3. 膽은 膽汁의 저장과 분비를 주관한다.

《靈樞·本輸》에서 "膽者, 中精之府."라 하고, 《難經·四十二難》에서 "膽……盛精汁三合."이라 하였다. 膽에 저장되어 있는 "精汁"이 膽汁이다. 膽汁은 黃綠色이며 맛은 쓰고 "肝의 餘氣가 膽으로 흘러들어가서(肝之餘氣, 泄于膽)"《東醫寶鑑》 생성된 것으로 肝의 분비에 의해서 膽에 저장된다. 膽汁은 小腸으로 흘러들어가서 음식물의 소화를 도우므로, 脾胃의 소화·흡수 기능이 정상적으로 진행되는데 필요한 중요한 조건이다.

膽汁의 化生과 分泌는 肝의 疏泄機能에 의해서 조절되며, 실제로는 肝의 疏泄機能의 구체적 표현중의 하나이다. 肝의 疏泄機能이 정상이면, 膽汁의 순조롭게 분비된다. 肝이 疏泄하지 못하면 膽汁이 순조롭게 분비되지 못하므로, 膽汁이 上逆하거나 외부로 溢出하여 脇의 하부에 脹滿疼痛이 발생하고, 입안이 쓰며 황록색 쓴물을 토하게 되고 황달 등의 병증이 나타난다.

膽의 주요한 생리기능은 膽汁을 저장하고 분비하는 것이다. 膽汁이 음식물의 소화를 직접 도우므로 膽은 六腑중의 하나이다. 다만 膽이 저장하는 "精汁"이 직접 水穀과 접하지 않고, 음식물을 消化 吸收 傳送(傳化物)*하는 작용이 없으므로, 胃·腸 등의 腑와 구별되는 까닭에 奇恒之腑에 속한다.

五. 腎·膀胱

(一) 位置와 形態

《素問·脈要精微論》에서 "腰者, 腎之府."라 하여 腎이 腰部에 있다고 하였다. 《醫貫·內經十二官·形景圖說》에서 "腎은 두 개이며……脊膂의 十四椎下部에서 양옆으로 一寸五分 떨어진 곳에 있다(腎有二……在于脊膂十四椎下兩旁各一寸五分)"고 하였다.

---

*傳化物=腑輸精於臟: 五臟은 精氣의 所藏을 主管하고, 六腑는 「傳化物」(飮食物의 消化 吸收 傳送作用을 말함)하며, 또한 倉廩之本(水穀倉庫의 根本)이 된다. 五臟六腑는 必須的으로 胃氣의 供養에 依存해야 하므로, 《靈樞·五味篇》에서 "五臟六腑皆稟氣於胃"라고 하였다. 營氣는 中焦에서 나오며, 胃는 精氣를 輸送하여 五臟을 灌漑하고, 小腸은 飮食物을 한층 더 消化하여, 清濁을 分別해서, 水穀의 精微를 五臟으로 傳送하여 貯藏케 한다. 胃와 小腸의 이런 機能은 「腑輸精於臟」(腑가 臟으로 精을 輸送함)의 生理作用으로 體現된다.

腎의 형태에 대해 《醫貫·內經十二官·形景圖說》에서 "形은 豇豆(울타리콩)와 같고, 한 쌍이 마주보면서 안으로 약간 굽어 脊椎에 부착되어 있다. 황색脂質이 외부를 감싸며, 내부는 백색·외부는 흑색이고, 각각 두 개의 管을 갖고 있다. 상부의 관은 心包에 연결되고, 하부의 관은 屏翳穴〔會陰〕의 後部를 지나 脊骨로 뻗어 있다(形如豇豆, 相并而曲, 附于脊, 外有黃脂包裹, 裏白外黑, 各有帶二條, 上條系于心包, 下條過屏翳穴後趨脊骨)."고 하였다. 현대의학에서 말하는 腎臟에 해당한다.

膀胱은 小腹의 중앙에 있다. 膀胱의 형태에 관해서, 《難經·四十二難》에서 "膀胱의 무게는 九兩二銖이고, 縱廣은 九寸이며, 小便 九升九合을 담고 있다(膀胱重九兩二銖, 縱廣九寸, 盛溺九升九合)."고 하였다. 대부분의 역대 의서에서 膀胱에 上口가 없고 下口만 있다고 하였으나 《醫學入門》에서 "有上竅而無下竅"라 하였다. 古人이 膀胱에 上口가 없다고 한 것은 膀胱에 있는 輸尿管의 開口를 쉽게 발견할 수 없었기 때문이다.

(二) 基本機能

1. 腎은 精을 저장한다.

《素問·六節藏象論》에서 "腎은 저장을 주관하는 封藏의 本으로 精이 저장되는 곳이다(腎者主蟄, 封藏之本, 精之處也)."라고 "精을 저장"하는 것이 腎의 기능임을 설명하였다. 腎이 저장하는 精의 來源은 先天의 精과 後天의 精이다. 先天의 精은 父母로 부터 禀受받은 것이니 胚胎를 구성하는 原始物質로 생명과 來源을 같이 하는 것이니, 곧 《靈樞·本神》에서 "생명의 來源을 精이라 한다(生之來, 謂之精)"고 한 것이다. 後天의 精은 출생이후, 섭취된 음식물에서 來源하므로 脾胃의 소화·흡수기능에 의해서 생성된 水穀의 精氣 및 臟腑의 생리활동 중 化生된 精氣가 代謝에 쓰이고, 남아 腎에 저장된 것을 말한다. 그러므로, 《素問·上古天眞論》에서 "腎은 水液을 주관하여, 五臟六腑의 精을 받아들여서 저장한다(腎者主水, 受五六之精而藏之)."고 하였다.

先天의 精과 後天의 精의 生成來源은 비록 상이하나 모두 腎에 저장된다. 양자는 상호의존하며 상호작용한다. 《景岳全書·雜證謨·脾胃》에서 "사람의 처음 생김은 精血의 原에 本을 두나, 출생이후에는 水穀의 濡養에 의존한다.

精血이 없으면 형체의 基幹을 세우지 못하며, 水穀이 없으면 형체가 壯大해질 수 없다. 精血은 命門이 주관하며, 水穀은 脾胃가 주관한다. 그러므로 命門은 先天의 氣를 稟受받고 脾胃는 後天의 氣를 吸收한다. 水穀의 海는 先天에 의지하여 主를 삼고, 精血의 海는 後天의 滋養에 반드시 의존한다(人之始生, 本乎精血之原；人之旣生, 由乎水穀之養. 非精血無以立形體之基, 非水穀無以成形體之壯. 精血之司在命門, 水穀之司在脾胃. 故命門得先天之氣, 脾胃得後天之氣也. 是以水穀之海本賴先天之爲之主, 而精血之海又必賴後天爲之資)."고 한 것과 같다. 先天의 精은 後天의 精으로부터 끊임없이, 養育을 받아야 그 생리적 효용을 충분히 발휘할 수 있다. 後天의 精은 先天의 精에 의존하여 化生된다. 양자는 相輔相成하며, 腎에서 밀접하게 결합하여 저장된다.

腎이 精을 저장하는 기능은 腎이 精을 저장하여 까닭없이 流失되지 않게 하는 작용이다. 腎이 저장하는 精氣는 유기체의 생장·발육 및 생식에 필요한 중요한 물질이므로 腎이 精을 저장하는 기능이 약해지면, 精이 流失되어 遺精*·滑泄* 등의 증상이 나타나며 또한 精氣의 부족은 유기체의 생장·발육 및 생식능력에도 영향을 미친다.

2. 腎은 생장·발육 및 생식을 주관한다.

《素問·上古天眞論》에서 "여자가 칠세가 되면 腎氣가 왕성해져 이가 다시 나며, 모발이 길게 자란다. 십사세가 되면 天癸가 이르며, 任脈이 通暢하고, 太衝脈이 충만해져서 月經을 주기에 맞추어 하게 되므로 자녀를 가질 수 있다. 이십일세가 되면 腎氣가 충만해지고 사랑니가 나며 성장이 다 된다. 이십팔세가 되면 筋骨이 튼튼해지고 모발이 제일 길게 자라며 신체가 壯大해진다. 삼십오세가 되면 陽明脈이 쇠약해지기 시작하고 얼굴이 초췌해지기

---

*遺精 : 「遺泄」, 「失精」이라고도 함. 꿈에 遺精하는 것을 「夢遺」라 하며, 晝間에 精液이 저절로 滑出하는 것을 「滑精」이라 함. 主로 이는 「心腎不交」, 「相火熾盛」, 「腎氣不固」 等에 依해 惹起되며, 또 少數의 경우는 濕熱의 下注에 起因하기도 한다. 心腎不交에 起因한 경우는, 夢中에 遺精하고, 頭暈하며, 心悸 神倦하고, 小便이 黃短하면서 熱感이 있다. 相火熾盛에 起因한 경우는, 陰莖이 勃起하기 쉽고, 口乾舌紅하며, 頭暈目眩하고, 耳鳴 腰痠한다. 腎氣不固에 起因한 경우는, 精液이 滑出하기 쉽고, 面色이 皖白하며, 精神이 萎靡하고, 頭眩 腰痠하며, 脈이 沈弱하다. 만약 濕熱로 因해 惹起된 경우는, 대개 口苦하고, 尿赤하며, 舌苔黃膩等을 兼發한다.

*滑泄 : 설사가 오랫동안 계속되어 氣陷·氣脫에 이르게 됨을 말한다. 形寒氣短·面浮肢冷 등의 증상이 보이며, 固澁法으로 치료한다.

시작하며 두발이 빠지기 시작한다. 사십이세가 되면 三陽脈의 氣血이 쇠약해지고 얼굴이 초췌하며 화기가 없고, 두발이 희끗희끗해진다. 사십구세가 되면 任脈이 허약해지고 太衝脈의 氣血이 쇠약해지며 天癸가 고갈되어 月經이 멈추므로 형체가 노쇠해지고 생식능력이 없어진다. 남자가 팔세가 되면 腎氣가 충실해져 모발이 길게 자라고 이가 다시 난다. 십육세가 되면, 腎氣가 旺盛해져서 天癸가 이르고 精氣가 체내에 충만하여 정액을 배설할 수 있으므로 男女가 交合하면, 자녀를 가질 수 있다. 이십사세가 되면, 腎氣가 고르고 단단해져서, 筋骨이 튼튼해지며 사랑니가 나고 성장이 끝난다. 삼십이세가 되면, 筋骨이 壯大해지고 근육이 튼튼해진다. 사십세가 되면 腎氣가 점차 쇠약해지고 두발이 빠지며 치아가 건조해지고 사십팔세가 되면, 상부의 陽氣가 점차 고갈되어 얼굴이 초췌해지고 두발이 희끗희끗해진다. 오십육세가 되면 肝氣가 쇠약해지고 근육을 제대로 움직이지 못하며, 天癸가 고갈되어 精氣가 허약해지며 腎臟이 약해지고 형체가 노쇠해진다. 육십사세가 되면 치아와 모발이 빠진다(女子七歲, 腎氣盛, 齒更, 髮長；二七而天癸至, 任脈通, 太衝脈盛, 月事以時下, 故有子；三七, 腎氣平均, 故眞牙生而長極；四七, 筋骨堅, 髮長極, 身體盛壯；五七, 陽明脈衰, 面始焦, 髮始墮；六七, 三陽脈衰于上, 面皆焦, 髮始白；七七, 任脈虛, 太衝脈衰少, 天癸竭, 地道不通, 故形壞而無子也. 丈夫八歲, 腎氣實, 髮長, 齒更；二八, 腎氣盛, 天癸至, 精氣溢瀉, 陰陽和, 故能有子；三八, 腎氣平均, 筋骨勁强, 故眞牙生而長極；四八, 筋骨隆盛, 肌肉滿壯；五八, 腎氣衰, 髮墮, 齒槁；六八, 陽氣衰竭于上, 面焦, 髮鬢頒白；七八, 肝氣衰, 筋不能動, 天癸竭, 精少, 腎藏衰, 形體皆極；八八, 則齒髮去)."고 하였다. 이 一段의 논술은 명확하게 유기체에 있는 生·長·壯·老의 자연법칙이 腎에 저장된 精氣의 盛衰와 밀접한 관련이 있음을 보여주고 있다. 인간이 출생한 후 先天의 精은 後天의 精에 의해서 끊임없이 양육되므로 腎의 精氣는 점차 충만해지며, 이로써 幼年期에 이가 새로 나고 모발이 성장하는 생리현상이 나타나게 된다. 腎의 精氣가 끊임없이 충만됨에 따라 유기체가 일정한 단계로 성숙하면 性機能을 유지하고 촉진하는 물질인 "天癸"가 생산된다. 男子는 精子가 만들어지고 배설되는 현상이 나타나고, 여자는 주기적으로 排卵이 되어 月經을 하게 되므로 생식능력을 갖게 되며 사춘기에 접어든다. 후에 腎의 精氣가 점차 쇠약해지면, 天癸도 따라서 감소되다가 고갈되므로 생식능력 또한 없어지게 되며, 壯年에서 老年으로 접어들게 된다. 이 논술은 齒·骨·髮의 생장상황을 腎精氣의 성쇠를 관찰할 수 있는 標志로 삼았는데 곧 이는 유기체의 생장·발육과 노쇠의 標志이므로 현재에도 비교적 중요한 과학적 가치를 가지고 있다. 腎精氣의 성쇠는 유기체의 生·長·壯·老를 결정하므로 腎의 精氣가 부족하면 嬰幼兒期에는 생장발육의 불량이 나타나 "五遲"(立遲·行遲·齒遲·髮遲·語遲), "五軟"(頭項軟·口軟·手軟·足軟·肌肉軟) 등의 증상이 나타나며, 青壯年期에는 生殖能力低下·早老 등이 나타난다. 腎이 先天의 精을 저장하고 생식을 주관하므로 腎을 "先天의 本"이라 한다.

3. 腎은 水液을 주관한다.

腎이 水液을 주관한다함은 腎의 精氣가 갖는 蒸騰氣化作用을 가리킨다. 이는 매우 중요한 조절작용으로 체내의 수액을 輸布하고 排泄하여 체내 진액대사의 평형을 유지시키므로, 《素問·逆調論》에서 "腎者水藏, 主津液"이라 하였다.

체내의 진액은 脾의 運化, 肺의 宣發·肅降, 腎의 蒸騰氣化作用에 의해서, 三焦를 통로로 전신에 분포된다. 代謝를 거친 후 진액은 소변·땀 및 氣가 되어 체외로 배출된다. 이 과정은 여러 臟腑의 기능이 협조하여 조성된 산물이다. 다만 肺의 宣發·肅降, 脾의 運化가 모두 腎精氣의 蒸騰氣化作用에 의존한다. 특히 소변의 생성과 배설은 腎의 蒸騰氣化와 직접 연관되며, 체내 津液代謝가 평형을 유지하는 데 필요한 중요한 요소이다. 상술한 두 내용을 근거로 하여 腎이 수액을 주관한다고 한다. 다시 말하면, 腎의 精氣는 蒸騰氣化作用으로 모든 津液代謝를 주관한다. 腎의 精氣가 蒸騰氣化를 정상적으로 하지 못하면, 尿少·水腫 등의 증상이 나타나므로 《素問·水熱穴論》에서 "腎은 胃의 관문이다. 관문이 순조롭게 소통되지 못하면, 수액이 積聚되며, (腎이 至陰에 속하고 水도 陰에 속하므로) 양자는 同類로서 相從한다. 水氣가 전신상하의 피부에 넘쳐, 浮腫을 형성하므로 浮腫은 수액이 積聚되어 발생함을 알 수 있다(腎者, 胃之關也, 關門不利, 故聚水而從其類也. 上下溢于皮膚, 故爲胕腫. 胕腫者, 聚水而生病也)."고 하였으며, 또한 關門을 制約하지 못하게 되면 소변이 清長해지고, 양이 뚜렷하게 증가하는 등의 증상이 나타난다.

4. 腎은 納氣를 주관한다.

"納"은 固攝·收納의 뜻이다. 腎이 納氣를 주관한다는 것은 肺가 받아들인 清氣를 固攝·收納하여 清氣가 인체의 深部에 까지 도달하도록 하는 작용을 가리킨다. 인체의 호흡운동을 폐가 주관하나 腎의 納氣作用에 의해서 일정한 深度의 호흡이 유지되며, 肺가 받아들인 清氣가 腎까지 도달함으로써 체내외 氣體의 정상적인 교환이 보장된다. 예를 들면, 《類證治裁·喘證》에서 "肺는 氣의 主이고 腎은 氣의 根이며, 肺는 出氣를 주관하고 腎은 納氣를 주관함으로써 陰陽이 相交하여 호흡이 순조롭게 된다(肺爲氣之主, 腎爲氣之根, 肺主出氣, 腎主納氣, 陰陽相交, 呼吸乃和)"고 하였다. 腎의 納氣機能은 실제로 腎의 封藏作用이 호흡운동과정에서 구체적으로 표현된 것이다. 腎의 納氣機能이 정상이면 호흡이 균형과 조화를 이루며, 腎의 納氣機能이 약해지면 호흡이 얕아져서 쉽게 숨이 가빠지고, 呼氣가 많아지며 吸氣가 적어지는 등의 증상이 나타난다.

5. 膀胱은 尿液을 저장하고 배설한다.

《素問·靈蘭秘典論》에서 "膀胱은 州都의 官이며 津液이 저장되고, 氣化作用이 이루어지면 소변을 체외로 배설한다(膀胱者, 州都之官, 津液藏焉, 氣化則能出矣)."고 하였다. 尿液은 津液이 氣化된 것이므로 "津液藏焉"이라 하였다. 代謝 후에, 일부의 진액은 腎의 氣化作用으로 尿液이 되어, 膀胱에 저장된다. 膀胱에 저장된 尿液이 일정량에 이르면, 膀胱의 氣化作用에 의해 때맞추어 체외로 배설된다.

방광이 소변을 저장하고 배설하는 기능은 腎의 氣化機能에 의존하며, 방광의 氣化는 실제로 腎의 氣化에 예속된다. 방광이 소변을 저장하고 배설하는 臟器이므로 방광의 병변은 주로 소변배설의 이상으로 표현되며, 小便不利·尿頻·尿急·尿痛 혹은 尿有餘瀝·遺尿, 심하면 小便失禁 등의 증상이 나타난다. 《素問·宣明五氣篇》에서 "방광의 氣가 通暢하지 못하면 尿閉가 발생하고, 制約하지 못하면 遺尿가 나타난다(膀胱不利爲癃, 不約爲遺尿)."고 한 것과 같다. 방광의 병리변화는 대부분 腎의 氣化機能과 관계가 있다.

——腎精·腎氣·腎陰·腎陽槪念 및 상호關係——

腎精·腎氣는 腎에 저장된 精氣이며 腎을 구성하는 기본물질이고, 각종 생리기능이 유지되는 데, 필요한 물질적 기초이다. 腎이 "五臟六腑의 精을 받아들여 저장(受五臟六腑之精而藏之)"하므로, 腎의 精氣는 유기체의 생리 활동에 매우 중요한 작용을 한다. 腎陰과 腎陽은 腎의 精氣의 두 가지 형태이다. 유기체의 臟腑와 器官을 溫煦·推進하는 精氣를 腎陽이라 하며, 安靜·抑制·凝聚하여 形體를 조성하고, 유기체의 臟腑와 器官을 滋養하는 精氣를 腎陰이라 한다. 腎의 精氣가 元氣의 주요한 生成來源이므로 腎陰을 元陰·眞陰이라고 하며, 腎陽을 元陽·眞陽이라고 한다. 腎陰과 腎陽은 또한 各臟의 陰陽의 근본이다. 유기체의 臟의 陰은 腎陰의 滋養에 의존하며, 臟의 陽은 腎陽의 溫煦에 의존한다. 腎이 精을 저장하고 生長·發育 및 生殖을 주관하며 水液·納氣를 주관하는 등의 기능은 모두 腎精·腎氣를 물질적 기초로 하며, 腎陰·腎陽이 조화와 균형을 이루는 조건하에서 정상적으로 진행된다.

腎陰·腎陽은 腎의 精氣를 물질적 기초로 하므로, 腎陰이 虛하거나 腎陽이 虛한 것은 실제로 腎精氣의 부족으로 인한 현상이다. 腎陰의 虛함이 일정한 정도에 이르면, 그 영향이 腎陽에 미쳐 腎陽 역시 虛하게 되므로 陰陽兩虛로 발전하며, 腎陽의 虛함이 일정한 정도에 이르면 腎陰에 영향을 미쳐 腎陰 또한 虛하게 되므로 陰陽兩虛로 발전한다. 병리적 변화로서의 前者를 "陰損及陽"이라 하고, 후자를 "陽損及陰"이라고 한다. 腎精氣의 부족에 의한 병리변화는 표현형식이 다양하므로 유의해야 한다. 腎의 精氣가 부족하면 일부 생리기능이 약해지나, 현저한 陰陽失調 現象이 없어 현저한 虛寒徵象·虛熱徵象이 없는 것을 腎精氣의 虧損 또는 "腎精不足"과 "腎氣虛"로 나누어 부른다.

腎陰·腎陽은 각 臟腑의 陰陽의 근본이므로, 腎의 精氣가 부족하여 腎陰이 虛해지거나 腎陽이 虛해지면 기타 臟腑의 陰陽이 失調된다. 예를 들어, 심장이 腎陰의 補佐를 상실하면 "心腎陰虛"·"心火上炎"하며, 肝이 腎陰의 滋養을 잃으면(즉 "水不涵木") "肝腎陰虛"·"肝陽上亢"하게 되고, 심하면 肝風이 內動한다. 肺가 腎陰의 滋養을 잃으면 "肺腎陰虛"하며 燥熱이 內生한다. 심장이 腎陽의 溫煦를 받지 못하면 "心腎陽虛"하여 心悸·氣短·汗出·肢冷·尿少·水腫·沉脈·遲脈 등의 증상이 나타난다. 脾가 腎陽의 溫煦를 받지 못하면, "脾腎陽虛"하여 下利淸穀·五更泄·五更瀉 혹은 온몸이 붓는 등의 증상이 나타난다. 반대로 기타 臟腑의 陰虛 또는 陽虛가 오래 지속되면 腎에 영향이 미쳐 腎의 精氣가 소모되므로, 腎의 陰陽이 실조된다. 이것은 "久病及腎" 理論에 의거한 것이다.

附錄:《命門》

"命門"이란 명칭은 最初로 《黃帝內經》에 보이는데 여기서는 "目"을 지칭하였다. 예를 들면《靈樞·根結》,《靈樞·衛氣》에서 "命門者, 目也"라 하였다.《難經》에서 右腎을 命門이라 하고, 命門이 "諸神精이 소장된 곳(諸神精之所舍)"이며, 命門에 "男子의 精이 저장되고, 女子의 胞가 매여 있다(男子以藏精, 女子以繫胞)"고 한 이후, 後世의 의학자들이 중시하게 되어 命門의 위치와 생리기능에 대하여 각종 상이한 견해가 등장했다. 중요한 몇가지를 간단히 소개하면 다음과 같다.

1. 右腎을 命門으로 보는 說

腎이 두 개이며 왼쪽의 것은 腎이고 오른쪽의 것은 命門이라는 說은《難經》에서 비롯되었다. 예를 들면,《難經·三十六難》에서 "두 개의 腎이 모두 腎이 아니다. 왼쪽에 있는 것은 腎이고 오른쪽에 있는 것은 命門이다. 命門은 精神이 소장된 곳이며, 原氣가 매여있는 곳이다. 그러므로 男子의 精이 저장되어 있고, 女子의 胞가 매여 있다(腎兩者, 非皆腎也, 其左者爲腎, 右者爲命門. 命門者, 諸神精之所舍, 原氣之所繫也. 故男子以藏精, 女子以繫胞)."고 하였으며,《難經·三十九難》에서 "왼쪽은 腎이고 오른쪽은 命門이다. 命門이란, 精神이 소장된 곳이다. 男子의 精이 저장되어 있고 女子의 胞가 매여 있으며, 그 氣는 腎과 통한다(左爲腎, 右爲命門. 命門者, 諸精神之所舍也. 男子以藏精, 女子以繫胞, 其氣與腎通)."고 하였다.《難經》의 論述은 세가지 의미를 갖고 있다.

❶ 命門이 인체에서 갖는 중요성을 설명하였다. "神精이 소장된 곳이며, 原氣가 매여 있는 곳"으로 인체생명활동의 근본 즉 "生命의 門"인 까닭에 "命門"이라 한다.

❷ 命門의 생리기능이 "男子의 精을 저장하고, 女子의 胞를 매는 것"이라 하여, 인체의 生殖機能이 命門에 있음을 밝혔다.

❸ 命門과 腎은 서로 통하며 위치상으로 좌우의 구분이 있으나, 생리기

능상으로 분별하기 어려운 이유는 命門에도 腎의 기능이 있고, 腎에도 命門의 작용이 있기 때문임을 밝혔다.

《難經》이후, 晋·王叔和, 元·滑壽, 明·李梴 등이 "右腎爲命門"說을 주장하였다. 《脈經·卷一》에서 "脈法贊云：肝·心出左, 脾·肺出右, 腎與命門, 俱出尺部."라 하여 命門의 存在와 診脈部位를 밝혔다. 《醫學入門·臟腑賦》에서 《難經》의 논술을 발전시켜서 "命門은 아래로는 右腎에 寄하여, 실과 같은 줄은 굴곡을 이루며, 膀胱과 廣腸〔直腸〕 사이를 透過하여, 위로는 心胞가 되어 莫을 膈하여 기름 덩어리가 퍼져 있는 곳으로 心臟과 橫으로 연결되어 있다. 左腎과 짝이 되어 眞精을 저장하므로, 男女의 陰陽이 이로써 분별된다. 相火의 臟으로 元氣가 매여 있고, 疾病生死가 의존하는 곳이다(命門下寄腎右, 而絲系曲透膀廣之間, 上爲心包, 而膈膜橫連脂漫之外. 配左腎以藏眞精, 男女陰陽攸分. 相君火以繫元氣, 疾病生死是賴)."라 하였다. 李梴은 여기에 注하여 "命門은 곧 右腎인데, 寄라 한 것은 命門이 正臟이 아니고, 三焦 역시 正腑가 아니기 때문이다. 命門의 줄은 屈曲하면서 하행하다가 兩腎의 줄과 接合하고, 尾閭骨部로 내려가 直腸의 우측으로 붙어서 前後陰의 사이를 통과하되 앞으로 膀胱下口와 尿道에서 만나니 이것은 精氣를 泄出하는 길이다. 만약 女子라면 子戶와 胞門에 해당하니, 역시 直腸의 右側으로부터 膀胱下口와 相並하게 되며, 여기에서 受胎를 한다. 그러므로 氣·精·血·脈·腦는 다 五臟의 眞氣이니, 이 점으로 보아 마땅히 父精母血의 來源이 어떤 곳으로부터 있게 되는지를 알 수 있다고 하겠다. 命門은 짝을 이루는 기관인 左腎을 위하여 血을 받아들여 精을 化生하여 운반하고 들여와 命門에 저장하니 男子는 精이 저장되고, 女子는 胞胎가 매인다(命門即右腎, 言寄者, 命門非正臟, 三焦非正腑也. 命門系曲屈下行, 接兩腎之系, 下尾閭, 附廣腸之右, 通二陰之間, 前與膀胱下口, 於溲溺之處, 相並而出, 乃是精氣所泄之道也. 若女子則子戶胞門, 亦自廣腸之右, 膀胱下口相並, 而受胎, 故氣精血脈腦, 皆五臟之眞, 以是當知精血來有自矣. 命門爲配成之官左腎, 收血化精運入, 藏諸命門, 男以此而藏精, 女以此而繫胞胎)."고 하였다. 이러한 논술들은 右腎이 命門임을 긍정하였을 뿐만 아니라, 《難經》을 기초로 하여 命門의 기능을 명백히 설명한 것이다. 즉 命門은 男子의 精이 저장되고 女子의 胞가 매인 곳이며, 위로 心胞에 연결되어 있고 "元氣가 매여 있으며", "疾病

生死가 의존하는 곳"이다.

2. 右腎과 左腎을 모두 命門으로 보는 說

元·滑壽는 비록 "左腎右命門"說을 주장하였으나, "命門의 氣가 腎과 통하므로 두개의 腎은 사실 하나일 뿐이다(命門, 其氣與腎通, 是腎之兩者, 其實則一耳)"라고 하였다. 滑壽의 이 說에는 실제로 두개의 腎을 모두 命門으로 보는 견해가 포함되어 있다. 明·虞搏은 "두개의 腎을 모두 命門이라 한다(兩腎總號命門)"고 명확히 말하였다. 그는 《醫學正傳·醫學或問》에서 "두개의 腎은 모두 眞元한 氣의 근본으로 性命(生命)과 관계가 있다. 비록 水臟이나 相火가 내재하므로 水中의 龍火와 같이 動하면 發한다. 나의 견해로는 두개의 腎을 모두 命門이라 함이 마땅하다(夫兩腎固爲眞元之根本, 性命之所關, 雖爲水臟, 而實有相火寓乎其中, 象水中之龍火, 因其動而發也. 愚意當以兩腎總號命門)."고 하였다. 虞搏은 "左腎右命門"說을 부정하였을 뿐만 아니라, 命門(즉 腎)의 중요한 작용을 "眞元한 氣의 근본으로 性命(生命)과 관계하는 것"으로 보았다.

3. 右腎과 左腎 사이를 命門으로 보는 說

明·趙獻可는 《醫貫·內經十二官論》에서 "命門은 신체의 中央에 있으며, 臍와 마주보는 脊骨에 부착해있고, 위에서 아래로 세면 十四椎에 있고, 아래에서 위로 세면 七椎에 있다. 《經》에서 '七節의 측면에 있고, 中央에는 小心이 있다'라고 하였으며, 여기에 兩腎이 所在하고 좌측의 一腎은 陰水에 속하며, 우측의 一腎은 陽水에 속하고 서로 一寸五分의 간격을 두고 있으며, 中間은 命門이 所居하는 宮으로 太極圖中의 白圈이다. 右側의 小白竅는 相火이고, 左側의 小黑竅는 天一의 眞水이다. 이 一水와 一火는 모두 無形의 氣에 속하며, 相火는 命門에서 命을 禀受하고 眞水는 相火를 따라 寅에서 申으로 陽 二十五度를 운행하며, 酉에서 丑으로 陰 二十五度를 운행하면서 주야로 五臟六腑의 사이를 흐르고 滯留하면 發病하며 停止하면 사망한다(命門在人身之中, 對臍附脊骨, 自上數下, 則爲十四椎, 自下數上, 則爲七椎. 《經》曰 : '七節之旁, 中有小心', 此處兩腎所寄, 左邊一腎屬陰水, 右邊一腎屬陽水, 各開一寸五分, 中間是命門所居之宮, 即太極圖中之白圈也. 其右旁一小白竅, 即相火也 ; 其左旁之小黑竅, 即天一之眞水也. 此一水一火, 俱屬無形之氣, 相火禀命于命門, 眞水又隨相火, 自寅至申, 行陽二十五度, 自酉至

丑, 行陰二十五度, 日夜周流于五臟六腑之間, 滯則病, 息則死矣)."고 하였다. 그는 命門의 위치를 兩腎의 사이로 생각하였다. 命門의 기능에 대하여 "命門은 十二經의 主이며, 腎은 이것이 없으면 强을 作하여 (굳세게 지속함을 말함) 技巧를 내지 못하며, 膀胱은 이것이 없으면 三焦의 氣를 化生하지 못하고 水道를 관리하지 못하며, 脾胃는 이것이 없으면 水穀을 腐熟시키지 못하여 五味를 생산하지 못하고, 肝膽은 이것이 없으면 將軍이 결단을 내리지 못하고 지혜를 내지 못하는 것과 같이 되며, 大小腸은 이것이 없으면 傳化하지 못하여 二便이 막히고, 心은 이것이 없으면 神明이 혼탁해져서 萬事에 應하지 못한다. 그러므로 主가 밝지 못하면 十二宮이 위태롭다고 한다(命門爲十二經之主, 腎無此, 則無以作强而技巧不出矣; 膀胱無此, 則三焦之氣不化, 而水道不行矣; 脾胃無此, 則不能蒸腐水穀而五味不出矣; 肝膽無此, 則將軍無决斷而謀慮不出矣; 大小腸無此, 則變化不行而二便閉矣; 心無此, 則神明昏而萬事不能應矣. 所謂主不明則十二官危矣)."고 하였다. 또한 命門을 "走馬燈"의 燭火에 비유하여, "火가 왕성하면 속도가 빨라지고 火가 약하면 속도가 느려지며, 火가 소멸하면 고요히 움직이지 않는다(火旺則動速, 火微則動緩, 火熄則寂然不動)"고 하여 "命門의 無形之火"가 "인체의 至寶"임을 강조하였다.
趙獻可와 동시대 사람인 張景岳 역시 命門이 兩腎의 사이에 있다고 보았다. 그는《類經附翼·求正錄》에서 "水象의 外部는 어둡고 內部는 밝으며, 坎卦의 內部는 奇數이고 外部는 偶數이다. 腎의 兩者는 坎 외부의 偶數이며 命門의 一者는 坎 내부의 奇數이다. 하나로 둘을 통일하며, 둘로 하나를 포괄한다. 命門이 兩腎을 주관하므로 兩腎이 모두 命門에 속한다. 그러므로 命門은 水火의 府이며 陰陽의 宇이고 精氣의 海이며 生死의 竇이다(水象外暗而內明, 坎卦內寄而外偶. 腎兩者, 坎外之偶也; 命門一者, 坎中之奇也, 一以統兩, 兩以包一. 是命門總主乎兩腎, 而兩腎皆屬于命門. 故命門者, 爲水火之府, 爲陰陽之宅, 爲精氣之海, 爲死生之竇)"《三焦包絡命門辨》라 하고, 또 "命門은 兩腎의 가운데에 있으며 人身의 太極이고, 太極에서 兩儀가 生하고 水火가 갖추어지며 消長이 여기에 매이므로 受生의 初이고, 性命의 本이며 ……命門의 火를 元氣라 하며, 命門의 水를 元精이라 하고……이 命門의 水火는 十二臟의 化源이다. 그러므로 心이 의존하여 君主로서 현명하고, 肺가 의존하여 治節을 행하며, 脾胃가 의존하여 倉廩의 富를 이루고, 肝膽이 의존하여 謀慮의 本으로 하며, 膀胱이 의존하여 三焦에서 氣化하고, 大小腸이 의존하여 傳導를 담당한다. (命門居兩腎之中, 即人身之太極, 由太極以生兩儀, 而水火具焉, 消長繫焉, 故爲受生之初, 爲性命之本……命門之火, 謂之元氣；命門之水, 謂之元精……此命門之水火, 即十二臟之化源. 故心賴之, 則君主以明；肺賴之, 則治節以行；脾胃賴之, 濟食廩之富；肝膽賴之, 資謀慮之本；膀胱賴之, 則三焦氣化；大小腸賴之, 則傳導自分)."《眞陰論》고 하였다. 張景岳의 命門의 기능에 대한 논술은 趙獻可와 유사한 점이 있으나, 그가 命門을 "水火의 府이며, 陰陽의 宅"이라 한 것은 趙獻可가 "無形之火"를 중요시한 것과 다르다. 《景岳全書·傳忠錄》에서 그는 "命門은 元氣의 根源이며, 水火의 宅이므로 五臟의 陰氣는 命門이 없으면 滋養을 받지 못하고, 五臟의 陽氣는 命門이 없으면 發하지 못한다(命門爲元氣之根, 爲水火之宅, 五臟之陰氣, 非此不能滋, 五臟之陽氣, 非此不能發)."고 인체에서 命門이 갖는 중요성을 강조하였다. 趙獻可와 張景岳의 命門의 기능에 대한 논술은 후대에 비교적 많은 영향을 미쳤다.

4. 命門을 腎間의 動氣로 보는 說

明·孫一奎는 《醫旨緖餘·命門圖說》에서 "《靈樞》와 《素問》을 자세히 고찰했으나 兩腎을 분리하여 말한 예가 없었으므로, 兩腎의 분별은 秦越人에서 비롯되었을 것이다. 越人이 두번씩이나 命門에 精神이 있고, 原氣가 매여 있으며, 男子의 精이 저장되고, 女子의 胞가 매여 있는 곳이라고 부르짖은 것을 본다면, 허황된 소리라 할 수 있겠는가? 이는 腎을 극히 중요시 여긴 말씀으로 腎間의 原氣가 사람의 생명이므로 중요시하지 않을 수 없다는 것이다. ……越人은 또 腎間의 動氣는 사람의 생명이고 五臟六腑의 本이며, 十二經脈의 根이고, 呼吸의 門이며 三焦의 原이다라고 하였다. 命門의 의미는 여기에서 來源하며, 儒家의 太極, 道家의 玄牝과 같다. 銅人圖를 보면 命門穴은 右腎에 있지 않고, 兩腎兪의 中央에 있다(細考《靈》·《素》, 兩腎未嘗有分言者, 然則分之者, 自秦越人始也. 追越人兩呼命門爲精神之舍, 原氣之繫, 男子藏精, 女子繫胞者, 豈漫語哉？是極歸重于腎爲言, 謂腎間原氣, 人之生命, 故不可不重也. ……越人亦曰；腎間動氣者, 人之生命, 五臟六腑之本, 十二經脈之根, 呼吸之門, 三焦之原. 命門之義, 盖本于此, 猶儒之太極, 道之玄牝也. 觀銅人圖命門穴不在右腎, 而在兩腎兪之中可見也)."고 하였다. 또 "命門은 兩腎中

間의 動氣이며, 水도 아니고 火도 아니며, 造化의 樞紐이고 陰陽의 根本이며, 즉 先天의 太極이다. 五行이 여기에서 生하며, 臟腑가 이를 이어서 成한다. 만약 水·火에 속하거나 臟·腑에 속한다고 한다면 形質이 있는 物로서 외부에 응당 經絡動脈이 있어 診하면 形을 알 수 있을 것이며, 《靈樞》·《素問》에서도 經에 이를 밝혔을 것이다(命門乃兩腎中間之動氣, 非水非火, 乃造化之樞紐, 陰陽之根蒂, 即先天之太極. 五行由此而生, 臟腑以繼而成. 若謂屬水屬火, 屬臟屬腑, 乃是有形質之物, 則外當有經絡動脈, 而形于診. 《靈》·《素》亦必著之于經也). "라고 하였다. 孫一奎는 命門의 위치를 兩腎의 사이라고 보았으나, 形質이 있어서 볼 수 있는 臟器가 아니므로 "兩腎中間之動氣"라 하였으며, 命門의 기능에 대해서 "造化의 樞紐이며 陰陽의 根本"이라 하였다.

이상의 견해는 命門의 형태에 대해서 有形과 無形으로 說이 나뉜다. 위치에 대해서 右腎·兩腎 및 兩腎의 사이로 보는 說이 각기 다르나 命門의 주요기능에 대해서는 대체로 견해의 엇갈림이 없고, 命門의 기능과 腎이 불가분의 관계에 있다고 보았다. 命門의 火는 腎陽이며, 張景岳이 말한 "命門의 水"는 腎陰임을 알 수 있다. 腎陰·腎陽은 眞陰·眞陽이며, 元陰·元陽으로 각 臟腑의 陰陽의 근본이다. 古代의 의학자들이 腎을 命門으로 부른 까닭은 腎이 인체의 생명활동에서 갖는 중요성을 강조하기 위해서였다.

六. 三 焦

(一) 位置와 形態

三焦는 上焦·中焦·下焦의 통칭이며, 六腑 중의 하나이다. 三焦의 위치와 형태에 대해서 《內經》에 명확한 논술이 없으나, 《難經》의 《二十五難》과 《三十六難》에 "有名而無形"說이 있어, 이로부터 후세에 쟁론이 일기 시작하였다.

三焦를 "有名而無形"으로 인식한 예에는 《難經》이후, 《中藏經》·《脈經》·《千金方》·《醫學入門》·《醫旨緖餘》 등이 있다. 三焦를 有形으로 보는 주장들은 그 형체에 대해 각기 다른 견해를 갖고 있으며, 대부분 三焦의 구체적인 형태를 지적하지 못하였다. 예를 들면, 明·馬玄臺는《難經正義》에서 徐遁, 陳無擇의 說을 인용하여 三焦가 右腎하부의 손바닥만한 脂膜이라 하였고 虞摶은《醫學正傳》에서 "三焦는 體腔을 가리켜 말하는 것으로 腸胃를 포괄하는 總司이다. 胸中肓膜의 상부를 上焦라 하고, 肓膜의 하부·臍의 상부를 中焦라 하며, 臍의 하부를 下焦라 하고, 총괄하여 三焦라 한다. 명칭이 있는데 부여받은 형체가 없겠는가? 그 體質은 脂膜이며 體腔의 內部에 있으면서 五臟六腑의 외부를 감싼다(三焦者, 指腔子而言, 包涵乎腸胃之總司也. 胸中肓膜之上曰上焦, 肓膜之下臍之上曰中焦, 臍之下曰下焦, 總名之曰三焦, 其可謂之無攸受乎? 其體有脂膜, 在腔子之內, 包羅乎五臟六腑之外也)."고 하였다. 張景岳은 "무릇 三이라 하는 것은 三才를 상징하니 가장 높은 것과 가장 낮은 것을 모두 포함한다는 뜻이다. 이른바 焦란 火類를 상징하며, 赤色과 陽에 속함을 말한다. 인체에서 밖으로 皮毛에서 부터 안으로 臟腑에 이르기까지 巨하면서 名이 없는 것이 없으며, 細하면서 目이 없는 것이 없는데, 腔의 주위와 上下全體에 있는 커다란 주머니같은 狀은 과연 무엇인가? 그것은 內一層에 부착되어 있으며, 形의 色은 最赤이고 모양은 六合과 같으며, 諸陽을 보호하는데 三焦가 아니고 무엇이겠는가? (夫所謂三者, 象三才也, 際上極下之謂也. 所謂焦者, 象火類也, 色赤屬陽之謂也. 今未人之一身, 外自皮毛, 內至臟腑, 無巨無名, 無細無目, 其于腔腹周圍上下全體, 狀若大囊者, 果何物耶? 且其着內一層, 形色最赤, 象如六合, 總護諸陽, 是非三焦而何?)"《類經附翼·求正錄》라고 하였으며,《類經·藏象類》에서 "本篇(《靈樞·本輸》를 가리킨다)의 六腑에 대한 分別을 보면 명료하게 알 수 있다. 六腑는 모두 담아 저장하므로 "腑"라 한다. 三焦를 中瀆의 腑라 하고, 孤의 腑라 하였으니 분명히 하나의 腑가 있을 것이다. 즉 臟腑의 외부, 軀體의 내부에 있어 여러 臟을 감싸니 一腔을 이루는 大腑이다. 그러므로 中瀆 또는 孤란 명칭이 있으며, 역시 大腑의 形도 있다(觀本篇(指《靈樞·本輸》)六腑之別, 極爲明顯. 以其皆有盛貯, 因名爲府, 而三焦者曰中瀆之府, 是孤之府, 分明確有一府, 盖即臟腑之外, 軀體之內, 包羅諸臟, 一腔之大府也. 故有中瀆, 是孤之名, 而亦有大府之形)"《類經·藏象類》고 하였다. 淸·徐大椿도 三焦에 대해 "이미 이것을 腑라 하였으므로 저장하고 분비하는 器具임이 분명한데 어째서 形이 없다고 하는가? 다만 上下에 周布하고, 臟腑를 포괄하며, 五腑의 形이 각자

體를 이루고 있는 것 같지 않아 그 象을 定할 수는 없으나 形이 없다고 할 수 없다(即謂之腑，則明是藏畜泌瀉之具，何得謂之無形？但其周布上下，包括臟腑，非若五腑之形，各自成體，故不得定其象，然謂之無形，則不可也)" 《難經經釋》고 하였다.

三焦가 有形인가 無形인가에 대한 논쟁은 지금까지 계속되고 있다. 三焦 有形論者들의 三焦의 형태에 대한 여러 說 또한 일치하지 않는다. 횡격막의 상부를 上焦·횡격막의 하부에서 배꼽의 상부까지를 中焦·배꼽의 하부를 下焦로 보는 說에 의견이 일치되고 있다. 三焦의 형태에 대한 견해는 줄곧 일치하지 않았으나, 三焦의 생리기능에 대한 인식은 비교적 일치해왔다. 三焦에 대한 이론에서 생리기능과 병리변화는 매우 중요하다.

（二）基本機能

1. 三焦는 氣를 주관한다.

《難經·三十一難》에서 "三焦는 水穀의 도로이며, 氣가 시작하고 끝나는 곳이다(三焦者，水穀之道路，氣之所終始也)."라고 하였고, 《難經·三十八難》에서 三焦는 "原氣의 別使이며, 모든 氣를 주관한다(有原氣之別焉，主持諸氣)."고 하였다. 《難經·六十六難》에서 "三焦는 原氣의 別使이다. 三氣의 통행을 주관하며, 五臟六腑를 두루 순행한다(三焦者，原氣之別使也，主通行三氣，經歷于五臟六腑)."고 하였다. 이상의 논술은 三焦를 인체의 氣가 升降出入하는 통로로 설명하였다. 인체의 氣 중에서 가장 근본인 元氣(原氣)는 三焦를 통과하여, 五臟六腑에 흩어져서 전신을 충만케하므로 三焦가 "모든 氣를 주관한다(主持諸氣)"고 하는 것이다. 이에 대해서 《中藏經·論三焦腑虛實寒熱生死逆順脈證之法》에서 "三焦는 사람의 三元의 氣이다. 中淸의 腑라하며, 五臟·六腑·榮衛·經絡·內外上下左右의 氣를 모두 영도한다. 三焦가 통하면, 內外左右上下가 모두 통한다. 신체에 두루 흘러들어가서 內外를 조화시키고, 左右를 營養하며, 上下를 인도함에 이보다 더 重大한 것이 없다(三焦者，人之三元之氣也，號曰中淸之腑，總領五臟·六腑·榮衛·經絡，內外上下左右之氣也. 三焦通，則內外左右上下皆通也，其于周身灌體，和內調外，榮左養右，導上宣下，莫大于此也)."고 하였다.

2. 三焦는 水道를 소통하고 水液을 운행시킨다.

《素問·靈蘭秘典論》에서 "三焦者, 决瀆之官, 水道出焉."이라 하였다. "决"은 疏通의 뜻이며, 瀆은 도랑의 뜻이다. 决瀆은 도랑을 소통시키는 것이므로 三焦가 수액의 통로이며, 水道를 소통하고, 수액을 운행하는 기능을 한다고 한다. 전신의 水液代謝는 肺·脾·腎·膀胱 등 여러 臟腑의 협조를 통해서 완성되나, 三焦를 통로로 하여야만 정상적으로 升降出入할 수 있다. 三焦가 水道를 소통시키지 못하면, 張景岳이 "上焦를 다스리지 못하면 水가 高原에 泛濫하며, 中焦를 다스리지 못하면 水가 中脘에 정체되고, 下焦를 다스리지 못하면 水가 二便을 혼란스럽게 한다(上焦不治則水泛高原, 中焦不治則水留中脘, 下焦不治則水亂二便)"《類經·藏象類》고 한 것과 같이 병리변화가 발생한다. 그러므로 그는 이어서 "三焦의 氣를 다스리면, 脈絡이 通하고 水道가 순조롭게 운행되므로 决瀆의 官이라 한다(三焦氣治, 則脈絡通而水道利, 故曰决瀆之官)."고 하였다.

三焦가 氣를 주관하고 水液을 운행하는 기능은 서로 관련된다. 수액이 모두 氣의 升降出入에 의존해서 운행되고, 氣 또한 血과 津液에 의존하기 때문이다. 그러므로 氣가 升降出入하는 통로는 반드시 血 또는 津液의 통로이며, 津液이 升降出入하는 통로 또한 氣의 통로이다. 실제로는 하나의 기능이 두 방면에서 작용할 따름이다.

——上焦·中焦·下焦의 위치구분과 機能——

1. 上 焦

《靈樞·營衛生會》에서 "上焦의 氣는 胃의 上口에서 나오며, 咽喉를 따라 상행해서 횡격막을 관통하여 胸中에 분포한다(上焦出于胃上口, 并咽以上, 貫膈而布胸中)"고 하였으므로, 일반적으로 心·肺를 포함한 횡격막 이상의 胸部 및 頭面部를 上焦라고 한다.

《靈樞·決氣》에서 "上焦에 의해 宣發·布散된 水穀精微가 皮膚를 따뜻이 하고 형체를 충실히 하며, 모발을 윤택하게 함이 안개와 이슬이 스며들 듯 하는데 이것을 氣라 한다(上焦開發, 宣五穀味, 熏膚·充身·澤毛, 若霧露之溉, 是謂氣)."고 하였다. 上焦의 기능이 주로 衛氣를 宣發하고 水穀精微를 布散하여 전신에 영양을 공급하는 것이라고 설명하였다. 《靈樞·營衛生會》에서 上焦의 기능을 "上焦如霧"의 一句로 개괄하였다. 이것은 실제로 心·肺

가 氣血을 輸布하는 작용이다. 上焦가 宣發과 布散하는 기능을 하므로 上焦의 병리변화는 대부분 "肺氣失宣"이다.

2. 中 焦

《靈樞·營衛生會》에서 "中焦의 氣 또한 胃에서 나오며, 上焦의 氣에 뒤이어서 나온다(中焦亦并胃中, 出上焦之後)"고 하였다. 여기에서 中焦는 胃를 말한다. 일반적으로 횡격막의 하부, 배꼽의 상부를 中焦로 본다. 中焦에 소속된 臟腑는 해부학적으로 보았을 때, 脾·胃·肝·膽 등의 臟腑를 포괄하나 적지 않은 역대의 醫書에서 肝을 下焦에 귀속시키고 있다.

《靈樞·營衛生會》에서 "中焦는 氣를 받아들이는 곳으로 찌꺼기를 분별하며, 津液을 蒸騰하고 精微를 化生하여 肺脈으로 보낸다. 동시에 津液과 精微를 조화시켜서 血을 만들어 인체에 영양을 공급하므로 이보다 귀한 것이 없다(此所受氣者, 泌糟粕, 蒸津液, 化其精微, 上注于肺脈, 乃化而爲血, 以奉生身, 莫貴于此)"고 中焦에 消化·吸收 및 水穀精微를 輸布하고 혈액을 化生하는 기능이 있음을 설명하였다. 《靈樞·營衛生會》에서 中焦의 기능을 "中焦如漚"의 一句로 개괄하였다. "漚"란 物質을 浸水시켜 발효시키는 것이다. 여기에서는 脾·胃가 水穀을 腐熟시켜서 "精微를 化生"함을 말한다. 脾·胃에 음식물을 소화·흡수하고, 水穀精微를 輸布하는 기능이 있다고 하는 것은 中焦가 氣血을 화생하는 근원이라고 하는 것과 같다. 脾·胃가 정상적으로 음식물을 消化·吸收하려면 脾의 上升과 胃의 下降運動이 조화되어야 한다.

3. 下 焦

《靈樞·營衛生會》에서 "下焦는 胃에서 보낸 水穀을 分別하여, 찌꺼기를 回腸으로 보내고, 水液을 방광으로 보낸다(下焦者, 別回腸, 注于膀胱而滲入焉)."고 하였으며, 明·虞摶은 "臍之下曰下焦"라 하였다. 일반적으로 臍의 하부를 下焦로 보며, 臍 이하의 腹部·陰部 및 小腸·大腸·腎·膀胱 등의 臟腑를 포괄한다. 肝의 해부학적 위치는 臍의 상부, 횡격막의 하부이나, 肝과 腎의 精血이 근원을 같이 한다는 관점에서 보면, 특히 溫病學說에서 三焦를 辨證할 때 溫病後期에 출현하는 肝의 병증을 "下焦病"의 범위에 넣은 후, 肝이 下焦에 귀속되었으므로 근래에도 임상에서 변증할 때 대부분 이를 따르고 있다.

《靈樞·營衛生會》에서 下焦의 기능이 찌꺼기와 尿液을 배설하는 것이라고 하였다. 주로 大腸과 膀胱의 기능을 가리킨 것이며, "下焦如瀆" 一句로 下焦의 기능을 개괄하였다. 후세에 臟象學說에서는 肝腎精血·命門·原氣 등을 모두 下焦에 귀속시킴으로써 下焦의 기능을 확대시켰다.

七. 腦

腦는 頭蓋骨腔에 소장되어 있으며, 髓가 모여서 형성된 것이다. 《靈樞·海論》에서 "腦爲髓之海"라 하였으며, 《素問·五臟生成篇》에서 "諸髓者, 皆屬于腦"라고 하였다. 腦는 髓가 모여서 형성되었으며, 전신의 髓와 관계가 있음을 설명하였다. 腦는 인체에서 매우 중요한 기관으로 생명과 직접 관련이 있으므로, 조금이라도 傷害를 당해서는 안된다. 《素問·刺禁論》에서 "頭部를 찔러 腦戶穴을 맞추면 즉사한다(刺頭, 中腦戶, 立死)"고 하였으며, 張景岳은 "腦戶는 督脈의 穴이며, 枕骨의 상부에 있고, 腦中으로 통한다. 腦는 髓海이며, 元陽精氣가 모이는 곳이다. 針이 腦로 들어가면 眞氣가 흘러나와 즉사한다(腦戶, 督脈穴, 在枕骨上, 通于腦中. 腦爲髓海, 乃元陽精氣之所聚. 針入腦則眞氣泄, 故立死)."《類經·針刺類》고 注解하였다. 너무 깊게 침을 꽂아 腦를 손상하면, 生命中樞가 파괴되어 즉시 사망하게 됨을 설명한 것이다. 腦가 인체에서 갖는 중요성을 알 수 있다.

《內經》시대에 이미 腦의 기능이 시각·청각 및 정신상태와 관계함을 인식하였다. 예를 들면, 《靈樞·海論》에서 "髓海가 넉넉하면 몸이 경쾌하고 건강하며 체력이 왕성하여 장수한다. 髓海가 부족하면 어지럽고 귀가 울리며, 정강이가 시리고 어지러우며 눈앞이 캄캄하고, 四肢가 무력해져 편안히 눕기를 좋아한다(髓海有餘, 則輕勁多力, 自過其度; 髓海不足, 則腦轉耳鳴, 脛痠眩冒, 目無所見, 懈怠安臥)."고 하였으며, 《靈樞·口問》에서 "上氣가 부족하면 腦髓가 충만하지 못하여 귀가 울리며, 힘없이 머리가 기울어지고, 시야가 흐려진다(上氣不足, 腦爲之不滿, 耳爲之苦鳴, 頭爲之苦傾, 目爲之眩)."고 하였다. 明·李時珍은 《本草綱目》 辛夷條에서 "腦爲元神之府"라고 하여, 腦와 精神活動의 관계를 설명하였다.

清·汪昂은 《本草備要》에서 "人之記性, 皆在腦中"이라고 하였다. 清·王淸任은 前人의 인식을 기초로 하여 腦의 기능에 대하여 비교적 상세히 논술하였다. 그는 "靈敏한 機能과 기억력이 腦에 있는 까닭은 음식에서 化生된 氣血이 근육을 기르며, 精汁의 맑은 것은 髓로 變化하여 脊髓를 따라 올라가 腦로 들어가기 때문이다. 이것을 腦髓라고 한다. 두 귀가 腦로 통하므로 청취된 소리는 腦로 들어가고, 두 눈과 관계된 기관이 실과 같이 腦와 맺어져 있어 눈으로 본 物象은 腦로 들어가며, 코가 腦로 통하므로 코로 맡은 향기와 악취도 腦로 들어간다. 소아가 일년이 되어 점차 腦가 성장하면, 한두 마디를 할 수 있게 된다(靈機記性在腦者, 因飮食生氣血, 長肌肉, 精汁之淸者, 化而爲髓, 由脊髓上行入腦, 名曰腦髓. 兩耳通腦, 所聽之聲歸腦；兩目系如綫長于腦, 所見之物歸腦；鼻通于腦, 所聞香臭歸于腦；小兒周歲腦漸生, 舌能言一二字)."고 하였다. 王淸任은 청각·시각·후각 등의 감각기능 및 사유·기억·언어 등의 기능을 모두 腦에 귀속시켜 前人의 인식에서 진일보하였다.

臟象學의 주요한 특징은 五臟을 중심으로 하는 정체관으로 인체의 정신활동과 감각기관의 기능을 모두 五臟의 기능을 기초로 인식하여 腦의 기능도 五臟에 귀속시켰다. 그중에서 특히 心은 "五臟六腑의 大主이고 精神이 소장된 곳(五臟六腑之大主, 精神之所舍也)"이며, 肝은 疏泄을 주관하고, 腎은 精을 저장하며, 精에서 髓가 만들어지고 腦는 髓海로 이루어지므로 腦와 心·肝·腎의 관계는 긴밀하다. 그러므로 精神情志에 이상이 생기고 감각기관의 기능이 장애를 받는 병리변화를 五臟을 중심으로 論治한다.

八. 女子胞

女子胞는 "胞宮"이라고도 하며, 바로 子宮이다. 女子의 月經이 형성되고, 태아를 잉태하는 기관이다. 女子胞는 小腹의 正中으로 膀胱의 뒤, 直腸의 앞에 있으며, 下口는 膣에 연결되어 있다. 잉태하지 않았을 때의 형태는 거꾸로 놓은 배(梨)와 같다.

女子胞의 주요기능은 月經을 만들고, 태아의 잉태를 주관하는 것으로 그 생리과정은 복잡하여 衝·任脈 및 腎·心·肝·脾 등의 臟과 밀접하게 관련이 있다.

(一) 精氣를 저장하는 腎과의 관계

女子의 생식기관은 腎의 精氣에 의존하여 발육한다. 腎의 精氣가 일정한 수준으로 충실해지면 "天癸"가 만들어져서 생식기관이 성숙하고, 월경이 시작되어 태아를 잉태할 수 있는 조건이 갖추어진다. 노년이 되면, 腎의 精氣가 衰退함에 따라 "天癸"가 고갈되므로 월경이 멈추고 생식능력도 잇달아 소실된다. 바로 《素問·上古天眞論》에서 "여자가……십사세가 되면 天癸가 이르며, 任脈이 통하고 太衝脈이 충만해져서 月經을 주기에 맞추어 하게 되므로 자녀를 가질 수 있다. ……사십구세가 되면 임맥이 허약해지고, 太衝脈의 氣血이 쇠약해지고 天癸가 고갈되어 月經이 멈추므로 형체가 노쇠해지며, 생식능력이 없어진다(女子……二七而天癸至, 任脈通, 太衝脈盛. 月事以時下, 故有子. ……七七, 任脈虛, 太衝脈衰少, 天癸竭, 地道不通, 故形壞而無子也)."고 하였다. 腎의 精氣가 정상적인 月經과 태아를 잉태하는데 필요한 기본조건임을 알 수 있다.

(二) 衝脈·任脈의 작용

衝·任脈은 모두 胞中에서 시작하며, 衝脈은 足少陰腎經과 병행하고 陽明經과 통하며, 十二經의 氣血을 조절하므로 "血海"라고 한다. 任脈은 少腹部에서 足三陰經과 會合하고, 전신의 陰經을 조절하므로 "陰脈의 海"라 한다. 十二經脈의 氣血이 충만하여 衝·任脈으로 흘러가서, 衝·任脈의 조절에 의해 胞宮으로 下達되면 月經이 발생한다. 幼年時期에는 腎의 精氣가 충만하지 않으므로 子宮도 성숙하지 못하고, 任脈도 통하지 못하며, 衝脈 역시 미숙하다. 그러므로 月經이 없고 생식능력도 따라서 없다. 청소년기가 되면 "任脈이 통창하고 太衝脈이 충실해져", "月經을 주기에 맞추어 하게 되어" 생식능력을 갖춘다. 오십세 전후가 되면 腎의 精氣가 점차 쇠퇴하므로 衝·任脈의 氣血도 점차 쇠퇴하게 되어 폐경기에 접어들며, 月經이 고르지 않다가 끊어지게 된다. 이것은 생리적인 현상이다. 任·衝脈이 균형을 잃으면 月經不順·崩漏·閉經 및 不姙 등의 병증이 나타난다.

(三) 心·肝·脾와의 관계

月經의 주요성분은 血이다. 《濟陰綱目》에서 "血은 水穀의 精氣이며, 五臟을 조화시키고 六腑를 灑陳한다. 男子는 이것이 化하여 精이 되고, 女子는 상승하여 乳汁이 되며, 下降하여 月經이 된다(血者, 水穀之精氣也, 和調五臟, 灑陳六腑, 在男子則化爲精；婦人則上爲乳汁, 下爲月水)"고 하였다. 心은 血을 주관하고 肝은 血을 저장하며, 疏泄을 주관한다. 脾는 氣血을 化生하는 근원으로 血을 統攝한다. 이와같이 心·肝·脾는 전신의 혈액의 化生과 운행을 조절하는 작용이 있으므로 月經의 시작은 心·肝·脾의 기능과 밀접한 관계가 있다. 肝이 血을 저장하고 脾가 血을 통섭하는 기능이 약해지면 月經의 양이 지나치게 많아지고 周期가 단축되며, 月經期間이 연장되거나 崩漏 등의 증상이 나타나는데 이러한 병증을 "肝脾藏統失司"라고 한다. 脾가 제대로 運化하지 못하면 氣血의 생성이 부족하여 月經의 양이 적어지고 周期가 연장되며, 심하면 폐경이 된다. 안으로 情志가 상하면 心神 혹은 肝의 疏泄機能에 영향을 미쳐 月經不順 등의 병증이 발생한다.

상술한 바를 종합하면, 女子胞의 月經을 형성하고 태아를 잉태하는 기능은 心·肝·脾·腎 및 衝·任脈과 밀접한 관계가 있으며, 그중에서도 腎에 저장되는 精氣의 盛衰("天癸"의 "生產"과 "枯竭"에 관계한다)와 衝·任脈의 조절은 더욱 중요하다.

第二節 臟腑와 臟腑 사이의 관계

인체는 하나의 유기적 整體이다. 인체의 각 臟腑 및 組織器官은 비록 각각의 생리기능을 소유하나 스스로 운행할 수 없다. 서로 제약하고 의존하며, 쓰임이 되는 긴밀한 관계가 존재하여 생리적으로 밀접하게 맺어지며, 병리적으로 영향을 주고 받는다. 臟과 臟. 腑와 腑. 臟과 腑의 관계를 요약하면 다음과 같다.

一. 臟과 臟의 관계

五臟 사이의 생리·병리적 연결을 古人들은 대개 五行의 生克乘侮로써 논술하였다. 그러나 臟象學이 발전함에 따라 臟腑의 생리, 병리현상에 대한 인식이 점차 깊어져 일찌기 五行의 生克乘侮의 범위를 초월하였다. 本節에서는 주로 生理, 病理的 연결을 중심으로 臟과 臟 사이의 관계를 상세히 분석하려 한다.

(一) 心과 肺

心과 肺의 관계는 주로 心이 血을 주관하고, 肺가 氣를 주관하는 기능 사이의 관계이다. 다시 말하면 心이 血의 운행을 주관하고 肺가 호흡을 주관하는 기능 사이의 관계이며, 실계로는 血의 循行과 呼吸運動 사이의 관계이다.

생리적으로 血은 脈을 따라 전신을 순행하며, 心氣의 추진운동을 기본동력으로 하나, 肺의 氣를 주관하고 呼吸을 담당하는 기능의 도움을 받아야 한다. 왜냐하면, 肺가 氣와 呼吸을 주관하는 기능이 정상이어야 비로소 충분한 宗氣를 생산하여 "心脈을 이끌어 氣의 운동을 조절하여 심장박동리듬과 심장박동수를 정상으로 할 수 있기 때문이다. 한편, 氣도 血에 의존해야 한다. 血의 운행에 의존해서야 전신에 분포되므로 血의 운행이 정상이면,

氣의 운행도 순조롭고 원활하며, 呼吸도 순조롭고 고르다.

心이 血의 운행을 주관하고 肺가 호흡을 주관하는 기능이 연결되는 중심은 주로 胸中에 쌓이는 "宗氣"인데, 이는 "宗氣"에 "心脈을 이끌어 호흡운동을 행하는" 기능이 있기 때문이다.

병리적으로 볼 때, 肺氣가 虛하여 손상되거나 肺의 宣發·肅降이 실조되면, 宗氣의 생성에 영향이 미쳐 氣의 운동이 순조롭지 못하게 되므로, 심장이 혈액의 운행하는 기능에 영향을 미쳐 혈액이 瘀滯된다. 반대로 心氣가 부족하면 心陽이 不振해지고, 血脈이 제대로 운행되지 못하여 肺脈에 瘀滯되면 역시 肺가 氣와 呼吸을 주관하는 기능에 영향이 미친다. 요컨대 肺氣가 虛하거나 막히면 心血도 막히며, 心氣가 虛하거나 心血이 막히면 肺氣가 虛해지고, 上逆한다.

(二) 心과 脾

心은 血을 주관하며 神을 갈무리한다. 脾는 血을 統攝하며, 氣血生化의 근원이 된다. 心과 脾의 관계는 주로 혈액의 생성과 운행 및 神志活動面으로 표현된다.

생리적으로 볼 때, 心이 血을 주관하는 기능은 心氣와 血液의 충만과 脈道의 순조로움을 전제조건으로 한다. 心이 神志를 주관하는 기능도 氣血을 물질기초로 삼는다. 따라서, 脾氣가 정상적으로 運化되어 氣血의 生化가 그 根源이 있어야만, 心이 비로소 주할 바(즉 혈)가 있어 神志活動에 필요한 물질기초도 넉넉하게 된다. 脾氣가 정상으로 運化하고 血을 統攝하는 기능 역시 정상이면, 血은 脈을 따라 운행하면서 脈의 외부로 逸脫하지 않으므로 心이 血脈을 주관하는 작용이 정상적으로 이루어진다. 한편, 心은 "五臟六腑의 大主"로서 血과 神志를 주관하는 기능이 정상이어야 脾도 비로소 氣血의 滋養을 받아 運化하는 기능이 왕성해진다.

병리적으로 볼 때, 脾가 정상으로 운화하지 못하여 氣血이 化生가 부족하거나, 血을 統攝하는 능력을 상실하여 血의 손실이 過多해지면 心血이 부족해진다. 한편, 지나치게 염려하고 근심하면 心血이 암암리에 손상될 뿐만 아니라, 脾의 運化機能에도 영향이 미친다. 이와 같이 脾가 정상적으로 運化하지 못하여 心血이 손상되거나, 근심이 지나쳐서 脾가 제대로 運化하지 못하면 결국, 心·脾가 모두 虛하게 되는데 心은 血이 虛하게 되고, 脾는 氣가 虛하게 된다.

(三) 心과 肝

心은 血을 주관하며 肝은 血을 저장한다. 心은 神志를 주관하며 肝은 疏泄을 주관한다. 心과 肝의 관계는 주로 血液과 精神情志 방면으로 표현된다.

생리적으로 볼 때 肝이 血을 저장하는 기능이 정상이면, 일정량의 血을 저장하여 心이 운행하는 血의 필요량을 충족시킨다. 또 血의 정상운행을 유지시켜 외부로 흘러넘치지 않게 하여 출혈을 방지한다. 한편, 心이 血을 주관하는 기능이 정상이면, 血은 정상적으로 운행되므로 肝도 血을 저장할 수 있다. 혈액에 대하여 心과 肝은 이와 같은 관계를 맺는다. 精神情志 面에서 心은 神志를 주관하고 肝이 疏泄을 주관하는 기능은 유기체의 精神情志 活動을 조절하는 작용을 한다. 혈액은 神志活動의 주요한 물질기초이므로 心血이 충만하여 肝에 저장분이 있으면, 心神은 滋養을 받고 肝의 疏泄機能이 잘되어 肝은 柔和한 정상적인 상태를 유지할 수 있다.

병리적으로 볼 때, 肝血이 부족하여 血이 저장되지 못하면 心이 滋養을 상실하고, 心血 역시 虛하게 된다. 心血이 부족하여 血脈이 空虛하면 肝이 血을 저장하지 못하므로 肝血 역시 虛하게 된다. 그러므로 心血의 虛와 肝血의 虛는 항상 동시에 발견된다. 肝氣가 지나치게 상승하여 즉 火가 上逆하면 "心火上炎"하게 되며, 精神을 지나치게 써서 心火가 항진하면 肝氣가 지나치게 상승하여 "肝火上炎"하게 된다. 그러므로 心火가 왕성해지고 肝火가 왕성해지는 현상은 서로 영향을 미치거나 동시에 발견된다.

(四) 心과 腎

心은 上焦에 있으며 五行의 火에 속하고, 腎은 下焦에 있으며 五行의 水에 속한다. 腎陰·腎陽은 心陰·心陽의 근본이다. 心과 腎의 관계에서 水火, 陰陽의 相補는 매우 중요하다.

陰陽學說에서는 陰과 陽이 반드시 서로 주고 받아야 事物이 생장, 발전, 변화할 수 있다고 본다. 그러므로 "天地가 서로 交하여 萬物이 잘 자란다.

(天地絪緼, 萬物化醇)"《易·繫辞》고 하였다. 예를 들면, 《易經》泰卦에서 "象에서 말하였다 ; 泰는……天과 地가 주고 받아야 만물이 통하는 것이며, 上과 下가 주고 받아야 그 뜻이 일치하는 것이다(象曰 : 泰……則是天地交而萬物通也, 上下交而其志同也)."라고 하였으며, 否卦에서 "象에서 말하였다 ; ……天과 地가 서로 주고 받지 못하므로 만물이 통하지 못하고, 上과 下가 주고 받지 못하므로 天下에 나라가 없다(象曰 ; ……則是天地不交而萬物不通也, 上下不交而天下無邦也)."고 하였다. 이러한 관점을 의학의 영역에 도입하여 五臟 사이의 관계를 해석하면, 위에 있는 것은 내려감으로써 조화를 이루고, 아래에 있는 것은 올라감으로써 順理를 따른다. 心은 위에 있고 五行의 火에 속하므로 心火는 반드시 내려가야 하며, 腎은 아래에 있고 五行의 水에 속하므로, 腎水는 반드시 올라가야 한다. 이렇게 되면 腎水는 心火의 溫煦를 받아 寒冷하지 않으며, 心火는 腎水의 滋養을 받아 항진하지 않으므로 心과 腎의 陰陽이 조화를 이루어 정상적인 생리기능이 유지된다. 心과 腎의 이러한 上下相補關係를 "心腎相交"·"水火旣濟"라고 한다. 바로《石室秘錄·臟治法》에서 "腎은 水臟이며 心은 火臟이다. 心과 腎은 적대하므로 끌어당겨 연결하여 하나로 다스리는 것이 마땅하지 않을 것 같다. 그러나, 心과 腎이 비록 相克하나 실은 서로 필요로 함을 모르는 까닭이다. 心의 火가 없으면 불꺼진 재요, 腎의 水가 없으면 아무리 불을 붙여도 타지 않는 얼음으로 만든 숯이다. 心은 반드시 腎水의 滋養을 받아야 하고, 腎은 반드시 心火의 溫煦를 받아야 한다(腎, 水臟也 ; 心, 火臟也. 是心腎二臟爲仇敵, 似乎不宜牽連而一治之. 不知心腎雖相克, 其實相須. 無心之火, 則成死灰 ; 無腎之水, 則成冰炭. 心必得腎水以滋養, 腎必得心火而溫暖)."고 하였다.

병리적으로 볼 때, 心火가 항진하여 밑으로 腎과 사귀지 않거나, 腎陰이 부족하여 위로 心陰을 滋養하지 못하면, 陰이 陽을 통제하지 못하여 心火가 항진하게 되므로 "心腎相交"의 관계가 파괴되어 "心腎不交"의 병리변화가 나타난다.

(五) 肺와 脾

肺는 氣를 주관하며, 脾는 氣血生化의 근원이다. 肺는 水道의 疏通과 調節을 주관하는 水의 上源이고, 脾는 水液의 運化를 주관한다. 그러므로 肺

와 脾의 관계는 주로 氣와 水液 방면으로 표현된다.

생리적으로 볼 때, 氣의 생성 특히 宗氣의 생성은 肺의 氣를 주관하고 呼吸을 관장하는 기능과 脾의 水穀精微를 運化하는 기능에 의존한다. 肺와 脾의 기능이 정상이면 자연계의 淸氣가 吸入되고, 水穀의 精氣가 化生되어 宗氣가 생성된다. 氣의 생성과정에서 脾의 水穀精微를 運化하는 기능은 매우 중요하다. 다만, 脾가 化生한 水穀의 氣는 肺氣의 宣發·肅降에 의존해서 전신으로 확산된다. 肺가 필요로 하는 津氣는 脾가 運化한 水穀精微에서 化生된 것이다. 《醫碥·五臟生克說》에서 "飮食이 胃로 섭취되면 脾가 그 精英한 氣를 運化하여 여러 臟에 고루 퍼뜨린다고 하나, 실제로는 먼저 肺로 수송하므로, 肺가 먼저 그 滋養을 받는다. 바로 土인 脾가 金인 肺를 養育하는 것이다. 肺가 脾의 滋養을 받아들이면 氣가 더욱 왕성해지고, 水液이 運化되어 하강하여 百體를 윤택하게 한다. 바로 金인 肺가 水인 腎을 기르는 것이다(飮食入胃, 脾爲運行其精英之氣, 雖曰周布諸藏, 實先上輸于肺, 肺先受其益, 是爲脾土生肺金, 肺受脾之益, 則氣愈旺, 化水下降, 澤及百體, 是爲肺金生腎水)."라고 한 것과 같다. 水液代謝面에서 肺가 宣發·肅降하여 水道를 소통하고 조절하는 기능은 脾가 수액을 운화하는 기능을 돕는다. 脾가 胃를 위해 그 진액을 운행하고, 精을 肺로 보내는 기능은 肺가 水道를 소통·조절하는데 필요한 전제조건일 뿐만아니라, 肺가 기능을 발휘하는 데 필요한 물질기초를 제공한다.

병리적으로 볼 때, 脾의 氣가 손상되어 運化機能이 약해져서 氣의 생성이 부족하면, 肺가 "脾의 滋養을 받지 못하여" 氣가 虛해지며, 肺의 氣가 오랫동안 虛하면 역시 氣의 생성에 영향을 미쳐 전신의 氣가 虛하게 되므로, 脾의 氣 또한 虛하게 된다. 脾의 병이 肺에 미치거나, 肺의 病이 脾에 미치거나 간에, 결국은 脾와 肺의 氣가 모두 虛하게 된다. 水液代謝面에서 肺가 宣發·肅降하지 못하면 水道가 소통·조달되지 못하여 수액이 정체된다. 수액이 정체되면 脾의 陽氣가 손상되어 정상적으로 運化하지 못하며, 脾가 정상적으로 運化하지 못하면 수액의 습기가 안으로 정체되어 쌓여서 痰과 飮을 형성하여, 肺와 肅降에 영향을 미친다. 그러므로 "脾는 痰이 형성되는 근원이며, 肺는 痰을 저장하는 그릇(脾爲生痰之源, 肺爲貯痰之器)"이라는 說이 있다.

(六) 肺와 肝

肺는 肅降을 주관하고, 肝은 上升을 주관하므로 肺와 肝의 관계는 주로 氣機의 升降方面으로 표현된다.

생리적으로 볼 때, 肺는 가장 높은 위치인 횡격막의 위에 있으므로 五臟六腑의 華蓋와 같고, 그 氣는 下降을 順理로 한다. 肝은 하부에 있고 疏泄을 주관하며 그 氣는 위로 升發한다. 서로 협조하는 肝氣의 升發과 肺氣의 下降은 전신의 氣機가 원활하게 소통되는데 필요한 중요한 요소이다. 《醫碥·五臟生克說》에서 "氣는 하강하면 상승하며, 하강하지 않으면 상승하지도 않는다. 하강하기만 하고 상승하지 않으면 어떻게 되겠는가? 濁陰이 肺를 좇아 오른쪽으로 하강하여, 胸中이 太虛와 같이 넓어 막힘이 없으면 淸陽이 肝을 좇아 왼쪽으로 상승하니 하강하면 상승한다고 하는 것은 바로 이러한 과정이다(氣有降則有升, 無降則無升, 純降則不升, 何則? 濁陰從肺右降, 則胸中曠若太虛, 無有窒塞, 淸陽則以從肝左升, 是謂有降有升)"라고 하였다.

병리적으로 볼 때, 肝이 疏泄하지 못하여 氣가 울결되서 火가 되거나, 肝의 升이 지나쳐 氣火가 상승하면 經을 따라 肺로 가서 그 진액을 灼傷시킴으로써 肺氣가 하강하지 못하게 한다. 한편, 肺가 肅降하지 못하면 燥熱이 하강하여 肝에 영향을 미쳐서 肝이 疏泄하지 못하게 되므로 氣機가 소통하지 못한다.

(七) 肺와 腎

肺는 水의 上源이며, 腎은 水를 주관하는 臟이다. 肺는 氣를 주관하고 호흡을 관장하며, 腎은 氣의 收納을 주관한다. 腎陰이 각 臟에 있는 陰의 근본이므로 肺와 腎의 관계는 주로 수액대사·호흡운동 및 肺陰과 腎陰間의 相互 滋養에서 볼 수 있다.

생리적으로 볼 때, 수액대사방면에서 肺는 전신의 氣를 주관하고, 水道를 소통·조달하는 기능이 있으므로 수액은 肺氣의 宣發·肅降에 의존해서 "膀胱으로 수송되고(下輸膀胱)", "水精은 사방으로 分布되어 五臟의 經脈으로 흘러들어간다(水精四布, 五經并行)"《素問·經脈別論》. 그러므로 "肺는 水의 上源"이라고 하며, 腎이 수액을 주관하는 기능을 돕는 작용을 한다. 다만

肺가 宣發·肅降하여 水道를 소통·조절하는 기능은 腎陽의 溫煦와 蒸騰氣化作用에 의존하므로 "其本在腎, 其標在肺"說이 있다. 호흡운동방면에서 호흡운동을 肺가 주관하나 腎의 氣를 收納하는 기능의 협조를 얻어야만, 肺가 淸氣를 받아들여 腎으로 보내 인체에 쓰이게 할 수 있다. 그러므로 "肺爲氣之主, 腎爲氣之根"說이 있다. 肺가 호흡을 주관하나 일정한 호흡의 深度를 유지해야 하는데, 이 역시 腎의 氣를 收納하는 기능에 의존해야 한다. 《醫碥·氣》에서 "氣는 腎에 뿌리를 두어, 腎으로 돌아가므로 腎이 氣를 받아들이면 그 호흡은 매우 깊어 진다. (氣根于腎, 亦歸于腎, 故曰腎納氣, 其息深深)"고 한 것과 같다. 肺陰과 腎陰의 관계는 腎陰이 각 臟에 있는 陰의 근본이므로 肺陰이 腎陰의 滋養에 의존하는 관계이다. 다만 腎은 "五臟六腑의 精을 받아들여 저장(受五臟六腑之精而藏之)"하므로 肺의 津液은 腎陰을 보충하는 작용을 한다. 肺와 腎 사이의 이러한 관계를 "金水相生"이라 한다.

병리적으로 볼 때, 수액대사방면에서 肺가 宣發·肅降하지 못하여 水道를 소통·조절하지 못하면, 腎이 水를 주관하는 기능에 영향이 미쳐 尿少·水腫 등의 증상이 나타난다. 腎陽이 허약해져서 蒸騰氣化의 기능이 약해짐으로 인해, 水氣가 안으로 정체되었다가 위로 肺에 범람하면, 肺가 肅降하지 못하여 氣喘과 水腫이 동시에 나타나는 증상을 "寒飮射肺"라 한다. 呼吸運動방면에서 肺氣가 오랫동안 虛하면 근본이 상하게 되므로 腎이 納氣하지 못하게 되며, 腎의 精氣가 부족하면 納氣를 주관하지 못하므로, 氣가 상초에 범람하게 되어 肺의 氣와 呼吸을 주관하는 기능에 영향을 미친다. 肺氣가 虛하여 腎이 納氣하지 못하게 되거나, 腎이 納氣하지 못하여 氣가 상초에 범람하면, 肺와 腎의 氣가 虛하게 되어 쉽게 호흡이 촉박해지고 呼出이 많아지고 吸入이 적어지는 증상이 나타난다. 肺陰과 腎陰은 "金水相生"의 관계이므로 肺陰이 오랫동안 虛하면 腎에 영향이 미쳐 腎陰도 虛하게 되며, 腎陰이 虛하면 肺陰을 滋養하지 못하므로 肺陰도 虛하게 되어, 결국 肺陰·腎陰이 모두 虛해진다.

(八) 肝과 脾

肝은 疏泄을 주관하고 脾는 運化를 주관하며, 肝은 血을 저장하고 脾는

氣血生化의 근원이면서 血을 統攝한다. 肝과 脾의 관계는 주로·疏泄運化機能의 상호영향과 혈액방면에서 표현된다.

생리적으로 볼 때, 肝의 疏泄機能이 정상적이어서 氣機가 通暢하고 膽汁이 정상적으로 분비되면, 脾와 胃의 상승과 하강이 조화되는 동시에 膽汁의 도움을 받아 음식물을 소화할 수 있다. 그러므로 肝의 정상적인 疏泄은 脾氣가 정상적으로 運化하는데 필요한 전제조건이다. 당연히 脾의 運化機能이 정상이면 水濕이 안으로 정체되는 것을 방지하여, 肝의 疏泄機能이 정상적으로 이루어진다. 혈액방면에서 脾氣가 정상적으로 運化하면, 化生의 근원이 있으므로 肝이 혈액을 저장할 수 있다. 肝이 血을 저장하고 脾가 血을 統攝하는 기능은 出血을 방지하는 작용을 한다.

병리적으로 볼 때, 肝이 疏泄하지 못하여 氣機가 通暢하지 못하면 膽汁이 정상적으로 분비되지 못하므로 脾의 運化機能에 영향이 미쳐, 肝과 脾의 不和로 인한 병변이 발생한다. 반대로 脾가 정상적으로 運化하지 못하면 수액의 습기가 안으로 정체되어 쌓이고, 이것이 熱로 化하여 肝膽을 熏蒸하여 肝의 疏泄機能에 영향을 미치는 것을 "土壅木鬱"이라 한다. 혈액 방면에서 脾가 虛하여 혈액의 생성이 부족하면 肝에 저장분이 없게 되므로 肝의 血이 虛해지며, 肝이 血을 저장하지 못하고 脾가 血을 統攝하지 못하면 血이 脈의 외부로 逸脫한다. 그러므로 임상에서 月經過多·崩漏를 "肝脾藏統失司"라고 한다.

(九) 肝과 腎

肝은 血을 저장하고 腎은 精을 저장하며, 肝은 疏泄을 주관하고 腎은 閉藏을 주관한다. 肝과 腎에는 相火가 있고, 腎陰은 각 臟에 있는 陰의 근본이다. 肝과 腎의 관계는 주로 精과 血이 서로 滋生하고, 疏泄과 閉藏이 서로 제약하며, 肝腎의 陰陽이 相通하는 과정에서 표현된다.

생리적으로 볼 때, 肝은 血을 저장하고, 腎은 精을 저장하는데 精과 血은 서로 滋生하고 轉化한다. 血液의 化生은 脾氣의 정상적인 運化에 의존할 뿐만 아니라, 腎에 있는 精氣의 氣化作用에도 의존하며, 腎에 精氣가 충만하려면 血의 滋養에 의존해야 한다. 精은 血을 滋生하며 血이 轉化하여 精이 되므로 "肝腎同源"說이 있고, "乙癸同源"이라고도 한다. 肝이 疏泄을 주관하고 腎이 閉藏을 주관하면서 상호제약하고 相反相成하면 女子는 주기적으로 月經을 하고, 男子는 정상적으로 정액을 배설할 수 있다. 肝과 腎의 陰이 긴밀하게 연관되어 肝과 腎의 陽을 제약하면, 相火가 잠복한다.

병리적으로 볼 때 精과 血은 서로 滋生·轉化하는 관계이므로 腎精이 부족하면 肝血에 영향이 미치고, 肝血이 虛해지면, 腎精에 영향이 미쳐 결국 肝과 腎의 精血이 모두 부족해진다. 精血이 부족하면 생식기능에 장애가 발생하고, 筋骨이 養育되지 못한다. 肝의 疏泄과 腎의 閉藏機能이 서로 제약하지 못하면, 女子의 월경주기가 고르지 못하게 되거나 월경량이 많아지고 혹은 폐경이 되며, 男子는 遺精·滑泄·陽强不泄 등의 증상이 나타난다. 肝과 腎의 陰이 긴밀하게 연결되므로 腎陰이 부족하여 肝陰을 滋養하지 못하면 肝陰이 虛해져서 陽을 제약하지 못하므로 肝陽이 위로 항진하게 된다. 이러한 현상을 "水不涵木"이라 하고, 머리가 어지럽고 눈이 침침하며 걸음이 불안정하고, 자주 열이 오르며 허리와 무릎이 시리는 증상이 나타난다. 肝陰이 부족하거나 肝火가 肝陰을 灼傷하면 하부에 있는 腎陰을 끌어당기므로 陰虛하여 火가 왕성해지고, 相火가 妄動하게 된다. 조급해하며 쉽게 화를 내고, 火가 상승하여 얼굴이 붉어지며, 두 눈이 건조해지고 침침해지거나 허리와 무릎이 시리며, 성기능이 항진되는 증상 등이 나타난다.

(十) 脾와 腎

脾는 "後天의 本"으로 運化를 주관하고, 腎은 "先天의 本"으로 陰陽의 근원이다. 脾와 腎은 주로 先天과 後天의 관계나 脾가 運化를 주관하는 대신 腎陽이 溫煦한다.

생리적으로 볼 때 脾는 後天의 本이며 氣血生化의 근원이고, 腎은 先天의 本이며 精氣를 저장한다. 脾의 氣血化生은 주로 腎에 저장된 精氣의 溫煦·蒸騰作用에 의존하며, 腎에 저장된 精氣는 後天的으로 水穀精微에서 化生된 氣血의 充養에 의존하여 부족함이 없다. 말하자면, 後天은 先天에 의존하여 그것을 主로 하고, 先天은 後天에 의존하여 그것을 資로 한다. 脾의 運化機能은 腎陽의 溫煦에 의존하므로, 《普濟本事方》 二神丸條에서 "腎氣가 怯弱하면 眞元한 精이 쇠약해져 음식을 소화하지 못하게 된다. 비유하자면,

솥에 쌀을 담아 두었으나 밑에 불이 없으면, 종일 두어도 곡식이 익지 않는 것과 같은데, 어떻게 소화할 수 있겠는가?(腎氣怯弱, 眞元衰劣, 自是不能消化飮食. 譬如鼎釜之中, 置諸米穀, 下無火力, 雖終日米不熟, 其何能化?)" 라고 하였다. 한편 水液을 運化하는 脾의 기능과 水를 주관하는 腎의 기능은 짝이 되어 다른 臟腑의 기능과 협조함으로써 공동으로 水液代謝의 평형을 유지한다.

병리적으로 볼 때 脾와 腎·後天과 先天은 서로 영향을 미쳐 인과관계를 맺는다. 예를 들어 先天이 부족하면, 腎의 溫煦·蒸騰作用이 약해져서 脾의 氣血을 化生하는 기능에 영향이 미치며, 後天的으로 營養이 부족하여 脾의 氣血 化生이 부족하면 腎이 정상적으로 "五臟六腑의 精을 받아들여서 저장" 할 수 없으므로 腎의 精氣가 부족해진다. 水穀精微의 運化와 水液代謝면에서 볼 때, 腎陽이 쇠약해지면 脾가 溫煦作用을 하지 못하고, 脾陽이 오랫동안 虛하면 根本에 영향이 미치므로 脾와 腎의 陽이 모두 虛해진다.

이상의 논술은 脾와 腎의 생리·병리상의 관계이다. 臟과 臟 사이의 관계에는 이외에도 세개의 臟 혹은 네개의 臟 사이의 연결이 있다. 예를 들면, 肺·脾·腎 三臟은 氣의 생성과 수액 대사방면에서 상호연관되고, 心·肺·脾·肝은 혈액운행 방면에서 연결되는 등등으로, 이에 대하여는 "氣·血·津液"章을 참고할 수 있고, 臟과 臟이 經絡을 통해서 형성하는 관계에 대해서는 "經絡"章을 참고할 수 있다.

二. 腑와 腑 사이의 관계

膽·胃·大腸·小腸·膀胱·三焦로 구성된 六腑의 생리기능은 각각 다르나 "傳化物而不藏"하는 공통된 생리기능을 갖고 있다. 모두 水穀을 傳化하고 진액을 나르는 기관이다. 《靈樞·本藏》에서 "六腑는 水穀을 傳化하고 津液을 나른다(六腑者, 所以化水穀而行津液者也)"고 하였다. 그러므로 六腑 사이의 관계는 주로 음식물의 소화·흡수, 진액의 輸布, 찌꺼기의 배설 등 일련의 과정 가운데 연결되고 친밀하게 배합된다.

음식물은 입을 통해 섭취되어 胃로 운반되어서, 胃에서 초보적인 소화를 거쳐 小腸으로 보내진다. 小腸의 淸濁을 분별하는 기능에 의해 淸한 것은

水穀精微로 되어 흡수된 후, 脾에 의해 運化되어 전신에 영양을 공급한다. 濁한 것은 糟粕 즉 음식물의 찌꺼기가 되어 大腸으로 수송되며, 大腸의 燥化(찌꺼기에 남아있는 수분을 흡수하는 과정)와 전송에 의해 체외로 배설된다. 小腸은 淸濁을 분별하는 과정에서 수액을 흡수하며, 이 수액은 腎의 氣化作用을 거치고, 잉여된 수액은 尿液이 되어 膀胱으로 수송되며, 다시 膀胱의 氣化作用에 의해 體外로 배설된다. 음식물의 소화과정에서 膽은 膽汁을 분비하여 腸道로 보내 소화를 돕는다. 三焦는 수액이 상승하고 하강하는 통로일 뿐만 아니라, 더욱 중요한 氣化作用을 하여 "水穀을 傳化하고 진액을 나르는(化水穀而行津液)" 과정을 돕는다. 上焦·中焦·下焦의 기능은 실제로 消化·吸收·排布·排泄 등 각 방면의 기능을 포괄한다.

六腑는 병리상으로도 서로 영향을 미친다. 예를 들면, 胃에 實熱이 있어 津液을 고갈시키면, 大腸이 습기를 상실하여 제대로 찌꺼기를 전송하지 못하므로 변비가 되며, 大腸이 마르고 건조해져서 변비가 되어 腑의 氣가 소통하지 못하면 胃氣가 순조롭게 하강하지 못하므로 上逆하여 口臭·嘔吐·惡心 등의 증상이 나타난다. 膽의 火가 熾盛해져서 胃를 침범하면 胃의 氣가 순조롭게 하강하지 못하므로 쓴물을 토하게 되고, 脾胃의 濕熱이 肝膽을 熏蒸하면 膽汁이 외부로 흘러나오므로 입이 쓰고, 黃疸 등의 증상이 나타난다. 小腸에 열이 가득 차면, 膀胱이 소변을 저장하고 배설하는데 영향을 미쳐 소변이 短赤해진다.

六腑가 水穀을 傳化하는 과정은 끊임없이 받아들이고, 消化·傳送·排泄하는 과정이므로 "六腑以通爲用"說이 있다. 六腑의 병리변화는 대부분 傳化의 不通에 起因한 것으로, 치료하여 腑의 氣를 通暢시키면 六腑의 기능을 정상적으로 회복시킬 수 있으므로 "六腑以通爲補"說이 있다. 六腑의 傳化가 不通하면 邪氣가 實하기 때문인가, 正氣가 虛하기 때문인가를 따져야 하며, 일괄적으로 邪氣를 攻下하는 치료를 해서는 안된다. 예를 들어 胃陰이 부족으로 腸液이 소모되어 "不通"하면, 陰을 滋養하고 腸液을 증가시킴으로써 정상을 되찾아야 한다. 다만, 攻法이든 補法이든 六腑의 정상적인 생리기능을 회복시킴으로써 水穀이 정상적으로 傳化되도록 하는 것을 목적으로 한다.

三. 臟과 腑 사이의 관계

臟과 腑 사이의 관계는 매우 복잡하다. 여기에서는 주로 肝·心·脾·肺·腎 五臟과 膽·小腸·大腸·胃·膀胱 五腑 사이의 陰陽表裏關係 즉 臟은 陰에 속하고 裏를 주관하며, 腑는 陽에 속하고 表를 주관하면서 一臟一腑가 表裏로 相合하는 관계를 논하려 한다.

(一) 心과 小腸

心과 小腸은 經脈으로 통한다. 手少陰心經은 心에 屬하고 小腸에 絡하며, 手太陽小腸經은 小腸에 屬하고 心에 絡한다. 心과 小腸이 經脈으로 서로 絡屬하여 表裏關係를 이루는 것을 "心與小腸爲表裏"라고 한다.

心과 小腸의 내재적인 연계는 주로 병리적 측면에서 나타난다. 예를 들면, 心火가 극성해지면 經脈을 통해 小腸으로 하행하여 小腸의 清濁을 분별하는 기능과 수액을 주관하는 기능에 영향을 미치므로 소변량이 적어지거나, 뜨겁고 붉어지며, 尿道가 灼熱하여 통증을 느끼게 되는 증상이 나타난다. 반대로 小腸에 實熱이 있으면, 經을 따라 상승하여 心을 熏蒸하므로 心煩하거나, 혀가 붉어지고 통증이 있으며, 입안에 종기가 나는 등의 증상이 나타난다. 바로《千金要方》에서 "病이 위중하며 몸에 熱이 오르락 내리락하고, 땀이 나지 않으며, 心煩하고 몸이 무거우며 입안에 종기가 나면 "小腸實熱"증상이다(病苦身熱來去, 汗不出, 心中煩滿, 身重, 口中生瘡, 名曰小腸實熱也)"라고 한 것과 같다.

(二) 肺와 大腸

肺와 大腸 역시 經脈의 絡屬을 통해서 연계되어 表裏關係를 이룬다. 생리적으로 볼 때, 肺氣는 肅降하여 大腸의 傳導機能이 정상적으로 작용하도록 도우며, 大腸의 傳導가 원활하면 肺氣 역시 정상적으로 清肅下降한다. 병리적으로 볼 때 肺에 熱이 壅盛하여 진액이 灼傷하면, 大腸이 濕潤을 상실하여 腑의 氣가 통하지 못하며, 肺氣가 허약해져서 肅降을 주관하지 못하면 大腸이 찌꺼기를 전송하지 못하므로 大便의 배설이 곤란해진다. 반대로 大

腸에 열이 가득 차서 소통하지 못하고 막힘으로써 氣機가 通暢하지 못하면, 肺의 氣가 壅滯되어 喘息으로 호흡이 촉박해지거나, 가슴이 답답한 증상이 나타난다.

(三) 脾와 胃

"脾와 胃는 膜으로 연결되어 있으며(脾與胃以膜相連)"《素問·太陰陽明論》, 經脈을 통해 서로 絡屬되어 表裏關係를 이룬다. 脾와 胃는 모두 後天의 本이고 氣血化生의 근원이다. 脾와 胃는 주로 運化와 收納, 淸氣의 상승과 濁氣의 하강작용을 하며, 胃는 燥氣를 좋아하고 脾는 濕潤을 좋아하는 相反相成作用 속에서 관계를 맺는다.

생리적으로 볼 때, 脾는 運化를 주관하고 胃는 收納을 주관하여 공동으로 음식물의 消化·吸水·輸布 과정을 완성한다. 胃가 水穀을 수납하여 腐熟하는 과정은 脾가 水穀精微를 運化하는데 필요한 전제조건일 뿐만 아니라 脾의 運化를 위한 준비과정이며, 脾의 運化란 "胃를 위해서 津液을 운행시키는 것(爲胃行其津液)"이며, 胃의 지속적인 收納을 위한 필요조건이다. 兩者는 긴밀하게 결합하여 消化運動을 완성해서, 水穀精微를 化生하여 전신에 영양을 공급한다. 脾는 상승을 주관하고 胃는 하강을 주관하며, 脾가 상승시키는 것은 "淸氣"이고, 胃가 하강시키는 것은 "濁氣"이다. 脾氣가 상승하면 水穀精微가 배포되고 胃氣가 하강하면 水穀 및 그 찌꺼기가 밑으로 내려간다. 그러므로《臨證指南醫案》에서 "脾氣가 상승하면 건강하고, 胃氣가 하강하면 調和된다(脾宜升則健, 胃宜降則和)"고 하였다. 淸氣를 올려보내는 작용과 濁氣를 하강시키는 작용은 相反하면서 相成한다. 淸氣가 상승하면 濁氣가 비로소 하강할 수 있고, 濁氣가 하강하면 淸氣가 비로소 상승할 수 있다. 脾胃는 모두 五行중의 土에 속하며, 脾는 臟으로 陰에 속하고, 胃는 腑로 陽에 속한다. 脾는 運化를 주관하고 淸氣를 상승시키며 陽氣로 작용하므로 剛燥를 좋아하고 濕을 싫어하며, 胃는 受納·腐熟·濁氣의 하강을 주관하여 陰液의 滋潤을 필요로 한다. 《臨證指南醫案》에서 "太陰은 濕土이고 陽氣를 받아 운행하며, 陽明은 燥土이고 陰氣를 받아서 조화된다. 脾가 剛燥를 좋아하고 胃가 柔潤을 좋아하는 것은 이러한 이유에서 이다(太陰濕土, 得陽始運；陽明燥土, 得陰自安. 以脾喜剛燥, 胃喜柔潤故也)."라고 하였다.

燥와 潤이 相補해야만 음식물이 소화·흡수·배포될 수 있다.

병리적으로 볼 때, 脾가 운화하지 못하고 胃가 受納하지 못하면 서로 영향을 미쳐 소화기능에 장애가 발생한다. 《醫方考》에서 "胃는 受納을 주관하고, 脾는 消化를 주관한다. 그러므로 胃가 受納하여 消化되지 않는 것은 그 원인이 脾虛에 있다(胃主受納, 脾主消磨. 故能納而不能化者, 責之脾虛)."고 하였으며, 《靈樞·師傳》에서 "胃에 熱이 있으면 水穀이 쉽게 腐熟·消化되므로 心이 매어달린 것 같고, 자주 기아감(饑餓感)을 느낀다(胃中熱則消穀, 令人懸心善饑)."고 하였다. 《靈樞·四時氣》에서 "음식이 내려가지 않고 가슴이 막히어 통하지 못하면 病邪가 胃腔에 있기 때문이다(飮食不下, 膈塞不通, 邪在胃脘)."라고 하였다. 일반적으로 소화가 안되고 식사 후에 복부가 脹滿하며 대변이 묽어지면 脾에 病이 있고, 食欲이 不振하거나 嘈雜*하며 쉽게 배고픔을 느끼면 胃에 병이 있다. 다만 脾와 胃가 서로 영향을 주고 받으므로 脾가 運化하지 못하고, 胃가 收納하지 못하는 증상은 항상 동시에 나타난다. 淸氣가 상승하지 못하면 濁氣가 하강하지 못하고, 濁氣가 하강하지 못해도 淸氣의 상승에 영향이 미치므로 《素問·陰陽應象大論》에서 "淸氣가 하부에 있으면 설사하고, 濁氣가 상부에 있으면 胸腹部가 脹滿한다(淸氣在下, 則生飧泄 ; 濁氣在上, 則生䐜脹)"고 하였다. 이 외에도 脾가 정상적으로 運化하지 못하면 水濕이 정체되어 점차 脾陽을 훼손할 뿐만 아니라, 濕을 양성하여 痰飮을 형성한다. 飮이 胃에 머무르면 胃氣가 하강하지 못하게 되어 자주 惡心 嘔吐하거나 痰涎을 토하는 등의 증상이 나타난다.

(四) 肝과 膽

肝과 膽은 經脈으로 서로 絡屬되어 表裏關係를 이룰 뿐만 아니라, 膽이 肝

---

*嘈雜(조잡) : 이는 胃脘, 心口部位(명치)에 나타나는 一種의 症狀이다. 虞摶의「醫學正傳」에서,「夫嘈雜之爲證也 似飢不飢 似痛不痛 而有懊憹不自寧之狀者是也 其證或兼噯氣, 或兼痞滿 或兼惡心 漸至胃脘作痛……"(무릇 嘈雜의 證狀은, 飢한 듯하면서 飢하지 않고, 아픈 듯하면서 不痛하고, 야릇하여 편안치 않은 것이다. 그 證狀에 或 噯氣(트림)를 兼하고, 或은 痞滿을 兼하며, 或은 惡心을 兼하여, 漸次 胃脘部가 疼痛하기에 이른다)고 하였다. 그 疼痛이 往往 飮食을 먹으면 멎는다. 대개는 痰火, 肝胃不和, 胃熱, 血虛 등의 所致이며, 이는 潰瘍病과 胃炎 等病에서 비교적 常見되는 症狀이다.

에 부착되어 있고, 膽汁이 肝에 근원을 두므로 膽汁의 분비는 전적으로 肝의 疏泄機能의 통제를 받는다. 이로 인하여 肝과 膽은 생리적으로 긴밀하게 연결된다. 肝의 疏泄機能이 정상이어야 膽은 있어야할 양만큼 膽汁을 저장하고 정상적으로 膽汁을 분비할 수 있으며, 膽汁의 분비가 순조로와야 肝이 주관하는 疏泄機能에 도움을 줄 수 있다. 병리적으로 볼 때, 肝이 疏泄하지 못하면 膽汁의 분비에 영향이 미치며, 반대로 膽이 膽汁을 분비하는 기능에 장애가 발생하면, 肝의 疏泄機能에 영향이 미쳐서 입이 쓰거나 發黃하는 등 膽汁이 외부로 흘러나오는 증상이 나타나고 항상 脇肋이 脹滿하여 통증을 느끼게 되는 증상이 동시에 발생한다. 이외에도 "肝膽火旺" · "肝膽濕熱" 등 肝과 膽이 동시에 發病하는 증상이 있다. 역시 肝과 膽이 병리적으로 영향을 미치는 관계를 설명해준다.

(五) 腎과 膀胱

腎과 膀胱은 經脈을 통해서 絡屬되어 表裏關係를 이룬다. 腎과 膀胱의 관계는 주로 소변의 생성과 배설과정에서 나타난다. 생리적으로 볼 때 방광은 소변을 저장하고 배설하는 기관이며, 소변은 腎의 氣化作用에 의해 생성되어 방광으로 下輸된다. 소변의 배설은 방광의 기능이나, 腎氣의 氣化作用과 固攝作用의 통제와 조절을 받는다. 腎氣가 충만하여 固攝을 잘하면, 소변은 방광에 저장될 수 있고, 氣化作用이 정상적이면 소변이 생성되어 방광을 통해 체외로 배설됨으로써 수액대사의 평형이 유지된다. 병리적으로 볼 때 腎氣가 虛하고 쇠약하면, 氣化에 이상이 발생하여 固攝을 주관하지 못하게 된다. 따라서 방광의 열고 닫음이 불규칙해져서 癃閉* · 小便失禁 · 遺尿* ·

---

*癃閉(융폐) : 이는 오줌이 전혀 나오지 않거나 或은 排尿가 困難함으로 下腹이 脹滿되는 一種의 證候이다. 「癃」은 小便이 不暢하여 방울방울 떨어지며, 下腹部가 緩慢하게 脹滿하는 것이고, 「閉」는 小便이 不通하여 點滴되지도 않고, 病勢가 비교적 急한 것이며, 일반적으로 「癃閉」라 統稱한다. 本證에는 膀胱 尿道의 器質性 或은 機能性疾病으로 因해 惹起되는 排尿因難과 尿貯留, 或은 各種原因으로 惹起되는 腎機能減退나 衰竭에서 오는 尿量의 極度한 減少 等을 包括한다. 癃閉를 일으키는 原因은 매우 많은데, 臨床所見으로는 虛證과 實證의 二種類로 大別된다. 濕熱의 下注, 或은 瘀血, 結石阻塞에 起因한 경우는 대개 實證에 屬하며, 腎陽이 不足하므로 氣化作用이 안 되거나 或은 腎陰이 虧損되어 津液이 內虛해서 惹起되는 경우는 대개 證에 屬한다.

*遺溺(遺尿)(유뇨) : ① 夜間 睡眠中에 자기도 모르게 排尿하는 것을 말하며, 「尿

尿後餘瀝·多尿·頻尿 등의 증상이 나타난다.

床」이라고도 함. 兒童에게 많다. 대개는 腎氣不足으로 因해 膀胱의 氣가 不固해지기 때문이며, 虛證에 屬한다. 偏寒의 遺尿症은 尿色이 淸白하고, 偏熱의 遺尿症은 尿가 黃色이고, 냄새가 난다. ② 小便失禁을 말함.

第三節 臟腑와 情志活動의 관계

情志는 喜·怒·憂·思·悲·恐·驚이며, "七情"이라고도 한다. 情志는 외계의 자극에 대한 인간의 반응형식의 일종이며 精神活動의 일종이다. 情志活動은 인체의 기능적 활동의 표현중의 하나이고, 臟腑와 情志活動의 관계는 形과 神의 관계이며, 臟腑의 생리기능과 병리변화는 情志의 변화가 시작되는 發端이고, 情志활동은 臟腑의 생리기능과 병리변화에 일정한 영향을 미친다.

一. 臟腑가 情志活動에 미치는 영향

喜·怒·憂·思·悲·恐·驚의 "七情"은 객관적 사물에 대한 인간의 반응의 일종이며, 유기체의 심리·생리활동의 종합적 표현이다. 情志의 변화는 "心藏神" 기능과 관계가 있을 뿐만 아니라, 五臟과 밀접한 관계를 맺는다. 《素問·陰陽應象大論》에서 "신체에는 五臟이 있어 五臟의 氣를 化生하고, 五氣는 喜·怒·悲·憂·恐의 五志를 조성한다(人有五臟化五氣, 以生喜怒悲憂恐)."고 하였다. 또한 心은 "在志爲喜"하고 肝은 "在志爲怒"하며, 脾는 "在志爲思"하고 肺는 "在志爲憂"하며, 腎은 "在志爲恐"한다고 하였다. 《內經》에서는 喜·怒·思·憂·恐 五志를 五臟의 계통에 귀속시키면서 五臟의 精氣를 五志活動의 물질적 기초로 삼았고, 五志活動은 五臟의 기능적 활동이 외부로 표현된 형식 중의 하나이다. 외계의 자극뿐만 아니라 물질기초와 그 기능적 활동에 대한 반응이 없다면 情志活動이 이루어질 수 없으므로 "五臟이 정상적으로 기능을 발휘하고 血脈이 순조롭게 운행되면 精神이 安居한다(五藏安定, 血脈和利, 精神乃居)"《靈樞·平人絕穀》고 하였다.

정상적인 臟腑의 機能은 情志活動이 건강하게 유지될 수 있는 기초이므로 五臟에 병리변화가 발생하면 비정상적인 情志反應이 일어난다. 예를 들면 怒는 肝의 志인데 肝의 陰血이 부족하여 肝의 陽氣의 發泄이 지나치면, 조금만 자극을 받아도 쉽게 화를 낸다.《素問·藏氣法時論》에서 "肝에 病이 있으면 양측의 脇下가 아프면서 小腹이 땡기며, 성을 잘 낸다(肝病者, 兩脇下痛引小腹, 令人善怒)"고 하였다. 喜는 心의 志이며 "心의 氣가 虛하면 슬퍼하고 實하면 웃음이 그치지 않는다(心氣虛則悲, 實則笑不休)"《靈樞·本神》고 하였다. 憂는 肺의 志이며, 肺氣가 虛하면 외부에서 오는 不良性 자극에 대한 유기체의 저항력이 떨어져서, 쉽게 슬퍼하고 근심하게 되는 정서적인 변화가 일어난다. 思는 脾의 志이며 "心主神明"과 관계가 있어 "思는 脾에서 發端하고 心에서 완성된다(思發于脾而成于心)"《甲乙經》고 하였으므로 心과 脾가 虛한 환자는 건망증과 사유능력이 떨어지는 증상이 나타난다.《素問·宜明五氣篇》에서 "다섯가지 精氣의 并합은 精氣가 心에 并하면 喜하고, 肺에 병하면 悲하며, 肝에 병하면(肝이 脾를 乘하여) 憂하고, 脾에 병하면(脾가 腎을 乘하여) 畏하며, 腎에 병하면 恐하는데 이를 "五并"이라 한다(五精所并 : 精氣并于心則喜, 并于肺則悲, 并于肝則憂, 并于脾則畏. 并于腎則恐, 是謂五并)."고 하였다. 이상은 五臟의 精氣가 한쪽으로 치우쳐(偏頗) 病因을 조성함으로써 출현하는 情志의 이상이다.

五志와 五臟의 관계는 판에 박은 듯이 상술한 내용과 일치하지는 않는다. 情志活動은 전체적인 臟腑의 기능적 활동이 종합적으로 표현된 것이며, 고급화된 기능적 활동이라 할 수 있다. 臟象學의 臟腑와 情志의 관계에 대한 인식은 精神이 形體의 산물이고, 形體가 精神을 결정하는 작용을 논증하였다.

二. 情志活動이 臟腑에 미치는 영향

臟象學은 臟腑의 생리활동이 情志活動을 결정하는 기초임을 긍정하는 동시에, 情志活動이 역으로 臟腑에 중요한 영향을 미치는 현상을 강조하였다. 건강한 정신활동은 臟腑에 대하여 好轉的인 작용을 하므로《靈樞·本藏》에서 "志意가 調和되면 정신이 집중되고 바르며, 혼백이 산만하지 않고, 후회하고 분노하는 정서가 일어나지 않게 되므로 五臟이 邪氣의 침입을 받지 않는다(志意和則精神專直, 魂魄不散, 悔怒不起, 五藏不受邪矣)"고 하였다. 또《素問·擧痛論》에서 "喜하면 氣分은 溫和하고, 마음은 상쾌하며, 營·衛의 소통이 순조롭다(喜則氣和志達, 營衛通利)"고 하였다. 양호한 정신 상태의 유지와 情志의 적당한 조섭은 臟腑의 기능적 활동유지와 營·衛氣의 순조로운 운행 및 外邪의 침입방지에 대하여 중요한 의미를 갖는다. 반대로 情志活動이 조화를 상실하면 때때로 臟腑의 기능이 정상적으로 작용하지 못하게 되므로 여러가지 병리변화가 발생한다. "喜·怒가 지나쳐서 정서가 격동하면 五臟이 손상당하고, 五臟이 손상당하면 병이 陰에서 부터 시작된다(喜怒不節則傷藏, 藏傷則病起于陰也)"《靈樞·百病始生》고 하였다. 五志와 五臟의 관계에 대해서 말하자면 喜가 지나치면 心氣가 분산되어 꺼리낌이 없어져서 절제하지 못하고, 크게 怒하면 肝氣가 橫逆하여 疏泄을 주관하지 못하며, 우울함이 지나쳐 肺를 해치면 肺가 治節의 기능을 상실하게 되고, 思慮가 지나치면 脾를 해쳐서 中焦의 運化가 이루어지지 못하며, 지나치게 恐하면 腎을 해쳐서 氣가 허약해지고 겁이 많아진다. 그러므로 過度한 情志狀態는 발병의 중요한 요소로서 病因學에서 중요시하는 부분이다(《病因病機學》을 참고하시오). 지나친 情志狀態가 臟腑의 기능을 상실시키는데서 起因한 臟腑의 병리변화를 치료할 때 情志를 이용하여 치료하는 방법은 혹시라도 빼놓을 수 없는 치료수단이며, 질병을 예방할 때에는 "精神이 안으로 지키면, 病이 어찌 좇아 오리오?(精神內守, 病安從來)"라는 說을 강조하게 된다. (《中醫防治學總論》을 참고하시오)

附錄 : [文獻考察]

《素問·靈蘭秘典論》: "心者, 君主之官也, 神明出焉. 肺者, 相傅之官, 治節出焉. 肝者將軍之官, 謀慮出焉. 膽者, 中正之官, 決斷出焉. 膻中者, 臣使之官, 喜樂出焉. 脾胃者, 倉廩之官, 五味出焉. 大腸者, 傳道之官, 變化出焉. 小腸者, 受盛之官, 化物出焉. 腎者, 作强之官, 伎巧出焉. 三焦者, 決瀆之官, 水道出焉. 膀胱者, 州都之官, 津液藏焉, 氣化則能出矣. 凡此十二官者, 不得相失也. 故主明則下安, 以此養生則壽, 歿世不殆, 以爲天下則大昌. 主不明則十二官危, 使道閉塞而不通, 形乃大傷. 以此養生則殃, 以爲天下者, 其宗大危. 戒之, 戒之! (心은 한 나라의 "군주"와 같아 전신

의 정신활동을 주재하며, 肺는 군주를 돕는 "宰相"처럼 전신의 氣機를 조절한다. 肝은 군대를 통솔하는 장군처럼 계략을 짜고 지모를 내며, 膽은 치우치고 모자람이 없이 훌륭한 결단을 내리므로 "中正之官"이라고 한다. 膻中은 마치 군주의 가까이에 있는 "臣使"처럼 군주의 기쁨과 즐거움을 전달하며, 脾와 胃는 水穀의 五味를 받아들여 運化해서 전신에 영양을 공급하므로 "倉廩之官*"이라고 한다. 大腸은 運輸·傳送을 주관하므로 수곡의 찌꺼기가 이곳에서 형성되어 체외로 배출된다. 小腸은 음식물을 받아들여 淸과 濁을 分別하는 소화작용을 한다. 腎은 "作强之官*"으로 腎의 精이 충실하면 굳세고 총명하며 민첩하다. 三焦는 "決瀆之官"으로 水道의 소통과 조절을 주관한다. 방광은 위치가 가장 낮아 전신의 진액이 모이는 곳이므로 "州都之官"이라고 하며, 氣化作用을 하여 소변을 체외로 배설한다. 이상 十二臟腑의 기능은 상실되어서는 안되며, 더우기 心의 기능은 매우 중요해서 한 나라의 "군주"가 현명해야 나라가 안정되는 것과 같다. 이러한 이치에 따라 신체를 보양하면 일생동안 위태로움을 당하지 않으며, 이러한 원리에 따라 천하를 다스리면 크게 번영한다. "心主"가 현명하지 못하면 十二官이 위태로와지므로 운행통로가 막히어 유기체는 상해를 당하게 된다. 이러한 방법으로 양생하면 재앙을 당하고, 천하를 다스리면 종묘사직이 위태로와지니, 경계하고, 경계하라!)"

《素問·六節藏象論》:"心者, 生之本, 神之變也, 其華在面, 其充在血脈, 爲陽中之太陽, 通于夏氣. 肺者, 氣之本, 魄之處也, 其華在毛, 其充在皮, 爲陽中之太陰, 通于秋氣. 腎者, 主蟄, 封藏之本, 精之處也, 其華在髮, 其充在骨, 爲陰中之少陰, 通于冬氣. 肝者, 罷極之本, 魂之居也, 其華在爪, 其充在筋, 以生血氣, 其味酸, 其色蒼, 此爲陽中之少陽, 通于春氣. 脾·胃·大腸·小腸·三焦·膀胱者, 倉廩之本, 營之居也, 名曰器, 能化糟粕, 轉味而入出者也, 其華在唇四白, 其充在肌, 其味甘, 其色黃, 此至陰之類, 通

*倉廩之官: 穀을 저장하는 곳이 "倉"이고 米를 저장하는 곳이 "廩"이다.
*作强之官: 作强은 굳세게 한다는 뜻으로 어떤 일을 끊임없이 추진하는 것을 말한다.

于土氣. 凡十一藏, 取決于膽也(心은 생명근본 으로神이 거하는 곳이며 그 健康함이 얼굴에 나타나며, 혈맥을 충실하게 한다. 心은(陽의 위치에 있고 陽의 氣를 주관하므로) "陽中之太陽"이며 夏氣와 相應한다. 肺는 전신의 氣를 주관하고 魄이 머무는 곳이며, 그 健康함이 皮毛에 나타나고 "陽中之太陰"이며 秋氣와 相應한다. 腎은 封藏을 주관하여, 精을 저장하는 곳으로 그 건강함이 두발에 나타나고 骨을 충실하게 하며, "陰中之少陰"으로 冬氣와 상응한다. 肝은 모자라지 않게 하는 힘의 근본이고 魂이 저장되는 곳이며, 그 건강함이 爪甲에 나타나고 筋脈을 충실히 하며 氣血을 만드는 "陽中之少陽"으로 春氣와 상응한다. 脾·胃·大腸·小腸·三焦·膀胱은 水穀이 운반되는 도로로 水穀의 納入과 찌꺼기의 배설을 주관하므로 倉廩과 같고 영양 물질이 머무는 곳이므로 "器"라 한다. 그 전강함은 입술주위에 나타나고 근육을 충실히 하며, "至陰"에 속하고 土氣와 상응한다. (膽은 少陽으로 春升의 氣를 주관하므로 膽氣가 상승하면 생기가 돌고 건강해지는 까닭에) 열 한개의 臟腑가 모두 膽에 의해서 좌우된다)."

《靈樞·本輸》: "肺合大腸, 大腸者, 傳道之府. 心合小腸, 小腸者, 受盛之府. 肝合膽, 膽者, 中精之府. 脾合胃, 胃者, 五穀之府. 腎合膀胱, 膀胱者, 津液之府也. 少陽屬腎, 腎上連肺, 故將兩藏. 三焦者, 中瀆之府也, 水道出焉, 屬膀胱, 是孤之府也. 是六府之所與合者(肺는 大腸과 결합하며 大腸은 찌꺼기를 나르고 대변을 배설하는 府이다. 心은 小腸과 결합하며, 小腸은 胃에서 腐熟한 水穀을 받아들여, 淸濁을 분별하는 府이다. 肝은 膽과 결합하며, 膽은 精汁을 저장하는 府이다. 脾는 胃와 결합하며 胃는 五穀을 받아들여 소화시키는 府이다. 腎은 膀胱과 결합하며 膀胱은 水液을 저장하는 府이다. 少陽인 三焦는 腎에 예속되어 있으며, 腎의 經脈은 위로 肺에 연결되어 있으므로 腎은 三焦와 膀胱 두 臟을 통솔한다. 三焦는 水液의 통로를 주관하는 府이므로 수액의 통로가 이곳에서 나오며 방광에 직접 연결되어 있다. 三焦는(짝을 이루는 臟이 없으므로) 孤府라고 한다. 六腑와 五臟의 결합관계는 위와 같다)."

《靈樞·腸胃》: "穀所從出入淺深遠近長短之度: 唇至齒長九分, 口廣二寸半. 齒以後至會厭, 深三寸半, 大容五合. 舌重十兩, 長七

寸，廣二寸半. 咽門重十兩，廣二寸半，至胃長一尺六寸. 胃紆曲屈，伸之，長二尺六寸，大一尺五寸，徑五寸，大容三斗五升. 小腸後附脊，左環回周疊積，其注于回腸者，外附于臍上，回運環十六曲，大二寸半，徑八分分之少半，長三丈二尺. 回腸當臍，左環回周葉積而下，回運環反十六曲，大四寸，徑一寸寸之少半，長二丈一尺. 廣腸傅脊以受回腸，左環葉脊上，下辟大八寸，徑二寸寸之大半，長二尺八寸. 腸胃初入至所出，長六丈四寸四分，回曲環反三十二曲也(水穀이 입으로 들어가 항문으로 배출되기까지 거치는 통로의 淺深·遠近·長短의 度量 : 입술에서 이에 이르기까지의 길이는 九分이고 입의 폭은 二寸半이며, 이에서 뒤로 喉頭蓋에 이르기까지의 깊이는 三寸半이고, 口腔이 받아들일 수 있는 음식물의 용량은 五合이다. 혀의 중량은 十兩이며 길이는 七寸이고 폭은 二寸半이다. 咽門의 무게는 十兩이고 폭은 二寸半이며, 咽門에서 胃에 이르기까지의 길이는 一尺六寸(바로 식도의 길이이다)이다. 胃는 구불어져 있으며 펼친 길이는 二尺六寸이고, 둘레는 一尺五寸이며, 직경은 五寸, 용적은 三斗五升이다(現代容量과는 다르다). 小腸의 後部는 脊部에 부착되어 있으며, 좌에서 우로 돌면서 集積되어 있고, 回腸에 이어지며, 臍의 상부에 부착되어 있다. 열 여섯개의 굴곡이 있고, 둘레는 二寸半이며, 직경은 八分半이 못되고 길이는 三丈二尺이다. 回腸은 臍部에서 오른쪽으로 돌면서 쌓여 열여섯개의 골곡을 이루며, 둘레는 四寸이고, 직경은 一寸半이 안되며, 길이는 二丈一尺이다. 廣腸은 脊部에 부착되어 있으며, 回腸과 이어지고, 왼쪽으로 돌면서 脊의 上·下部에 쌓여 있다. 둘레는 八寸이며, 직경은 二寸半이 넘고 길이는 二尺八寸이다. 음식물이 들어가서 찌꺼기로 배출되기까지 통로의 길이는 六丈四寸四分이며 구비는 三十二個이다)."

《難經·三十一難》: "三焦者，水穀之道路，氣之所終始也. 上焦者，在心下，下膈，在胃上口，主內而不出，其治在膻中，玉堂下一寸六分，直兩乳間陷者是. 中焦者，在胃中脘，不上不下，主腐熟水穀，其治在臍旁. 下焦者，當膀胱上口，主分別淸濁，主出而不內，以傳道也，其治在臍下一寸. 故名曰三焦，其府在氣街(三焦는 水穀이

지나는 통로이며, 氣가 시작하고 끝나는 곳이다. 上焦는 心의 하부 횡격막의 하부 胃의 上口에 있어, 穀氣를 받기만 하고 배출함이 없고, 玉堂에서 아래로 一寸六分 떨어진 膻中, 즉 두 유방 사이의 움푹 들어간 곳에서 다스린다. 中焦는 胃經의 募穴인 中脘에 있으며, 위와 아래로 치우침이 없고, 水穀의 腐熟을 주관하며 臍의 側面에서 다스린다. 下焦는 膀胱의 上口에 있으며 淸濁의 분별을 주관하고, 배출을 주관하며 받아들이지 않는 전달통로로서, 臍에서 아래로 一寸 떨어진 곳에서 다스린다. 그러므로 "三焦"라고 하며, 그 府는 氣街에 있다)."

《難經·四十四難》: "七衝門何在? 然: 唇爲飛門, 齒爲戶門, 會厭爲吸門, 胃爲賁門, 太倉下口爲幽門, 大腸小腸會爲闌門, 下極爲魄門, 故曰七衝門也(七衝門은 어디에 있는가? 脣은 飛門이며, 齒는 戶門이고, 喉頭蓋는 吸門이며, 胃는 賁門이고, 胃의 下口는 幽門이며, 大腸과 小腸이 만나는 곳이 闌門이고, 항문은 魄門이다. 이상과 같은 七處의 중요한 門戶를 "七衝門"이라고 한다)."

《醫貫·內經十二官論》: "喉下爲肺, 兩葉白瑩, 謂之華蓋, 以覆諸臟, 虛如蜂窠, 下無透竅, 故吸之則滿, 呼之則虛, 一吸一呼, 本之有源, 無有窮也. 乃淸濁之交運, 人身之橐籥. 肺之下爲心……其象尖長而圓, 其色赤……心之下有心包絡, 卽膻中也, 象如仰盂, 心卽居于其中……此下有膈膜, 與脊脇周回相著, 遮蔽濁氣, 使不得上熏心肺. 膈膜之下有肝, 肝有獨葉者, 有二三葉者……爲血之海……肝短葉中有膽附焉, 膽有汁, 藏而不瀉……膈膜之下有胃, 盛受飮食而腐熟之. 其左有脾, 與胃同膜而附其上, 其色如馬肝赤紫, 其形如刀鐮, 聞聲則動, 動則磨胃, 食乃消化. 胃之左有小腸, 後附脊脇, 左環回周疊積, 其注于回腸者外附臍上, 共盤十六曲. 右有大腸, 卽回腸, 當臍左, 回周疊積而下, 亦盤十六曲. 廣腸附脊, 以受回腸, 左環疊積, 下辟乃出滓穢之路, 廣腸左側爲膀胱, 乃津液之腑……膀胱赤白瑩淨, 上無所入之竅, 止有下口, 全假三焦之氣化施行, 氣不能化, 則閉格不通而爲病矣……三焦者, 上焦如霧, 中焦如漚, 下焦如瀆, 有名無形, 主持諸氣, 以象三才, 故呼吸升降, 水穀腐熟皆待

此通達……腎有二，精所舍也，生于脊膂十四椎下兩旁各一寸五分，形如豇豆，相并而曲，附于脊，外有黃脂包裹，裏白外黑(咽喉의 하부에 肺가 있으며, 좌우 2葉으로 白瑩과 같다. 여러 臟腑를 덮고 있으므로 華蓋*라 한다. 벌집처럼 空虛하고 하부로 뚫린 구멍이 없으므로, 공기를 吸入하면 가득 차게 되고 공기를 呼出하면 空虛하게 된다. 호흡은 본래의 근원이 있어 끊임이 없다. 淸氣와 濁氣가 肺에서 바뀌고 운송되므로 신체의 풀무와 같다. 肺의 아래에 심장이 있다……그 모양은 뾰족한 타원형이며, 赤色이다……心臟의 아래에 心包絡이 있는데 膻中이라고도 한다. 모양은 仰盂와 같고 심장이 그 가운데 있다……심포락의 아래에는 횡격막이 있으며, 脊椎와 脇部에 두루 연결되어 있고 濁氣를 막아서 心肺가 손상되지 않도록 한다. 횡격막의 아래에는 肝이 있는데 獨葉인 사람과 2~3개의 葉이 있는 사람이 있다……血의 海이며……肝의 短葉 사이에는 膽이 붙어있고 膽汁을 저장하여 새지 않도록 하며……횡격막의 아래에는 胃가 있어서 음식물을 받아들여 腐熟시킨다. 그 왼쪽에 脾가 있으며 胃와 막으로 연결되어 그 윗쪽에 부착되어 있고, 色은 말의 肝처럼 赤紫色이며, 形은 낫과 같다. 소리를 들으면 움직여서 胃를 갈기 때문에 음식이 소화된다. 胃의 왼쪽에는 小腸이 있으며, 뒤로 脊脇에 부착되어있고, 좌에서 우로 돌면서 겹쳐있으며, 回腸에 연결되어 있고, 밖을 향해서 臍의 윗쪽에 부착되어 있으며, 모두 열 여섯개의 굴곡이 있다. 오른쪽에는 大腸 즉 回腸이 있다. 回腸은 臍部에서 오른쪽으로 돌면서 쌓여 열 여섯개의 굴곡을 이룬다. 廣腸은 脊部에 부착되어 있으며 回腸과 연결되있고, 왼쪽으로 돌면서 겹쳐 있으며, 찌꺼기를 내보내는 통로가 아래로 열려있다. 廣腸의 왼쪽에는 膀胱이 있으며, 津液을 주관하는 腑이다……膀胱은 赤白瑩처럼 맑으며, 上部에는 入口가 없고 下口만이 있다. 완전히 三焦의 氣化에 의존하여 작용하며, 氣化하지 못하여 막혀서 통하지 못하면, 병이 된다……三焦 중의 上焦는 霧와 같고 中焦는 漚와 같으며, 下焦는 瀆과 같아서 이름은 있어도 형체가 없다. 여러 氣를 주관하며, 三才와 같으므로 水穀의 腐熟, 호흡의 升降運動은 모두 三焦를 필요로 한다……腎은 두개이며, 精이 소장된 곳으로 脊膂의 十四椎下部에서 양옆으로 一寸五分 떨어진 곳

*華蓋 : 북두칠성을 둘러싸는 별이름. 전하여 帝王의 수레 위에 받치는 비단으로 만든 日傘.

에 있다. 형상은 豇豆와 같고 두개가 마주보며 안으로 굽어 있으며 척추에 붙어있다. 黃色脂質이 외부를 싸고 있으며 내부는 백색, 외부는 흑색이다)."

《醫宗必讀·乙癸同源論》: "古稱乙癸同源, 腎肝同治, 其說維何? 蓋火分君相, 君火者, 居于上而主靜; 相火者, 處于下而主動. 君火惟一, 心主是也. 相火有二, 乃腎與肝. 腎應北方壬癸, 于卦爲坎, 于象爲龍, 龍潛海底, 龍起而火隨之. 肝應東方甲乙, 于卦爲震, 于象爲雷, 雷藏澤中, 雷起而火隨之. 澤也, 海也, 莫非水也, 莫非下也, 故曰乙癸同源. 東方之木, 無虛, 不可補, 補腎即所以補肝. 北方之水, 無實, 不可瀉, 瀉肝即所以瀉腎(古人이 "乙癸同源", "腎肝同治"라 함은 무엇을 말하는 것인가? 대개 火는 君火와 相火로 나뉘고, 君火는 上焦에 머루르면서 靜을 주관하며, 相火는 下焦에 머무르면서 動을 주관한다. 君火는 오직 하나이며, 心이 이것을 주관한다. 相火는 둘이며 腎과 肝이다. 腎은 北方의 壬癸에 해당하고 坎卦이며, 象은 龍과 같고, 龍이 海底에 沈潛해있다가 일어나면 火가 뒤따른다. 肝은 東方의 甲乙에 해당되며, 震卦이며 象은 雷와 같은데 雷가 澤에 숨어있다가 일어나면 火가 뒤따른다. 澤·海는 水가 아님이 없고 下가 아님이 없으므로 "乙癸同源"이라 한다. 東方의 木은 虛가 없으니 補해서는 안된다. 腎을 補하는 것이 곧 肝을 補하는 것이다. 北方의 水는 實이 없으니 瀉해서는 안된다. 肝을 瀉하는 것이 곧 腎을 瀉하는 것이다)."

《石室秘錄·臟治法》: "臟治者, 五臟中有病而治之者也. 臟有五, 治法唯三, 脾肺同一治, 腎肝同一治, 心腎同一治也. 肺氣之傷, 必補脾氣, 脾氣旣傷, 肺氣亦困, 故補肺必須補脾, 補脾必須補肺…… 腎肝同治者, 腎水不能滋肝, 則肝木抑鬱而不舒, 必有兩脇飽悶之證. 肝木不能生腎中之火, 則腎水日寒, 必有腰脊難于俛仰之證. 故補肝必須補腎中之水, 補腎中之水又不可不補肝木. 倘補肝而不補腎, 則脇痛何以頓除? 補腎而不補肝, 則腰脊何以立愈? ……心腎二臟合而治之者, 腎, 水臟也; 心, 火臟也, 是心腎二臟爲仇敵, 似乎不宜牽連而一治之. 不知心腎雖相克, 其實相須. 無心之火, 則成死灰; 無腎之水, 則成冰炭. 心必得腎水以滋養, 腎必得心火而溫暖(臟

治란, 五臟에 병이 있을 때 이를 치료하는 것이다. 臟은 다섯 개가 있고, 치료법은 세가지가 있어, 脾·肺, 腎·肝, 心·腎을 같은 방법으로 치료한다. 肺氣가 손상되면 脾氣를 補해야 하는데, 脾氣가 손상되면 肺氣가 困해지기 때문이다. 그러므로 肺를 補하려면 脾를 補하고, 脾를 補하려면 肺를 補한다. ……腎·肝을 같은 방법으로 치료하는 이유는 腎水가 肝을 滋潤하지 못하면, 肝木이 抑鬱하여 條達하지 못하므로, 兩脇이 脹滿하는 증상이 나타나기 때문이다. 肝木이 腎中의 火를 生하지 못하면 腎水는 날로 寒冷해져서 腰脊을 구부리고 펴기 어려운 증상이 나타난다. 그러므로 肝을 補하려면 腎의 水를 보해야 하고 腎의 水를 補하려면 肝木을 補하지 않을 수 없다. 肝을 補하고 腎을 補하지 않는다면 脇痛을 속히 없앨 수 있는가? 腎을 補하고 肝을 補하지 않으면 腰脊의 病을 속히 낫게 할 수 있는가?……心과 腎은 合하여 치료해야 하는 까닭은 腎은 水臟이고 心은 火臟이기 때문이다. 心과 腎 二臟은 적대하므로 연결지어 하나로 치료하지 못할 것같다. 心과 腎이 비록 相克하나 실은 서로 필요로 함을 모르는 까닭이다. 心火가 없으면 불꺼진 재요 腎水가 없으면 불이 절대 붙지 않는 얼음으로 된 숯이다. 心은 반드시 腎心의 滋養을 얻어야 하고 腎은 반드시 心火를 얻어야 溫暖해진다)."

《景岳全書·傳忠錄·臟象別論》:"夫人身之用, 止此血氣. 雖五臟皆有氣血, 而其綱領, 則肺出氣也, 腎納氣也, 故肺爲氣之主, 腎爲氣之本也. 血者, 水穀之精也, 源源而來, 而實生化于脾, 總統于心, 藏受于肝, 宣布于肺, 施泄于腎, 而灌漑一身(무릇 사람의 신체가 사용하는 것은 이 氣血뿐이다. 五臟에 비록 모두 氣血이 있으나 그 기본 규칙은 肺가 氣를 내보내고 腎이 氣를 받아들이는 것이므로 肺는 氣의 主이고 腎은 氣의 本이다. 血은 水穀의 精微이며, 끊임없이 생산되는데 脾가 化生하며, 心이 統攝하고 肝이 받아들여 저장하며, 肺가 宣發·布散하고 腎이 疏泄하여 전신에 고루 흘려 보낸다)."

《臨證指南醫案·脾胃》:"脾胃之論, 莫詳于東垣, 其所著補中益氣·調中益氣·升陽益胃等湯, 誠補前人之未備……蓋東垣之法, 不過詳于治脾, 而略于治胃耳……今觀葉氏之書, 始知脾胃當分析而論. 蓋胃屬戊土, 脾屬己土, 戊陽己陰, 陰陽之性有別也. 臟宜藏,

腑宜通，臟腑之體用各殊也．若脾陽不足，胃有寒濕，一臟一腑，皆宜于溫燥升運者，自當恪遵東垣之法．若脾陽不虧，胃有燥火，則當遵葉氏養胃陰之法． 觀其立論云；納食主胃， 運化主脾， 脾宜升則健， 胃宜降則和． 又云；太陰濕土， 得陽始運；陽明陽土， 得陰自安，以脾喜剛燥，胃喜柔潤也．仲景急下存陰，其治在胃；東垣大升陽氣，其治在脾． 此種議論， 實超出千古．……所謂胃宜降則和者，非用辛開苦降，亦非苦寒下奪，以損胃氣，不過甘平或甘凉濡潤，以養胃陰，則津液來復，使之通降而已矣．此義，即宗《內經》所謂 '六腑者，傳化物而不藏'，以通爲用之理也……總之，脾胃之病，虛實寒熱，宜燥宜潤，固當詳辨，其于升降二字，尤爲緊要．蓋脾氣下陷固病，即使不陷，而但不健運，已病矣；胃氣上逆固病，即不上逆，但不通降，亦病矣(脾·胃에 대하여 李杲 보다 자세히 논한 者가 없으며, 그가 만든 [補中益氣]·[調中益氣]·[升陽益胃] 등의 湯은 진실로 前人이 갖추지 못한 것을 보완하였다……그러나 東垣의 法은 脾를 치료하는 법일 뿐이고, 胃를 치료하는 법을 말하지 아니 하였다.……이제 葉氏의 책을 보니, 脾·胃를 정당하게 분석해서 論했음을 알겠다. 胃는 戊土에 속하고 脾는 己土에 속하며, 戊는 陽이고, 己는 陰이니 陰陽의 性質에 다름이 있다. 臟은 저장하고 腑는 소통하여 臟·腑의 體·用에 각각 다름이 있다. 만약, 脾陽이 부족하여, 胃에 寒濕이 있으면 모든 臟·腑를 溫燥升運해야 하므로 東垣의 치료법을 삼가 따름이 마땅하겠지만, 脾陽이 虧損됨이 없는데 胃에 燥火가 있으면 葉氏의 胃陰을 補養하는 치료법을 따름이 마땅하다. 그 立論에서 "胃는 음식물의 收納을 주관하고 脾는 運化를 주관하며 脾氣가 상승하면 건강하고 胃氣가 하강하면 조화된다."라고 하였으며 또 "太陰濕土는 陽을 얻어서 運化하고, 陽明陽土는 陰을 얻어서 편안한 것은 脾는 剛燥를 좋아하고 胃는 柔潤을 좋아하기 때문이다."라고 하였다. 仲景이 急히 瀉下하여 陰을 보존한 것은 胃를 치료한 것이고, 東垣이 陽氣를 크게 上升시킨 것은 脾를 치료한 것이다. 이러한 議論은 千古에 뛰어난 것이다.……胃氣는 본래 하강하면 편안하다고 하나 開竅하는 辛藥과 下降시키는 苦藥을 쓴다는 것이 아니며 역시 苦·寒藥으로 下奪하여 胃氣를 손상시킨다는 것이 아니고 다만, 甘平

혹은 甘凉한 藥을 써서 胃陰을 補養하면 津液이 회복되어 원활하게 하강할 수 있을 뿐이다. 이것은 《內經》에서 말한 '六腑者, 傳化物而不藏'을 宗旨로 하여 六腑는 그 通하는 것을 자기의 用으로 삼는다는 뜻이다. 요컨대, 脾·胃의 병은 虛·實, 寒·熱에 따라서 燥하게 해야 할지 潤하게 해야 할지를 상세히 변증해야 하며 "升·降" 두 字는 변증에서 매우 중요하다. 대개 脾氣가 下陷하면 이미 병이 된 것이지만 설사 下陷하지 않더라도 健運하지 않으면 이미 病이 든 것이다. 胃氣가 上逆하면 이미 병이 된 것이지만, 上逆하지 않더라도 通降하지 않으면, 역시 병이 있는 것이다)."

《血證論·臟腑病機論》: "脾稱濕土, 土濕則滋生萬物, 脾潤則長養臟腑. 胃土以燥納物, 脾土以濕化氣. 脾氣不布, 則胃燥而不能食, 食少而不能化, 譬如釜中無水, 不能熟物也. ……其體陰而其用陽, 不得命門之火以生土, 則土寒而不化, 食少虛羸. ……《經》云: '脾統血'. 血之運行上下, 全賴乎脾. 脾陽虛則不能統血, 脾陰虛又不能滋生血脈(脾를 濕土라 하니, 土가 濕하면 萬物을 滋生하고, 脾가 滋潤을 얻으면 臟腑에 영양을 공급한다. 胃土는 燥로써 음식물을 받아들이고 脾土는 濕으로써 氣를 運化한다. 脾氣가 輸布하지 않으면, 胃가 燥하여 음식을 받아들일 수 없고, 음식이 적음에도 불구하고 소화할 수 없음이 솥에 물이 없으면 음식물이 익을 수 없는 것과 같다. ……脾의 본체는 陰이고 작용은 陽이므로 命門의 火를 받아 土를 生하지 못하면 土가 寒하여 運化하지 못하므로 음식의 섭취량이 적어져 여위게 된다. ……《經》에서 '脾는 血을 統攝한다'고 하였다. 血은 脾에 의존하여 전신을 上·下로 운행한다. 脾陽이 虛하면 血을 統攝할 수 없고 脾陰이 虛하면 血脈에 滋養을 공급할 수 없다)." "胃者, 倉廩之官, 主納水穀. 胃火不足, 則不思食, 食入不化, 良久仍然吐出(胃는 "倉廩의 官"으로서 水穀의 收納을 주관한다. 胃火가 부족하면 음식에 대한 생각이 없어지고, 음식을 받아들이더라도 소화할 수 없으므로 먹은 지 꽤 오랜 시간이 지났는데도 그대로 토한다)."

附錄: [現代의 五臟에 대한 硏究]

최근에 현대의 과학기술을 이용하여 臨床觀察과 動物實驗 등을 함으로써 한의학에서 말하는 臟腑의 실질에 대한 연구에 어느 정도 발전이 있었다. 그중에서도 腎과 脾에 대한 연구는 비교적 깊이 있게 진행되었으며, 肺·肝·心에 대한 연구 역시 주목할만한 보고와 방향제시가 있었다. 연구상황을 간략하게 소개하면 다음과 같다.

(一) 腎에 대한 현대적 연구

腎에 대한 연구는 주로 內分泌·免疫機能·에너지代謝·自律神經機能 등에 초점을 맞추어 진행되었다.

1. "腎陽虛"의 본질

많은 의료기관에서 腎陽이 虛한 환자 및 동물의 모형을 대상으로 하여 "腎陽虛"의 증상을 관찰한 결과는 비교적 일치한다.

❶ 24 시간 동안 소변에 함유되어 있는 17-水酸基(hyproxyl)의 배설량이 감소한다. 視床——腦下垂體——副腎皮質의 기능이 저하되거나 문란해지며 혹은 낮은 수준의 평형상태에 놓이게 된다.

❷ 세포의 면역기능이 저하되고, T 血細胞의 비율과 Rosette* Test 및 림프모세포의 轉化 테스트 결과가 모두 낮았다.

❸ 적혈구의 糖分解作用(glycolysis)이 완만해져서 에너지 획득량이 감소한다.

요컨대, 腎陽이 虛할 때 유기체는 기능저하상태에 놓인다.

근년에 "腎陽虛"의 본질에 대한 연구에 진전이 있었다. 上海華山醫院에서 연구를 거듭하여 끌어낸 결론은 다음과 같다.

❶ 腎陽虛證에는 副腎軸의 기능 문란이 있을 뿐만아니라 각기 다른 標的線軸과 부위에 상이한 정도의 기능 문란이 있다.

❷ 溫補腎陽法으로 치료한 후, 軸間을 평행으로 관찰하면 標的腺*의 회복이 뚜렷해지는데, 이는 視床下部의 機能測定의 혼란을 간접적으로 반영하므로, 腎陽虛의 病理發源地가 視床下部에 있음을 推論할 수 있다.

❸ 老人의 甲狀線과 副腎(男)軸의 이상이 腎陽虛證과 매우 유사하므로 腎

---

*Rosette : 장미꽃 비슷한 구조 또는 구성으로 파종상 홍반 루푸스의 검사에서 볼 수 있는 것과 같이, 소구상의 용해한 핵물질 주위에 배열한 다형핵 백혈구의 덩어리. 유사분열 초기에 염색체에 의하여 형성된 상(像).

*標的腺 : 하수체호르몬에 의해 영향을 받는 선. 갑상선, 부신, 생식선 등이 있다.

陽虛의 표면적인 증상은 視床下部——腦下垂體——및 某種의 標的線上에 일정한 정도의 早老現象이 있음을 의미한다.

2. 腎과 귀의 연결 및 기초적 물질

上海中醫學院에서는 실험적 연구를 통해서 副腎皮質이 분비하는 알도스테론(aldosterone)이 "腎이 귀로 開竅"하는데 필요한 기초적 물질이라는 의견을 제시하였다. 알도스테론은 內耳의 기능을 촉진하며, 尿酸의 배설과 內耳의 生物電氣*(bioelectricity)를 억제하는 작용을 한다.

浙江中醫大學附屬病院에서는 칼슘과 인의 대사에 각도를 맞추어 腎虛耳鳴의 기초적 물질에 대해서 연구하였다. 腎虛하면서 耳鳴·耳聾이 있는 환자를 관찰한 결과, 血淸과 소변의 칼슘비율이 모두 낮았으므로 혈액의 칼슘을 "腎"과 귀를 연결하는 기초적 물질로 간주하였고 혈액의 칼슘비율을 腎精의 변화를 나타내는 지표로 삼았다. 일부 학자들은 이론과 임상기록을 종합하여 腎과 귀의 관계에 대해 보고 하였다.

❶ 耳毒性藥物에는 腎毒性도 있다. (예 : 다이하이드로스트렙토마이신·카나마이신·네오마이신·젠타마이신 등)

❷ 腎의 기능이 쇠약하고 人工腎*을 부착하거나 腎을 이식받은 환자에게 청력장애가 있었다.

❸ 腎과 귀는 調節水와 絕緣體平衡上에 유사한 면이 있다. (內耳血管紋과 細尿管은 구조상 유사한 점이 있으며, 모두 "나트륨 펌프"를 갖고 있고, 혈액 및 內淋巴液 중 絕緣體의 농도를 평형상태로 유지하는 중요한 작용을 한다.)

❹ 先天性 腎機能障碍와 耳聾은 함께 나타난다.

❺ 骨骼에 질병이 있는 선천성 耳聾을 수반한다. (④와 ⑤는 대부분 보통염색체*에 의한 優性 혹은 劣性遺傳病이다)

3. 腎과 骨의 연결 및 기초적 물질

일부 학자들은 다음 네가지 측면에서 한의학의 "腎은 骨을 주관한다"는

---

*生物電氣 : 근육이나 신경조직 등에서 발생하는 것과 같은 생물조직에서 일어나는 전기현상.

*人工腎[臟](artificial kidney) : 혈액을 체외에서 순환시켜 보통 소변으로 배설될 물질을 혈액에서 제거하기 위하여 사용되는 체외의 장치에 이름붙인 일반명. 참조 : 血液透析器 〈의학대사전 아카데미서적〉

*보통염색체 : 性염색체와는 구별되며 보통 쌍으로 된 염색체 전부.

이론의 물질적 기초를 논하였다.

❶ 칼슘의 흡수와 대사, 骨의 흡수와 침적은 비타민D의 영향을 받는다. 腎細尿管上皮細胞內에 두 개의 酵素體系가 있다. 그 하나는 1-水酸化酵素體系로 비타민D의 활성을 소멸시키는 작용을 하여 비타민D를 활성이 매우 강한 1, 25-dihydroxycholecalciferol로 만든다. 다른 하나는 24-水酸化酵素體系로 역시 비타민D의 활성을 소멸시키는 작용을 한다. 이러한 작용은 인체내의 腎臟에서만 일어난다.

❷ 인체의 생장과 발육은 腦下垂體가 분비하는 생장호르몬의 지배를 받는다. 생장호르몬은 腎臟(혹은 肝臟)의 작용을 받아 소마토메딘*이 된다. 소마토메딘은 骨과 軟骨의 생장과 발육에 필요한 물질인 콜라겐과 콘드로이틴황산(chondroitin sulfate)을 합성한다.

❸ 腎은 칼슘과 인의 代謝를 주관한다. 腎의 자극으로 활성화된 비타민D는 腸管의 칼슘과 인의 흡수를 돕는다. 細尿管은 副甲狀線의 작용하에 칼슘을 보존하고 인을 배설하는 작용을 하므로 腎은 혈액 속의 칼슘과 인의 농도를 조절할 수 있다.

❹ 한의학의 "腎"은 睾丸·卵巢 등의 생리기능을 포괄한다. 이들이 분비하는 호르몬은 직접 칼슘의 합성과 骨基質의 증가 혹은 骨을 형성하는 세포의 활약과 骨이 아무는 것을 촉진한다.

4. 腎과 微量元素의 관계

일부 학자들은 微量元素를 측정하는 방법으로 腎精과 腎氣의 측면에서 腎과 미량원소인 아연·망간의 관계를 연구하였다. 頭髮을 스펙트럼측정하여 腎이 虛한 사람의 두발에는 아연과 마그네슘·칼슘의 함량이 腎이 虛하지 않은 사람보다 현저하게 떨어짐을 발견하였으며, 腎虛로 인하여 일어난 각 證의 기본적인 病理와 미량원소의 결핍으로 인한 병변이 일치함을 알게 되었다. 그러므로 藏象學에서의 腎이 갖는 생리기능은 미량원소인 아연과 망간을 기초적 물질로 함을 알 수 있다.

---

*소마토메딘 : somatomedin 肝에서 형성되는 peptides의 一群으로서, 분자량이 약 8000이고, 혈장내에서 볼 수 있으며, 연골에 대한 성장호르몬의 효과를 중개하며, 연골에 의한 황산염의 흡수, 膠原質 및 다른 단백질의 합성을 증가시키는 일을 담당한다. 소마토메딘은 또한 RNA합성을 증가시키고 DNA합성을 촉진시킨다.

(二) 脾에 대한 현대적 연구

일단의 의료기관에서 한의학의 "脾"는 消化器官을 위주로 하여 여러 기관의 기능을 종합한 단위라고 발표하였다.

1. 脾와 消化系統

脾의 주요생리기능은 "運化를 주관하는 것", 즉 음식물의 소화·흡수와 수송을 주관하는 것이므로 소화계통의 기능과 가장 밀접하게 관계한다. 연구·관찰결과, 脾가 虛한 환자는 다음과 같은 소화기능장애를 일으켰다.

❶ 第一軍醫大學에서 만성기관지염이 있고, 脾가 虛한 환자는 대변으로 배설되는 음식물의 찌꺼기가 정상인에 비해 많다고 보고하였다.

❷ 廣州中醫大學 脾胃硏究室에서 脾가 虛한 환자의 혀를 酸으로 자극하면, 침속에 있는 전분효소의 활성이 떨어지는 것을 발견하였다. 이러한 현상을 이미 각종 질병을 앓고 있는 脾가 虛한 환자에게서 中國 국내의 여러 의료기관이 발견하였다.

廣州軍區總醫院 등의 기관은 脾가 虛한 환자에게서 혈청중의 전분효소의 활성이 상당히 저하되고 소변중의 전분효소의 총활성 역시 저하됨을 보고하여, 脾가 虛한 환자의 췌장의 전분효소분비기능 저하를 초보적으로 설명하였다. 일부 학자들은 정상아동을 대상으로 32건, 脾가 虛한 아동을 대상으로 23건의 췌장의 전분효소를 분비하는 기능을 측정하는 실험을 하여 脾가 虛한 아동은 정상아동그룹에 비해 현저하게 저하됨을 관찰하였다. 胃·十二指腸潰瘍이 있으며, 脾가 虛한 환자를 대상으로 21건의 실험을 한 결과, 췌장의 전분효소를 분비하는 기능의 평균 수치가 역시 正常그룹에 비해서 현저한 차이가 있었다.

❸ 일부 학자들은 胃脘痛이 있으며 脾가 虛한 환자의 기초위산분비량(BAO)과 최고위산분비량(PAO)이 정상인 보다 현저하게 낮음을 발견하였다. 다만 廣州中醫學院의 脾胃硏究室에서 65건의 위산측정실험을 하여 脾虛한 환자와 정상인 혹은 기타 증상이 있는 환자 사이에 현저한 차이가 있음을 발견하지 못했다.

❹ 第一軍醫大學에서 X-선 바륨죽 검사를 하여 脾·胃虛寒型 궤양환자의 胃張力이 높아짐을 발견하였다. 江蘇新醫大學 中西醫結合硏究組에서 47건

의 脾虛로 인해 泄瀉하는 환자에 대한 임상분석을 하여 胃腸의 蠕動이 빨라짐을 관찰하고, 脾가 虛한 환자의 임상에서의 증후는 胃腸平滑筋運動의 혼란과 관계가 있다는 의견을 제시하였다. 최근에 同位元素追跡法을 사용하여, 脾가 虛한 환자의 消化管이 공기를 내보내는 운동(evacuation)을 관찰한 결과, 위와 같은 관점이 사실로 증명되었다.

❺ 일부 학자들은 右旋性 자일로스(xylose)가 小腸上段에서 흡수되지만 체내대사因素로서의 영향이 매우 적고, 절대부분이 腎臟을 통해 배출되는 원리를 이용해서, 정해진 양의 右旋性 자일로스를 복용한 후, 규정시간 내에 소변으로 배설된 右旋性 자일로스량을 측정하는 방법으로 소장의 흡수기능을 파악할 수 있었다. 최근에 脾가 虛한 환자의 자일로스 배설율이 대체로 낮다고 보고되었으며, 脾虛한 환자에게 小腸吸收機能障碍가 일어난다는 의견이 제시되었다.

2. 脾와 自律神經系統

많은 의료기관에서 脾虛로 辨證된 환자의 自律신경계통이 胃腸道의 分泌와 運動을 조절하는 기능을 상실한다고 보고하였다. 연구에 사용한 指標가 다르므로 결과가 일치하지 않으나 脾가 虛할 때, 自律신경기능의 문란이 주로 교감신경기능의 저하와 부교감신경기능의 항진 및 교감과 부교감신경의 자극에 대한 대응능력의 저하로 표현됨을 기본적으로 알 수 있었다. 실험조사하여 다음과 같은 현상을 관찰하였다.

❶ 消化線을 지배하는 자율신경기능이 문란해진다. 많은 의료기관에서 脾虛는 기초상태하에서 주로 부교감신경의 항진으로 인한 타액의 전분효소활성의 증가, 酸으로 자극한 후 타액의 전분효소활성의 저하로 표현되며, 이로써 脾虛한 환자의 소화선을 지배하는 부교감신경의 자극에 대한 대응능력 저하를 설명하였다. 최근에 일부 학자들은 酸으로 자극한 후, 脾가 虛한 환자의 耳下線*分泌量이 정상인보다 현저하게 감소함을 보고하여 상술한 논점을 실제로 증명하였다.

❷ 체온과 혈관운동을 조절하는 자율신경의 기능이 실조된다. 피부의 電位는 교감신경중추의 기능상태를 민감하게 반영하는 지표이다. 일부 학자들은 脾가 虛한 환자의 피부의 전위를 측정하여 환자가 안정상태 혹은 冷刺戟

*耳下線 : parotid gland 세 개의 주요 타액선 중 가장 큰 선.

을 받았을 때 피부의 전위가 정상인 보다 현저하게 낮은 것을 발견하였다. 이외에도, 脾가 虛한 환자의 혈관용적과 脈博派動의 수축반응이 정상인보다 낮음에 근거하여 식물성체온조절중추 혹은 혈관운동중추의 기능실조가 脾虛한 환자의 또 다른 病理生理學(pathophysiology)的 기초임을 설명하였다.

❸ 대뇌피질의 體感性 誘發電位가 변화한다. 대뇌피질의 기능변화가 脾虛로 인한 병증에서 갖는 의의와 작용을 연구하기 위해서 일부 학자들은 脾가 虛한 환자와 정상인의 대뇌피질의 체감성 유발전위(SEP)를 비교·분석하여 脾가 虛한 환자의 SEP에 일련의 변화가 있음을 발견하였다. 脾虛한 환자의 대뇌피질이 광범위한 기능쇠약을 보이면 교감신경기능저하를 주요 標志로 하는 자율신경계통의 기능이 실조되어 임상에서 환자는 일련의 교감신경기능저하 증상을 보이게 된다고 생각하였다.

❹ 血漿의 cAMP* 함량이 상당히 낮아진다. 국내의 일부 학자들이 분자생물학의 각도에서 脾虛한 환자의 혈액에 있는 cAMP와 cGMP*의 함량을 연구한 결과는 일치하지 않았다. 다만 脾가 虛한 환자의 血漿에 있는 cAMP의 함량저하는 脾虛로 인한 교감신경기능저하가 신경말초를 자극해, 유관한 반응을 일으키는 세포막위의 상응하는 수용체에 작용하는 신경전달물질(transmitter)을 방출하게 함으로써, 세포내의 環狀뉴클레오티드의 함량에 영향을 미쳐서, 기능적 활동에 영향을 주는 현상을 설명하는데 도움을 줌을 초보적으로 알 수 있었다.

3. 脾와 면역기능

한의학에서는 "正氣가 내부에 존재하면, 邪氣가 침범하지 않으며(正氣存內, 邪不可干)", "邪氣가 모이는 곳은 그 氣가 반드시 虛하다(邪之所湊, 其氣必虛)." "四季(4계절의 끝의 18일씩을 말함)에는 脾가 旺盛한 때이므로 脾가 사기의 침범을 받지 않으며(四季脾王不受邪)", "원기의 충족은 모두 비위의 기로 말미암으니 비위가 상함이 없은 이후에야 능히 원기를 자양할 수 있다(元氣之充足, 皆由脾胃之氣, 無所傷而後, 能滋養元氣)"고 인식하였다. 이로써 脾氣의 기능과 현대의학의 면역계통기능이 유사함을 알 수 있으며, 다음과

*cAMP : adenosine 3′ : 5′-cyclic phosphate. 환식 아데노신 모노포스페이트의 약자.

*cGMP : cyclic guanosine monophosphate. 환식 구아노신 모노포스페이트의 약자.

같은 방법으로 脾虛한 환자를 측정하여 면역기능상태를 반영해 볼 수 있다.

❶ 최근에 T細胞와 綿羊적혈구(sheep red blood cell)가 자발적으로 형성하는 Rosette環(일명 E花環) 형성반응으로써 T細胞의 상태를 이해하였다. 일부 의료기관에서 병증이 있는 脾虛한 환자를 치료하기 전에 E花環形成 陽性率이 매우 낮으며, 치료 후의 양성율이 치료 전보다 현저하게 높아짐을 관찰하였다.

❷ 植物性赤血球凝集素(PHA)*는 세포의 유사분열을 촉진하는 인자로서 피부에 시험하면, 국부적으로 피부세포의 轉化를 자극하여 淋巴因子*를 생산하게 함으로써 大食細胞(macrophage) 혹은 單核細胞(monocyte)를 응집시키고 국부적인 浸潤*反應을 일으킨다. 일부 학자들은 慢性結腸炎·潰瘍 등이 있는 脾虛한 환자 중, 반수이상이 PHA가 정상치보다 낮음을 보고하고 脾虛한 환자의 세포가 갖는 면역기능이 감소하는 경향이 있다는 의견을 제시하였다.

❸ 면역글로블린(immunoglobulin)은 抗原刺戟하의 유기체에서 생성되는 특이한 글로블린으로 면역반응에 직접 참여한다. 일부 학자들은 脾虛한 환자의 Ig G 평균치가 상당히 높아지는 경향이 있다고 보고하였다. 脾虛한 환자의 타액에 있는 SIg A 함량을 관찰하여, 함량의 상승현상을 발견하였으며, 濕을 겸한 환자는 이러한 현상이 더욱 현저하였다. 脾虛한 환자의 타액의 SIg A 함량이 정상인보다 현저하게 높은 현상은 脾虛도 局部免疫(腸粘膜의 淋巴組織系統이 생산하는, 효소에 의해서 파괴되지 않는 分泌型 Ig A를 위주로 하는 면역을 가리킨다)의 저하로 표현됨을 보여준다.

4. 脾와 내분비계통

중국내학자들은 내분비계통에 대한 검사계획을 세워 초보적으로 脾虛證과 內分泌의 관계를 탐색하였다.

---

*PHA : phytohemagglutinin 의 약자.

*淋巴因子 : lymphokine 抗原에 접촉하여 感作된 림프구에 의하여 방출되는 可溶性 단백전달물질에 대한 일반용어로, 대식세포의 활성화, 림프질전환, 세포매개 면역 등에 중요한 역할을 한다고 믿고 있다.

*浸潤 : infiltration 조직이나 세포에 정상이 아닌 물질이나 비정상적으로 과다한 물질의 축적, 침착하는 것. 또한 이와 같이 하여 축적된 물질을 가리키기도 한다.

*Ig G : 면역글로블린 G(immunoglobulin G)의 약자.

*Ig A : 면역글로블린 A(immunoglobulin A)의 약자.

❶ 北京中醫硏究所는 脾가 虛한 환자의 혈청가스트린의 수치가 정상인보다 낮으며, 이것은 胃酸 및 단백질 분해효소(protease)·췌액아밀레이스(pancreatic amylase)의 분비 등에 영향을 미침으로써 소화기능과 관계한다고 보고하였다. 그러나 최근에 脾虛한 환자의 혈청가스트린의 수치가 정상인과 다름이 없다는 보고가 있었다.

❷ 甲狀腺機能이 저하되어 티록신(thyroxin)의 분비가 감소하면 기초대사율(basal metabolic rate)이 낮아진다. 福建省의 만성기관지염 공동연구회와 靑海省의 中醫院 등은 갑상선기능의 지표인 혈청 단백질결합요오드(protein-bound iodine)를 측정하는 방법으로 脾虛한 환자의 조직대사를 연구하여 脾虛그룹의 단백질 결합요오드의 평균수치가 그렇지 않은 그룹의 수치보다 현저하게 떨어져 脾虛한 환자의 물질대사수준이 저하현상을 보임을 발견하였다. 脾가 虛한 患者가 대사율과 피부의 온도가 낮아져, 추위를 참지 못하며, 胃의 收納機能에 일어나는 장애와 얼굴색이 창백함은 갑상선기능저하와 관계가 있음을 알 수 있다.

❸ 일부 학자들은 脾虛한 환자의 소변에 섞여있는 17-키토스테로이드*의 함량이 24 시간 동안 정상인보다 낮음(여성이 비교적 뚜렷하다)을 발견하고 脾虛한 환자에게도 부신피질기능저하가 있을 수 있다는 의견을 제시하였다.

(三) 肺에 대한 현대적 연구

많은 기관에서 肺와 관계가 있는 생리기능인 "主氣"·"主皮毛"·"通調水道" 및 "肺合大腸" 등의 이론을 현대과학기술과 현대의학이론을 이용하여 연구하였다.

1. "肺主氣"에 관한 연구

浙江省 中醫院 肺機能硏究室에서 肺氣의 虛함과 肺機能 변화의 관계를 초보적으로 연구하여 慢性閉塞性肺疾患 106件을 관찰하였으며, 그중 肺氣가 이미 虛한 경우가 53件, 虛하지 않은 경우가 53件이었다. 관찰 결과, 肺氣가 虛하지 않은 경우, 肺의 通氣機能異常은 적었으며, 肺氣가 虛한 경우 모두 폐의 通氣機能에 보통 혹은 상당한 정도로 장애가 있었다. 이로써 "肺主

*Ketosteroid : 官能基炭素原子에 키톤기를 가진 스테로이드, 17-키토스테로이드는 17 위치의 탄소에 키톤기를 가지며 정상 남녀의 오줌에 나타나고 어떤 종류의 부신피질과 난소의 종양에서 많이 나타난다.

氣"·"司呼吸" 이론을 논증하였다.

2. "肺主皮毛"에 관한 연구

廣西 中醫學院 中醫基礎理論 硏究室에서 면역기능을 측정하는 방법으로 生化學指標 등의 실험을 하여 "肺虛易感"·"肺虛自汗"의 병리와 생리를 연구한 결과는 다음과 같다.

❶ 肺氣가 虛한 환자의 세포면역과 체액면역기능은 정상인보다 낮으며, 구체적으로 淋巴母細胞轉化率 및 혈청면역글로불린 IgM·IgG가 모두 對比그룹보다 현저하게 낮았다.

❷ 肺氣가 虛하여 自律神經機能이 실조되는 경우, 주로 副交感神經의 機能이 항진된다. 구체적으로 혈청중의 α-AT의 수준이 낮았으며, 혈청중의 直性 콜린에스테라아제(chE)의 함량이 對比그룹보다 현저하게 높았다. 그러므로 유기체가 外邪를 막고 땀분비를 조절하는 등의 기능실조와 관계가 있다.

3. "肺主治節"과 "通調水道"에 관한 연구

❶ 일부 학자들은 肺가 혈압에 미치는 영향을 연구하는 방법으로 肺가 혈액을 조절하는 기능을 탐구하였다. 안지오텐신*은 肺에 있는 안지오텐신 I이 전화효소작용에 의해 전화되어 만들어진 물질이며, 브라디키닌*의 파괴와 활성은 肺에 의존한다. 혈액이 肺臟을 흐를 때, 혈관확장물질인 브라디키닌을 대량으로 제거하고 강력한 혈관수축물질인 안지오텐신 II를 생산한다. 肺가 신체의 외곽을 도는 혈관의 저항력을 유지하며 혈압을 안정시키는 중요한 역할을 함을 알 수 있다. 일부 학자들은 肺氣가 虛한 환자의 血流圖를 근거로 肺氣가 虛한 환자의 肺血管의 彈性이 정상인보다 부족하며, 肺動脈血流量이 감소하거나 肺循環抵抗力이 증가한다는 견해를 제시함으로써 肺가 "主治節"·"朝會百脈"하여 심장이 혈액을 나르는 기능을 돕는다는 한의학 이론을 논증하였다.

---

*안지오텐신 : angiotensin 혈액에 존재하는 poly-peptide로서, 혈장의 renin과 혈청 α_2-글로불린에 의하여 형성된다. decapeptide인 안지오텐신 I은 불활성형으로서, 펩타이드 분해효소의 작용에 의하여 octapeptide의 안지오텐신 II로 전환된다.

*브라디키닌 : bradykinin 강력한 혈관확장제이며, 혈관투과성을 증가시키고, 동통수용체를 자극한다. 그리고 각종 혈관외 평활근의 수축을 일으킨다. 폐장 및 기타조직에 존재하는 몇 개의 키니네이스에 의하여 파괴된다.

❷ 일부 학자들은 비교생리학과 분자생리학의 각도에서 肺가 "通調水道" 하는 機制에 대해 연구하여 프로스타글란딘*이 나트륨과 오줌을 배설하는 작용을 함을 알게 되었다. 肺가 소변의 배설을 통제할 수 있는 것은 一群의 프로스타글란딘이 肺臟에 의해서 파괴되거나 활성화되고 간혹 직접 肺臟이 분비하기 때문이다. 프로스타글란딘의 동맥내 농도와 전신에 걸친 작용은 주로 肺臟의 통제를 받으며, 이러한 사실은 "肺가 수액의 上源"이며, "水道를 通調하는 작용을 한다"는 이론의 근거이다. 일부 학자들의 집토끼 30마리의 肺를 인공확장하여 肺의 통기량을 증가시키는 방법으로 肺擴張 전후에 발생한 배설량의 변화를 관찰하였다. 동시에 양측의 迷走神經*을 절단하고 뇌하수체를 제거하는 실험을 비교진행하면서 그 機制를 분석하였다. 실험결과는 다음과 같다.

집토끼의 肺를 확장한 후, 명백한 항이뇨반응이 나타났다. 肺의 확장을 멈추자 배설량이 점차 정상으로 회복되는 현상은 肺가 水道를 조절하는 기능이 있음을 설명해준다. 양측의 迷走神經을 절단하고 나서 肺를 확장하면, 肺만 확장했을 때와 비교해서 소변의 배설량이 14%정도 증가한다. 뇌하수체를 제거한 후, 肺를 확장하면 소변의 배설량은 肺만 확장했을 때와 비교해서 40%정도 증가한다. 이러한 현상은 水道를 通調하는 기능과 뇌하수체, 미주신경이 관계가 있음을 설명한다.

4. "肺合大腸"에 관한 연구

임상보고에 의하면, 腸道機能의 심각한 이상 예를 들면 痲痺性腸閉塞症(paralytic ileus)·腸軸捻轉症(volrulus)·懷死性腸炎 등의 병증은 항상 급성호흡부전을 동반한다. 이 보고는 肺와 腸의 일정한 관계를 초보적으로 보여준다.

❶ 天津市의 급성 "三衰" 응급조치 연구실에서 鉗子에 집토끼의 上腸間膜動脈을 끼워 놓고 관찰한 결과, 모두 肺에 심한 손상을 입었으며, 겸자에 끼워놓치 않은 집토끼의 경우 이러한 현상은 없었다. 또한 겸자에 상장간막

---

*프로스타글란딘 : prostaglandin 20개의 탄소로 구성된 불포화지방산으로 부터 cyclooxygenase 경로를 거쳐 생성되는 물질의 총칭으로 광범위한 생리과정을 매개하는 강력한 물질이다.

*迷走神經 : 延髓에서 나올 열 번째의 뇌신경. 목·가슴과 내장에 분포하여 知覺과 내장의 운동·분비를 맡음.

동맥을 끼워 놓으면 肺臟만 손상을 입었다. 이 현상은 缺血性腸道機能異常과 肺損傷이 특수한 내재적 관계를 갖고 있음을 설명한다.

❷ 최근에 "小腸氣泡症"에 대한 보고가 있었다. 疾病이 있는 肺部를 병리해부(pathology)한 결과, 肺部에서 병변을 발견한 외에도 왕왕 大·小腸에 가스가 가득 차, 粘膜이 壞死되고 潰瘍이 형성되고, 점막하층에 氣泡가 있는 것을 볼 수 있었다. 이 현상은 肺의 내부에서 通氣·換氣하는 기능에 장애가 일어나면, 腸管의 내부와 혈액내의 기압이 상승하므로, 氣體가 압력이 비교적 낮은 곳으로 흘러가서 疏性結合組織(loose connective tissue)으로 된 大·小腸粘膜下層으로 들어가 氣泡를 형성하고 部分的으로 점막을 탈락시켜 潰瘍을 일으키기 때문이다. 동시에 大·小腸에 가스가 가득차면, 肺에 氣體를 배출해야 하는 부담을 가중시켜 肺部의 질환이 악화되게 한다. 이 인과관계는 다른 각도에서 "肺와 大腸이 표리를 이룬다"는 說을 논증한다.

(四) 肝에 대한 현대적 연구

肝의 실질에 대한 연구는 주로 다음의 두가지 각도에서 진행되었다.

1. 肝의 생리와 병리에 대한 東醫·洋醫의 인식에서 출발하여 肝의 실질을 연구하였다.

일부 학자들은 肝의 생리와 병리에 대한 東醫·洋醫의 인식을 비교·분석하여, 이론체계가 다르므로 한의학의 肝臟概念과 洋醫學의 개념이 일치하지 않으나 여러가지 면에서 양자는 공통점을 갖는다는 의견을 제시하였다. 일반적으로 한의학에서 肝은 현대의학의 신경계통·소화계통·순환계통 및 내분비 등의 기능에 영향을 미치는 것으로 알려졌다.

❶ 肝은 신경계통의 기능적 활동과 관계가 있다. 한의학에서는 肝이 지혜를 주관하고 魂을 저장하며 精神情志活動과 관계가 있다고 인식하였다. 그러므로 일부 학자들은 肝의 생리기능과 대뇌피질의 기능이 관계있다는 의견을 제시하였다. 예를 들면, 肝陰이 虛한 신경쇠약환자를 변증해서 대뇌피질의 기능을 검사하는 辨別試驗을 한 결과, 치료전에는 57.3%가 비정상이었으나 치료후에는 20.5%로 낮아졌다. 潰瘍病이 있는 肝腎의 陰이 虛한 환자를 변증해서 일시적인 조건반사를 이용하여, 대뇌피질의 기능을 검사하면 대뇌피질의 억제과정이 약해지는 것을 볼 수 있다. 이로써 일부 肝病의 증

후는 대뇌피질기능실조의 표현이며 肝陰이 虛하면, 대부분 피질억제과정이 약해짐을 알 수 있다. 일부 학자들은 肝의 생리가 자율신경계통의 기능도 포괄한다는 의견을 제시하였다. 예를 들면, 肝陽이 항진하면 두통·어지러움·목마름과 얼굴이 붉어지고, 땀이 많아지는 등의 증상이 나타나는데, 이 증상들은 자율신경의 기능활동이 실조되기 때문에 발생한다. 일부 학자들은 肝陽의 상항으로 인한 고혈압·신경쇠약·임신중독증 환자에게 冷壓·立卧·血管容積 반사시험을 하여 식물신경계통의 기능문란, 주로 교감신경기능의 항진을 발견하였다. 치료 후에 교감신경의 興奮性은 현저하게 낮아졌다. 또 일부 학자들은 한의학적 肝病患者 53 명중, 42 명에게 상이한 정도의 자율신경기능실조가 있어 전체의 76.2%를 점유하였으며 辨證한 결과, 肝이 울결한 환자가 다수(37 명)를 점유했고 식물신경기능이 실조된 환자중 교감신경이 항진한 예는 25 건이나 되었다고 보고하였다. 이로써 "肝이 疏泄을 주관"하는 기능은 자율신경의 일부기능을 포괄함을 알 수 있다. 이외에 한의학에서는 "肝은 筋脈을 주관하며(肝主筋)", "피로를 이기는 힘의 근본이고(肝爲罷極之本)", "肝氣가 쇠퇴하면 筋脈을 움직일 수 없다(肝氣衰則筋不能動)"고, 肝과 근육·힘줄의 밀접한 관계를 설명하였다. 그러므로 肝病은 수축·경련과 강직 등 근육·힘줄의 기능항진으로 표현되거나 반신불수·마비·위축 등 기능쇠퇴로 표현된다. 일부 학자들은 이러한 현상을 근거로 肝과 운동신경계통의 기능 역시 관계가 있다는 의견을 제시하였다.

❷ 肝은 소화대사기능과 관계가 있다.

현대의학에서 肝은 담즙을 분비하고 당류·지방·단백질을 합성·분해하는 기능을 하는 것으로 알려져 있고, 한의학에서 肝은 疏泄하는 기능이 있어 담즙을 疏泄함으로써 소화를 돕고 음식물의 신진대사를 촉진하는 것으로 알려져 있다. "肝氣條達"은 肝이 당류·지방·단백질을 대사하는 작용이 정상임을 의미한다. "肝氣鬱結"이 脾와 胃에 영향을 미치면 일련의 소화기능이 혼란되는 증상이 나타나며, 이는 肝의 기능이 실조되면 담즙·지방·단백질·당류 등의 代謝에 장애가 발생해서 소화불량이 되고 위장의 기능이 혼란된다는 서양의학의 병리이론과 상호 증명된다.

❸ 肝은 혈액순환계통의 기능과 관계가 있다.

한의학에서 肝은 혈액을 저장하며 혈량을 조절하는 기능이 있는 것으로 알려져 있다. 현대의학에서도 肝은 체내의 혈액을 저장하는 중요한 기관중의 하나로 이해된다. 안정상태로 누워있을 때는, 肝臟은 혈액의 25%까지 간에 저장할 수 있으며, 모든 肝臟系統과 靜脈系統을 포괄하게 함으로써 전체 血容量의 55%를 저장한다. 정상인이 혈액을 급히 필요로 할 경우, 肝臟은 적어도 1000~2000ml 의 혈액을 제공하여 충분한 심장의 배출량을 보장한다. 肝의 혈관을 막거나 肝 자체를 파괴하면 뇌세포에 병변이 발생하여, 먼저 경련이 일어나며 시간이 지연되면 사망한다. 이로써 肝은 혈액순환의 조절과 긴밀한 관계가 있음을 알 수 있다.

❹ 肝은 유기체의 해독기능과 관계가 있다.

일부 학자들은 肝의 疏泄機能 중에 毒을 제거하고 배설하는 기능이 있어, 체내의 질서와 안정을 유지하는 작용을 한다고 생각하였다. 이는 현대의학의 肝이 毒物을 분해하고 배설하는 代謝庫(metabolic pool)라는 인식과 유사하다. 실험연구와 임상관찰에 따른 보고에 의하면 "益氣養血"·"補肝調氣"하는 한약은 환자의 간기능을 개선하고 간세포의 재생을 촉진하며 핵산과 단백질의 生合成(biosynthesis)을 조절하는 작용을 한다. 五味子의 제 2 성분(乙素)은 간장약의 효소화를 유도하여 유기체의 해독기능을 증진시킨다. 靈芝의 알콜에테르추출물, 甘草와 刺五茄는 毒物이 간장에 끼치는 손상을 경감시킨다. 이로써 肝臟藥의 효소를 유도하여 유기체의 해독기능을 증진시키는 데 대한 연구는 肝의 실질연구에서 중요한 부분임을 알 수 있다.

2. 분자생물학적 각도에서 肝의 본질을 연구하였다.

일부 학자들은 혈액을 저장하고, 筋脈을 주관하며 疏泄을 주관하는 肝의 한의학적 生理와 病理를 근거로 하고 분자생물학이론을 이용하여 肝의 본질을 연구하였다. 아울러 한의학적 肝의 본질은 神經·內分泌·肝臟·血液·生殖器官·四肢運動·感官과 같은 系統의 세포내에 있는 핵산·環狀 뉴클레오타이드의 상대적 평형실조와 관계하며, 이러한 상대적 평형실조가 肝의 각종 병리상태를 유발한다는 이론을 제시하였다.

❶ 肝은 혈액을 저장한다 : 肝臟의 血流量은 神經과 호르몬의 통제를 받는다. 예를 들면, 肝臟의 血管 위에는 α와 β수용체가 있으며 α수용체는 흥분하여 cAMP*/cGMP 의 비율을 떨어뜨리고, β수용체는 흥분하여 cAMP/

*cAMP : 환식 AMP, adenosine 3′ : 5′ cyclic monophosphate 의 약자 환상 뉴

cGMP의 비율을 높이므로 肝臟이 血量을 조절하는 기능은 cAMP와 cGMP의 조절과 통제를 받는다. 肝細胞에는 혈액의 응고를 조절하는 기능이 있어, 혈액응고인자Ⅱ, 섬유단백질과 응고인자Ⅲ·Ⅳ·Ⅶ와 같은 혈액응고과정에서 없어서는 안되는 중요한 요소를 합성한다. 肝炎 時에는 인자Ⅱ·Ⅶ가 부족해지고 肝硬化 時에는 인자Ⅱ·Ⅴ가 부족해진다. 초보적인 실험을 하여 간암을 앓는 환자의 소변 중, cGMP의 배설량이 정상인보다 현저하게 높음을 발견하였고, 동물실험에서도 유사한 결론을 얻었다. 이밖에, 肝臟의 해독기능이 쇠약해지면 肝이 혈액을 저장하는 기능에 영향을 미친다. 이것은 해독기능이 약해지면 제1에피네프린(epinephrine)이 假性媒介物質로 치환되어 피부점막과 微細血管이 확장되므로 蜘蛛痣·肝掌·毛細血管搏動과 같은 肝이 혈액을 저장하지 못함으로 인한 병변이 나타나기 때문이다. 마찬가지로 제1에피네프린은 腦血管의 α수용체를 거쳐 cAMP의 수준을 낮추며, cGMP의 수준을 높여 뇌혈관수축기능을 약화하고 파괴한다. 그러므로 수면할 때, 뇌혈관이 충분히 수축하지 못하면 충혈(hyperemia)을 야기하여 수면에 영향을 끼쳐 多夢·失眠 등의 병변을 일으킨다. 이상은 肝이 혈액을 저장하지 못하는 현상으로 cAMP·cGMP에 의해 조절됨을 알 수 있다.

❷ 肝은 筋脈을 주관한다.

肝이 筋脈을 주관하는 기능은 肝臟이 四肢筋骨과 筋肉에 영양을 공급하고 신경을 조절하는 기능과 밀접하게 관계하며, cAMP와도 관계있다. 肝臟이 糖代謝를 하는 중요한 기관이며, 간세포내에서 지방분해와 지방합성이 진행되고, 매우 강한 단백질합성능력을 갖고 있으며, 단백질과 아미노산(amino acid)을 분해하기 때문이다. 또한 cAMP는 糖原分解(glycogenolysis)와 지방분해를 촉진하며, 글리코겐과 단백질의 합성을 억제하여, 더 많은 글리코겐과 같은 영양물질을 전신에 공급하여 四肢를 포괄함으로써 에너지생산을 돕는다. 이것이 肝이 筋脈을 주관하며, 피로를 이기는 힘의 근본(罷極之本) 원리중의 하나이며, 그 중의 cAMP는 조절작용을 한다. 동시에 肝臟은 해

클레오타이드, 즉 아데노신 3′, 5′—환상일인산이며, 여러 펩타이드 혹은 아미노산 유도체 호르몬의 작용을 매개하는 세포내 "제2전령(messenger)"으로서의 역할을 한다.

*cGMP : cyclic guanosine monophosphate의 약자. cAMP와 비슷한 작용을 하는 세포내 "제2전령"이다.

독작동을 한다. 예를 들면, 단백질과 아미노산대사 과정에서 생산된 암모니아는 肝에서 尿素를 합성하며, cAMP는 이 과정을 가속한다. cAMP의 수준이 낮으면, 尿素의 생성이 감소하여 神經系統에 해독을 끼침으로써 肝性昏迷를 유발하고, 신경계통의 근육·사지·근골에 대한 통제기능의 실조를 야기하여 筋肉震顫·手足蠕動·肢體攣急과 같은 肝이 筋脈에 영양을 공급하지 못해 발생하는 병변이 나타난다. 이외에 한의학에는 "爪爲筋之餘"說이 있다. 肝血이 부족한 환자의 손·발톱이 얇아지며, 마르고 부서지는 현상은 혈관의 말초에 微小循環*障碍(microcirculatory disturbance)가 있기 때문이다. 肝에 병이 있으면 콜린에스테라제가 감소하고, 아세틸 코엔자임의 양이 증가하며, cGMP의 수준이 상승하고, cAMP의 수준이 하강하여 미세혈관이 경련하므로 미소순환장애가 일어나며, 이것은 손·발톱이 얇아지며 마르고 부서지는 현상을 유발하는 원인중의 하나이다.

❸ 肝은 疏泄과 條達을 주관한다.

肝은 精神活動·神經系統·病邪에 저항하는 기능과 관계한다. 神經系統과 肝의 기능은 밀접한 관계가 있으므로 肝臟에 病이 있어 肝臟에 기능장애가 일어나면, 중추신경계통이 손상되며 그 발생율은 65.5%이다. 예를 들면, 肝性昏睡는 肝臟으로 인한 병변이며, 모노아민 옥시다제(monoamine oxidase)의 활성이 낮아지거나 소멸하면 아민群이 분해되지 않고, 직접 중추신경으로 들어가 腦組織에서 假性媒介物質이 되어, α수용체를 통과한 제1에피네프린을 약화시켜 파괴하고, cAMP의 수준을 낮추거나 높이는 기능을 하여 環狀 뉴클레오타이드의 상대적 평형을 파괴하면 腦幹網狀結構의 기능장애가 나타난다. 이 때에 나타나는 조급 혹은 비정상적인 냉담·기억력 감퇴·失眠·筋肉震顫 등의 증상은 肝의 病이 신경계통의 기능에 끼치는 영향을 설명한다. 肝은 疏泄과 條達을 주관하는 "將軍의 官"으로 病邪에 저항하는 기능을 갖고 있다. 肝臟의 쿠퍼세포(kupffercell)는 세균과 사망하거나 파괴된 적혈구와 백혈구를 제거하는 기능을 가진 활동중인 食細胞를 갖고 있다. 肝臟의 쿠피세포도 항체를 부분적으로 만들 수 있으며, 상술한 해독

---

*微小循環 : microcirculation 신체의 미세혈관(직경이 100마이크론이하)의 전체계통(미소혈관계)의 혈류.

**아세틸 코엔자임 : acetyl coenzyme은 구연산회로의 중요한 중간체이며 前驅體이다.

과정의 각종효소 및 항체단백질의 합성 역시 肝臟의 核酸型板(template)의 작용하에서 이루어진다.

(五) 心에 대한 현대적 연구

心臟에 대한 연구는 비교적 많은 부분이 임상에서의 病證에 치중되어 있다. 다만, 일부학자들은 분자생물학의 관점에서 한의학적 심장의 본질을 토론하였다.

1. 心臟은 神志를 주관한다.

한의학에서는 精神意識과 思維活動을 "心"에 귀속시켰으므로 한의학적 心의 기능은 신경계통 특히 뇌의 활동과 관계한다는 "心主神明"의 說이 있다. 中國科學院微生物硏究所에서 구체적 질병에서부터 연구를 시작하여 신경계통, 腦와 분자수준의 環狀 뉴클레오타이드(cAMP, cGMP를 포함한) 그리고 核酸(RNA, DNA를 포함한) 등의 상호관계를 분석함으로써 心臟이 神明을 주관하는 기능이 필요로 하는 물질기초를 탐구하였다.

❶ 한의학의 "癲狂"은 심장에 속하는 병변이며, 서양의학의 정신분열증과 같은 증상을 보인다. 분자수준의 연구에서 출발하여 정신분열증과 이 병을 치료하는 클로르프로마진(chlorpromazine)이 모두 cAMP와 밀접한 관계를 갖고 있음을 이해하기에 이르렀다. 정신분열증은 대뇌의 cAMP가 지나치게 높거나 낮은 데서 기인하며, 클로트프로마진과 L-dopa는 각기 cAMP를 높이거나 낮춤으로써 치료작용을 한다. 이로써 대뇌의 cAMP는 상대적 평형을 견지해야 하며, 지나치게 높거나 낮으면 신경계통에 병변을 일으키므로 心臟이 神明을 주관하는 기능이 실조됨을 알 수 있다. 동시에 대뇌의 cAMP와 cGMP의 상관관계를 깊이 있게 탐구하였다. 연구자료에 근거하여 대뇌 및 신경계통의 cAMP/cGMP의 상대적 평형은 신경계통의 정상생리활동에 필요한 기본조건이며, 지나치게 높거나 낮으면 다양한 병리변화를 일으켜 심장이 신경을 주관하는 기능을 혼란시키므로 신경계통을 치료하는 약물은 대부분 cAMP/cGMP계통에 영향을 미친다고 보고하였다. 이로써 cAMP/cGMP는 정신의식과 사유활동이 필요로 하는 주요물질기초임을 알 수 있다.

2. 心臟은 血脈을 주관한다.

心臟과 脈은 상호협조하여 혈액의 순환운행을 추진하며, 심장이 주도적인 작용을 한다. 일부 학자들은 정상적인 생리활동 및 병리상태에서의 심장기능과 핵산 및 環狀 뉴클레오타이드의 상관관계에 대해 토론하였다.

❶ 정상적인 심장의 대사와 조절

심장은 cAMP 및 cGMP에 의해 조절된다. 심장의 근육운동은 環狀 뉴클레오타이드에 의해 조절되며 心筋細胞에서 副腎皮質호르몬 등은 細胞膜上의 β수용체에 작용하여 세포중의 cAMP 수준을 높이며, 이러한 작용은 인데랄(inderal)의 저항을 받는다. 아세틸콜린(acetylcholine)은 M受用體에 작용하여 세포 내의 cGMP 수준을 높이며, 이 작용은 아트로핀의 저항을 받는다. 心筋細胞의 cAMP는 심장 박동수를 가속화시키고, 산화율을 높이며 흥분성·傳導性能 등을 증가시키며, cGMP의 작용은 이와 반대이다. 양자는 상대적 평형을 유지하면서 心筋의 운동을 조절한다. 기니피그의 離體心臟灌注液에 cAMP를 더하면 冠狀동맥의 流量이 현저하게 증가한다. 이외에 cAMP는 血小板의 응집반응을 조절하는 중요요소이며 지방대사를 조절하는 요소이다. cAMP는 칼슘—마그네슘 아데노신 트라이포스포타제(calcium-magnesium adenosine triphosphatase)를 활성화하여 칼슘이온의 교환반응을 촉진함으로써 筋漿細網(sarcoplasmic reticulum)내의 칼슘이온을 방출하여 腦漿으로 보내서 마이오신(myosin) 사이의 악틴(actin)의 이동을 유도하여 근육을 수축시킨다. cAMP는 심장의 活動電位(actin potential)에 작용한다. 心筋의 정상여부가 핵산대사와 밀접하게 관련됨은 이미 알려진 사실이다. 成年에 心筋細胞의 재생능력이 부족해지는 까닭은 成年의 心筋細胞가 DNA 合成能力을 상실하기 때문이다. 그러므로 心筋의 DNA 合成能力을 조절·향상시키는 방법을 연구하여 기능적으로 수축하는 心筋을 梗塞된 조직과 대체함으로써 심장의 혈맥을 주관하는 기능을 향상시킬 수 있었다.

❷ 심장의 관상동맥경화증에서 관찰한 分子의 병리적 변화

심장에 대한 변증과정에서 심장에 혈액이 瘀滯되고 心陽이 虛(心氣不足)한 증상을 心筋梗塞을 포함한 冠狀動脈硬化症에서 사주 볼 수 있다. 한의학에서는 일반적으로 관상동맥경화증의 病理를 "氣滯血瘀"로 인식하며, 飮食·痰濕·寒邪 등의 요소와 관계있다고 보았다. 이는 서양의학에서 혈소판의

*기니피그 : Guineapig 모르모트.

응집을 그 병리로 보는 인식과 어느 정도 관련이 있다. 分子의 수준에서 본다면 cAMP는 혈소판의 응집을 조절할 수 있다. 이미 보고된 대로, 瘀血을 活性化(removing blood stasis to promote circulation)하는 약물은 혈소판내의 cAMP의 수준을 높이는 것과 관련이 있다. 한의학에서는 "惱怒氣滯"가 심근경색을 포함한 관상동맥경화증을 유발할 수 있다고 보았고, 서양의학에서는 情緖의 변동을 이 병의 유발요인으로 보았다. 分子의 수준에서 보면, 정신적 요소는 신경매개물질을 통해 심장의 환상뉴클레오타이드 系統에 영향을 끼쳐 심장관상동맥경화증을 유발한다. 일반적으로 환상뉴클레오타이드 계통은 지방대사의 혼란·혈소판의 응집·심근의 손상·不整脈·側副循環(collateral circulation)의 개방과정에서 중요한 작용을 한다. 핵산대사는 心筋의 회복과 心臟의 肥大·側副循環形成 등에 중요한 작용을 한다.

第四章　形體・官竅

本章에서 말하는 "形體"는 이른바 "五體"라 하는 皮・肉・筋・骨・脈이며, "官竅"란 耳・目・口・舌・鼻・咽喉・前陰・後陰이다. 臟象學은 形體와 官竅를 五臟을 중심으로 하는 臟象體系에 넣어 인체의 臟腑와 生理・病理的으로 밀접하게 연결지었다. 臟腑는 "裏"이고 形體・官竅는 "表"이며, "내부에서 일어나는 변동은 외부로 形象化(有諸內必形諸于外)"하는 까닭에 形體・官竅의 생리기능을 연구함으로써 臟腑生理活動의 규율을 이해할 수 있다.

第一節 形　　體

一. 形體의 개념

形體의 개념에는 廣義와 狹義가 있다. 廣義의 형체는 일정한 形態를 갖춘 조직과 器官을 가리키는 것으로 頭部와 四肢몸통·五臟六腑·筋骨皮膚 등 形質이 있는 組織을 포괄한다. 狹義의 형체는 특정한 의미를 지닌 "五體"로서 즉 皮·肉·筋·骨·脈 등 전체적 형체를 구성하는 중요조직이다. 臟象學에서의 "五體"는 五臟機能體系의 일부로서 五臟과 특수한 관계를 맺음으로써 인체생리활동에서 중요한 의미를 갖는다. 宋의 陳言이 "夫人身之皮毛·血脈·筋膜·肌肉·骨髓以成形, 內則有肝·心·脾·肺·腎以主之"라고 한 것과 같다. 本章에서 논하고자 하는 "形體"는 "五體"를 지칭한다.

"五體"중의 "皮"는 體表를 덮고 있는 皮膚이며, "肉"은 현대적 의미의 筋肉組織 및 皮下脂肪組織을 포괄하는 전신의 근육이고, "筋"은 "筋膜"이라고도 하며 주로 현대적 의미의 腱·靭帶 등이다. "骨"은 전신의 骨骼이며, "脈"의 한의학적 개념은 다양하나 "五體" 중의 脈은 혈액과 營氣가 흐르는 통로인 血脈으로 "經脈"이라고도 한다.

臟象學의 특징은 "象"으로써 인체생리활동의 규율을 파악하고자 한 것이므로 역대 의학자료의 五體의 형태구조에 대한 기술은 비교적 간략하며, 생리기능적 활동 및 臟腑·經絡과의 관계에 치중하여 "五體"를 인식하였다.

二. 형체의 기능 및 臟腑·經絡과의 관계

形體는 臟腑의 바깥 둘레이며, 內臟을 보호하는 작용을 한다. 《靈樞·師傳》에서 "身形之支節者, 藏府之蓋也."라고 하였다. 形體는 생리기능적으로 臟腑·經絡과 밀접하게 관련된다. 清의 陳夢雷는 "骨有骨氣, 脈有脈氣, 筋有筋氣, 肌有肌氣, 皮有皮氣, 皆五臟之氣, 而外合于形身."이라 하였다.

(一) 皮

피부는 인체의 표면을 덮고 있으며 솜털과 땀구멍을 갖고 있다. 땀구멍은 "玄府"·"氣門"이라고도 하며 진액이 배어나오는 문이다. 腠理의 개념에 대한 인식은 일치하지 않으나 임상에서 습관적으로 땀구멍으로 본다. 예를 들면, 腠理가 성기다던지 閉塞되었다는 것은 사실상 땀구멍의 開閉機能을 가리킨 말이다. 《醫鈔類編·肢體門》에서 "피부를 또한 腠理라고 한다. 진액이 배어나오는 곳을 腠라 하고 文理가 종횡으로 만나는 것을 理라 한다. 腠理를 元府라고도 하며 元府란 땀구멍이다. 땀은 땀구멍으로 나온다(皮膚亦名腠理. 津液滲泄之所曰腠, 文理縱會之中曰理. 腠理亦曰元府, 元府者汗孔也, 汗液色元從空而出也)."고 하였으며, 《金匱要略·臟腑經絡先後病脈證篇》에서 "腠는 三焦가 元·眞氣를 通會하는 곳이며, 血氣가 흘러들어가는 곳이고, 理는 皮膚와 臟腑의 무늬이다(腠者, 是三焦通會元眞之處, 爲血氣所注; 理者, 是皮膚臟腑之文理也)."라고 하였다. 腠理는 전신의 氣血營衛가 관통하고 모이는 부위로 氣血津液이 流注하는 도로이다.

1. 皮와 臟腑·經絡과의 관계

❶ 皮와 肺 : 肺가 皮毛를 주관하므로 皮毛의 영양은 肺氣의 宣發作用에 의존한다. 《素問·經脈別論》에서 "胃로 들어간 음식물에서 흡수된 精微는 심장을 통해 脈으로 간다. 百脈의 精氣는 經으로 흘러들어가고 經氣는 肺에 모인 다음 肺의 宣發作用에 의해 皮毛로 수송된다(食氣入胃, 濁氣歸心, 淫精于脈, 脈氣流經, 經氣歸于肺, 肺朝百脈, 輸精于皮毛)."고 하였다. 肺의 생리기능이 정상이면 氣津을 皮毛로 수송하므로 솜털은 광택이나고 피부는 윤택해진다. 반대로 肺氣가 虛하면 皮毛로 精을 수송하지 못하므로 皮毛가 초췌하고 거칠어진다. 한편 땀구멍의 열리고 닫힘은 衛氣의 작용이나 衛氣는 肺氣의 宣發에 의해서 皮毛에 분포할 수 있다. 임상에서 肺氣가 허약한 경우 玄府의 開合을 주관하지 못하여 肌表가 虛하고 견고하지 못하게 되면, 계속 식은땀이 흐르거나 쉽게 外邪의 침입을 받는다. 《醫學準繩六要》에서 "肺는 氣를 주관하며 밖으로 皮毛를 관리하므로 肺가 虛하면 창백하고 땀을 많이 흘리며, 움직이면 숨이 찬다(故肺主氣, 外司皮毛, 肺虛則色白而多汗, 行動多喘)"고 하였다. 肺氣가 막히면 皮毛를 開合하지 못하므로 물이 피부

에 고여 "皮水"가 형성된다. 치료 시, 肺氣를 宣發시켜 玄府를 소통시키면, 체표가 열려 땀을 내보냄으로써 물이 제거되므로 좋은 효과를 볼 수 있다.

❷ 皮膚와 衛氣 : 衛氣는 皮膚와 腠理에 분포하며 피부를 따뜻하게 하고 영양을 공급하는 작용을 한다. 《靈樞·本藏》에서 "衛氣者, 所以溫分肉, 充皮膚, 肥腠理, 司開合者也.", "衛氣和, 則分肉解利, 皮膚調柔, 腠理致密矣." 라고 하였다. 그러므로 皮毛의 생리기능은 衛氣의 작용과 분리될 수 없다.

❸ 皮와 經絡 : 《素問·皮部論》에서 "皮者, 脈之部也"라고 하였다. 十二經脈 및 경맥에 소속된 絡脈은 일정한 범위의 피부에 분포하면서 이와 상응하는데, 이러한 피부의 범위를 "皮部"라 한다. 經絡은 피부와 臟腑의 氣血을 연결하는 통로이므로, 부위별로 피부의 광택과 색깔 및 형태의 변화를 관찰함으로써 相應하는 臟腑와 經絡의 병변을 알 수 있다.

2. 皮의 生理機能

❶ 外邪의 침입을 막는다 : 皮는 전신의 체표를 주관하므로 인체의 가장 중요한 보호기관이며 外邪의 침입을 방어하는 장막이다. 張隱庵은 "皮膚와 腠理는 五臟의 眞·元氣가 모이는 곳이므로 皮肉이 얇고 약하면 臟의 眞氣가 虛한 것이다. 五臟의 氣가 虛하면 사계절의 虛風을 이길 수 없다(皮膚腠理之間, 五臟元眞之所通會, 是以薄皮弱肉, 則臟眞之氣虛矣, 五臟之氣虛, 則不能勝四時之虛風)"고 하였다. 인체의 병에 대한 저항력은 臟腑·經絡·氣血의 종합적 생리기능이며, 피부의 방어기능은 상술한 생리기능의 집중적인 반영이다. 피부는 가장 먼저 침범하는 外邪와 충돌한다. 피부의 조직이 치밀하면 外邪를 차단할 수 있으므로 "大風苛毒이라 할지라도 병들게 할 수 없다(雖有大風苛毒, 弗之能害)." 반대로 皮腠가 이완하면 病邪가 虛한 틈을 타서 침입한다. 《靈樞·百病始生》에서 "是故虛邪之中人也, 始于皮膚, 皮膚緩則腠理開, 開則邪從毛髮入, 入則抵深……."이라 한 것과 같다.

❷ 水液代謝를 조절한다 : 인체의 수액대사는 肺·脾·腎과 관계되는 외에 피부의 開合機能과 긴밀하게 연관된다. 피부의 개합기능은 땀의 분비를 조절하는 기능으로 《靈樞·決氣》에서 "腠理가 열리면 촉촉하게 흐르는 땀을 津이라 한다(腠理發泄, 汗出溱溱, 是謂津)"고 설명하였다. 皮膚의 腠理가 이완되면 땀이 많이 흐르고, 치밀하면 땀이 적게 흐른다. 腠理의 開合調節은 체내에 일정량의 체내 진액을 유지시키는 중요한 기능이다. 피부의 이러한

기능은 계절과 기후의 변화에 적응하여 "한랭하면 급히 腠理를 닫고 더우면 이완되어 腠理를 연다(寒則皮膚急而腠理閉, 暑則皮膚緩而腠理開)"《靈樞·歲露》. 병리상황하에서 피부의 腠理가 무절제하게 이완되면, 땀이 많이 분비되어 陰津이 손상되며 심하면 陰이 고갈된다 ; 衛陽이 울결되면 疏泄機能을 상실하여 땀을 분비하지 못하므로, 고인 水液이 水腫과 痰飮을 유발한다.

❸ 체온을 조절한다 : 인체의 체온은 陽氣의 작용에 의존한다. 張景岳이 《大寶論》에서 "是形本屬陰, 而凡通體之溫者, 陽氣也"라고 한 것과 같다. 체온의 조절은 또 땀구멍의 開合과 衛氣의 작용에 의존하며, 특히 땀의 분비와 체온의 조절은 직접적인 관계가 있다. 外邪가 침입하면, 체표의 衛氣가 막히어 玄府가 통하지 않으므로 체온조절 기능을 상실하여 반드시 氣가 울결하여 發熱한다. 腠理를 疏泄하고 땀을 내어 체표를 열어주는 치료를 하면 "몸이 숯덩이처럼 뜨겁더니 땀이 나고 열이 흩어지는(體若燔炭, 汗出而散)" 목적을 달성할 수 있다.

❹ 호흡을 조절한다 : 肺는 皮毛와 合하고 呼吸을 관장하며, 皮毛의 開合作用은 肺의 호흡조절을 돕는다. 《素問·生氣通天論》에서 땀구멍을 "氣門"이라 한 것은 땀구멍이 肺氣를 宣發·散布하는 작용을 하기 때문이다. 淸代의 醫家 唐容川은 "皮毛는 肺에 속하며, 肺는 많은 孔竅로써 氣를 운송한다. 皮毛는 모두 孔竅이므로 肺氣를 宣發하여 皮毛로 내보내 체표를 보호하게 한다(皮毛屬肺, 肺多孔竅以行氣, 而皮毛盡是孔竅, 所以宣肺氣, 使出于皮毛以衛外也)."고 하였다. 그러므로 肺氣가 虛하면 호흡이 짧아지고 땀이 흐르는 증상(自汗)을 임상에서 자주 볼 수 있다.

(二) 肉

肉은 筋肉으로 이른바 筋肉組織·脂肪 및 皮下組織은 대개 "肉"의 범주에 속한다. 筋肉은 皮下에 있고, 骨骼關節에 부착되어 있다. 근육에는 무늬가 있으며, 근육과 근육이 연결되는 움푹 들어 간 部位를 "溪谷"이라 한다. 그중 비교적 큰 고랑을 "谷"이라 하고 비교적 작은 고랑을 "溪"라 한다. 溪谷은 대부분 經絡의 穴位가 所在하는 곳으로 營·衛氣가 집중적으로 모이는 部位이다. 《素問·氣穴論》에서 "肉之大會爲谷, 肉之小會爲溪. 肉分之間, 溪谷之會, 以行榮衛, 以會大氣"라고 한 것과 같다.

1. 肉과 臟腑・經絡의 관계

❶ 肉과 脾胃 : "脾主身之肌肉"《素問・痿論》이란 脾胃가 "倉廩의 官"으로서 水穀精微의 生化를 주관하며, 인체의 근육이 이 수곡정미에 의존해서 養生된다는 뜻이다. 脾胃의 氣가 虛衰하면 근육은 滋養을 상실한다. 이와 같은 상태가 지속되면 근육이 허약해지고, 골절운동이 순조롭지 못한 痿躄症을 유발한다. 그러므로 《內經》에 "治痿者獨取陽明"說이 있고 調理脾胃法으로 痿證을 치료하면 효과가 있음이 실제로 증명되었다. 《靈樞・壽夭剛柔》에서 인체근육의 堅實 혹은 脆弱으로써 수명의 長短을 판단하였다. "형체가 충실하고 근육의 알통이 단단하며 경계가 분명하면 근육이 견실한 것이고 근육이 견실하면 장수한다. 형체가 충실하나 근육이 나뉜 결이 없고 단단하지 않은 者는 근육이 약한 것이고 근육이 약한 者는 요절한다(若形充而大, 肉䐃堅而有分者肉堅, 內堅則壽矣 ; 形充而大, 肉無分理不堅者肉脆, 肉脆則夭矣)." 근육의 발달여부는 脾・胃氣의 성쇠를 직접 반영하고, "後天之本"의 充實與否는 장수 혹은 요절과 관계가 있다. 임상에서 疾病後期에 "大肉陷下"* 혹은 "破䐃脫肉"* 증상이 나타나서 피골이 상접하면 預後가 좋지 않음을 알 수 있다. "肉形이 脫盡하면 九候*가 順調롭더라도 죽는다(形肉已

---

*大肉陷下(대육함하) : 「素問・玉機眞臟論」에 있음. 「大肉」은, 일반적으로 身體의 비교적 크게 드러난 肌肉 或은 肌肉群을 말함. 「陷下」는 消瘦로 因한 低陷을 말함. 이는 一部 慢性消耗性疾病의 消瘦情況으로, 惡病質의 情況에 屬하는 것이다.

*破䐃脫肉(파군탈육) : 「素問・玉機眞臟論」에 있음. 「䐃」은 隆起된 肌肉이다. 즉 알통을 말함. 王冰注에, "䐃者肉之標 脾主肉 故肉如脫盡 䐃如破敗也"라 하였다. 이는 內熱이 熾盛하여 脾의 陰精이 虧損되어 肌肉이 乾枯 消瘦되는 症狀을 나타냄을 말한 것이다.

*三部九候(삼부구후) : ① 「素問・三部九候論」에 있음. 古代 最初의 全身遍診法의 一種이다. 즉 人體를 頭部・上肢・下肢의 三部로 나누고, 每部에 各各 上・中・下 3個所의 動脈이 있는데, 이들 部位를 診脈하는 것을 三部九候라 함.

頭部 : 上——兩額動脈(太陽穴)에서 頭部의 病變을 候함. 中——兩側耳前動脈(耳門穴)에서 耳目의 病變을 候함. 下——兩頰動脈(地倉・大迎穴)에서 口齒의 病變을 候함.

上肢 : 上——手太陰肺經의 動脈(寸口穴)에서 肺를 候함. 中——手少陰心經의 動脈(神門穴)에서 心을 候함. 下——手陽明大腸經의 動脈(合谷穴)에서 胸中을 候함.

下肢 : 上——足厥陰肝經의 動脈(五里穴, 婦女는 太衝穴)에서 肝을 候함. 中——足太陰脾經의 動脈(箕門穴)에서 脾를 候하고, 足陽明胃經의 動脈(衝陽)을 配合하여 胃氣를 候함. 下——足少陰腎經의 動脈(太谿穴)에서 腎을 候함.

② 臨床實踐에 根據하여, 全身 遍診法을 簡略化해서, 일반적으로 단지 寸口脈만을 살피는 것으로, 「獨取寸口」라 한다. 寸口脈을 寸・關・尺의 三部로 나누고

脫, 九候雖調, 猶死)."《素問·三部九候論》

❷ 肉과 衛氣 : 衛氣는 피부·근육사이를 운행하면서 "溫分肉", "肥腠理" 作用을 한다. 그러므로 "衛氣가 調和하면, 근육사이를 원활하게 운행하고(衛氣和則分肉解利)"《靈樞·本藏》, 衛氣가 순조롭게 운행하지 못하면, 근육과 피부가 마비된다. 근육은 衛氣가 잘 통하는 分理가 있는가 하면 잘 통하지 않는 㴸 같은 것도 있는데 皮膚의 무늬가 성글면 衛氣가 쉽게 외부로 새어 근육을 溫煦하지 못하므로 手足이 냉해진다. 무늬가 치밀하면, 衛氣가 저장되어 근육을 溫養하므로 手足이 따뜻해진다. 《靈樞·衛氣失常》에서 "근육이 물컹하고 피부의 무늬가 거칠면 몸이 냉하고 무늬가 치밀하면 열이 난다(肉㴸而粗理者身寒, 細理者身熱)."고 한 것과 같다.

2. 肉의 생리기능

❶ 內臟을 보호한다 : 근육은 內臟 및 筋骨의 외곽에 대부분 분포하여 내장을 보호하는 작용을 한다. 그러므로 《靈樞·經脈》에서 "肉爲墻"이라고 생동감있는 비유로써 근육의 보호작용을 설명하였다. 胸腹은 인체의 내장이 있는 곳으로, 胸腹의 근육은 내장을 보호하는 병풍의 역할을 하여 상해를 입지 않도록 한다.

❷ 外邪를 막는다 : "肉爲墻"은 또 근육이 지닌 外邪防御機能을 설명한다. 일반적으로 피부의 무늬가 치밀하고 근육이 단단하면 外邪가 쉽게 침범하지 못하며, 피부의 무늬가 성글고 근육이 물컹하면 衛氣가 밖으로 쉽게 새므로 虛邪*와 賊風*이 虛한 틈을 타서 침입한다. "피부의 무늬가 성글고 근육이 견고하지 않으면, 痺病에 잘 걸린다(粗理而肉不堅者, 善病痺)"《靈樞·五變》. "脾는 근육의 근본으로 脾氣가 소실되면 근육은 滋養을 얻지 못하고 피부는 거칠어져 무늬가 성글게 되므로 風·寒·暑·濕이 쉽게 침입한다. 早期에 치

每部를 各各 輕按·中按·重按의 指力에 相應하게 浮·中·沈의 三候로 나누어 모두 九候가 된다. 이밖에 張仲景의 「傷寒論」原序에서 말한 「三部」는 「人迎」(結喉 兩側의 總頸動脈), 「寸口」(腕部의 橈骨動脈), 「趺陽脈」(足背部의 前脛骨動脈)을 말함.

*虛邪(허사) : ① 發病하는 邪氣의 通稱. 邪氣가 虛를 틈타서 侵入하므로 이름이다. 例 「素問·上古天眞論」에서 "虛邪賊風 避之有時"라 하였다. ② 「五邪」의 하나. 어떤 臟을 發病케 한 邪氣가 「母病及子」에 依해 傳來된 것.

*賊風(적풍) : 「靈樞·賊風篇」 등에서 나옴. ① 風邪를 뜻함. ② 「虛邪賊風」의 略稱. 일반적으로 四季의 非正常的인 氣候를 말함. 이러한 氣候는 賊害하는 性質이 있어서, 사람을 發病케 하므로 이렇게 말한다.

료하지 않으면 근육에 痺가 발생한다(脾者肉之本, 脾氣已失, 則肉不榮, 肌膚不澤, 則紋理疏, 凡風寒暑濕之邪易爲入, 故不早治則爲肉痺)"《中藏經》.

❸ 運動을 돕는다 : 인체의 運動機能은 筋骨과 관계되는 외에 근육의 생리기능과 밀접하게 연관된다. 《靈樞・天年》에서 "사람은 20세가 되면 血氣가 旺盛해지기 시작하여 肌肉도 한창 발달되고 행동이 민첩해지며, 뛰는 것을 좋아한다. 30세가 되면 五臟이 이미 强健하게 발육되어 肌肉이 튼튼해지며 血氣가 充盛하여 조용히 걷는 것을 좋아한다(二十歲, 血氣始盛, 肌肉方長, 故好趨. 三十歲, 五臟大定, 肌肉堅固, 血脈盛滿, 故好步)"고, 인체의 생장발육과정에서 점차 혈기가 왕성해지고 근육이 壯盛해지면 運動能力이 증가함을 설명하였다. 임상에서 脾氣의 熱로 인해 근육이 자양을 얻지 못하거나 濕邪의 침입을 받으면, "肉痿"가 유발되어 근육과 筋骨關節이 위축되므로 활동할 수 없게 된다. 그러므로 《素問・藏氣法時論》에서 "脾臟에 병이 있으면 몸이 무겁고 쉽게 허기지며, 근육이 무력해져 다리를 움직이지 못하고, 걸으면 쉽게 경련이 일어나며 脚下에 통증을 느낀다(脾病者, 身重, 善肌(飢), 肉痿, 足不收, 行善瘛, 脚下痛)"고 하였다.

(三) 筋

筋은 《內經》에서 "筋膜"이라 하였고, 俗稱 "筋脈"이다. 현대에 이른 바 腱・靭帶는 대개 "筋"에 속한다. 筋은 骨에 附着되어 있으며, 關節에 모이므로 《素問・五臟生成篇》에서 "諸筋者, 皆屬于節"이라 하였다. 膝은 "筋의 府"《素問・脈要精微論》이며, "前陰은 宗(衆)筋이 모이는 곳이다"《素問・厥論》. 전신의 筋을 部位에 따라 手足三陰三陽으로 나누어 "十二經筋"이라 한다. (經絡章을 보시오)

1. 筋과 臟腑經絡의 관계

❶ 筋과 肝 : "肝은 筋에 外合하며(肝者, 筋之合也)"《靈樞・經脈》, 筋의 영양은 肝에서 來源한다. "胃로 섭취된 음식물에서 얻어진 精微物質의 일부는 간장에 분포하며, 간장은 이로써 筋脈에 자양을 준다(食氣入胃, 散精于肝, 淫氣于筋)"《素問・經脈別論》. 肝血이 충실하면 "筋脈에 자양을 주므로(淫氣于筋)", 筋脈은 충분한 자양으로 정상적인 생리활동을 유지한다. 노년이 되면 肝血이 부족하여 筋脈이 영양을 받지 못하므로 동작이 느려진다.

《素問・上古天眞論》에서 "남자는 56세가 되면 肝氣가 衰하여 筋이 자발적으로 움직이지 않는다(丈夫七八, 肝氣衰, 筋不能動)."라고 한 것과 같다. 병리상황에서 筋脈에 나타나는 抽搐・拘攣・顫動 등 병증의 원인은 肝에 있다. 그러므로 《素問・至眞要大論》에서 "일반적으로 風邪는 頭暈을 야기하는데 이것은 肝에 屬한다(諸風掉眩, 皆屬于肝)"고 하였고, "肝은 筋에 相應하고 筋은 肝에 相合하므로 肝에 病이 있으면 筋에도 병이 생긴다(肝應筋, 筋與肝合, 肝有病, 從筋生)"《千金方》고 하였다.

❷ 筋과 經絡 : 十二經筋은 筋肉에 이어진 十二經脈의 체계로 주행방향과 분포규율이 기본적으로 十二經脈과 일치한다. 그러므로 筋과 經脈은 생리기능활동면에서 밀접하게 관계한다. "經脈은 血氣를 운행하고, 陰陽의 변화를 운영하며 筋骨을 자양하고, 關節運動을 원활하게 하며(經脈者, 所以行血氣而營陰陽, 濡筋骨, 利關節者也)", "血氣가 和順하면 전신의 經脈을 막힘없이 왕복 운행하고 陰陽의 변화가 잘되며 근골이 튼튼해지고 관절운동이 원활해진다(是故血和則經脈流行, 營復陰陽, 筋骨勁强, 關節淸利矣)."《靈樞・本藏》

2. 筋의 생리기능

❶ 骨節을 約束한다 : 筋은 骨節에 屬하고 "宗筋은 骨의 約束을 주관하여 關節운동이 원활하게 한다(宗筋主束骨而利機關也)"《素問・痿論》. 筋脈은 骨骼・關節에 부착하므로 骨節을 約束하는 작용을 하여 骨節의 안정된 형태를 유지시킬 수 있다. 筋脈이 拘急* 혹은 弛緩되면 骨節의 機能的 활동에 영향이 미친다. 《素問・五常政大論》에서 "근육이 늘어져 오랫동안 서 있을 수 없다(筋痿不能久立)"고 하고, 《石室秘錄》에서 "사람이 만약 근육이 땡기거나 攣縮되면 척추가 구부러져 설 수 없다. 구부릴 수도 펼 수도 없는 者는 모두 筋病이다(人若筋急攣縮, 傴僂而不能立, 俯仰而不能直者, 皆筋病也)"라고 한 것과 같다.

❷ 운동을 주관한다 : 전신의 관절이 筋의 이완과 수축에 의존하여 자유롭게 俯仰・屈伸運動을 하게 하는 것이, 筋脈의 "關節運動을 원활하게 하고(利機關)", 運動을 주관하는 생리기능이다. 筋의 크기・힘의 강약・위치가 각기 다르므로 筋의 정상운동은 전적으로 여러 筋의 협조에 의해서 이루어

*拘急(구급) : 四肢가 拘攣하여 屈伸하기 어려운 症狀을 말함. 대개 風邪로 因한 所致이며, 神經系統의 疾病에 常見되는 症狀의 하나이다.

진다. 지나치게 억지로 힘을 써서 근육이 손상되면 골절운동에 영향이 미친다. 肝病의 영향이 筋에 미치거나 寒·濕·熱 등 外邪가 직접 筋脈에 침입하면, 筋이 運動을 주관하지 못하므로 筋脈이 攣急하거나 弛緩되고 肢體의 俯仰·屈伸運動이 순조롭지 못하게 된다. 《難經·十四難》에서 "四損은 筋이 손상된 것으로 筋이 이완되어 자유로이 지탱할 수 없게 된다(四損損于筋, 筋緩不能自收持)"라 하고 《素問·生氣通天論》에서 "濕邪의 침입을 받으면 머리가 무엇으로 싸맨듯이 무거워진다. 濕熱을 제거하지 못하면 大筋이 수축하여 짧아지고, 小筋이 이완되어 늘어진다. 수축은 근맥이 拘攣하므로 일어나고 이완은 근맥이 허약해서 늘어지는 것이다(因于濕, 首如裹, 濕熱不攘, 大筋緛短, 小筋弛長, 緛短爲拘, 弛長爲痿)."라고 하였다. 《素問·脈要精微論》에서 "무릎은 筋의 府이며, 屈伸을 못하고 걸을 때 구부리면 근육이 장차 병이 들 것이다(膝者筋之府, 屈伸不能, 行則僂俯, 筋將憊矣)."라고 하였다.

(四) 骨

骨은 인체를 구성하는 버팀목이며, 인체는 많은 軟骨덩어리와 硬骨에 筋肉이 연결되어 완전한 骨骼의 형태를 갖춘다. 軟骨은 비교적 연한 骨質이며, 硬骨은 骨質이 굳고 단단하여 지탱하는 힘이 강한 骨體이다. 骨에는 骨腔이 있고 내부에 骨髓가 차 있으므로 "骨은 髓의 집이다(骨者髓之府)" 《素問·脈要精微論》라고 하였다. 둘 혹은 둘 이상의 骨塊가 연접함으로써 活動機能이 유지되도록 하는 機關을 關節이라 한다. 骨骼은 관절이 연접하여 조성한 골격체계이다. 《靈樞·骨度》에서 골격의 명칭·형태·크기·길이·수량 등에 대해 비교적 상세히 서술하였다. 의학의 끊임없는 발전으로 인해 골격의 명칭과 수량에 대한 古今의 說은 일치하지 않는다. 다만 총괄적으로 보면 古代에 이른바 三百六十五骨節은 硬骨·軟骨·暗硬骨(sesamoid cartilage) 및 관절 등을 포괄한다. 인체의 骨質은 연령에 따라 변화하며 영유아기에는 軟骨이 비교적 많고, 연령이 증가함에 따라 점차 硬化한다. 노년기에는 골질이 경화하여 韌性(tenacity)이 부족해진다.

1. 骨과 臟腑·經絡의 관계

骨과 腎 : 인체의 골격은 골수의 영양에 의존하며, 골수는 腎精에 의해 化

生되므로 "腎은 骨을 主官하고, 骨髓를 生産한다(腎主骨, 腎生骨髓)"《素問·宣明五氣篇》, 《素問·陰陽應象大論》고 하였다. 골격의 생장·발육·회복은 腎精의 자양에 의존한다. 腎精이 충분하면, 骨髓가 충만해지고 骨骼이 건장해지며 肢體의 활동이 경쾌하고 힘이 있게 된다. 반대로 腎精이 부족하여 骨髓가 비면 骨骼의 發育이 不良해져 小兒의 숫구멍이 늦게 닫히며 骨이 軟하고 무력해진다. 노년이 되어 腎氣가 점차 쇠약해지면 骨이골수의 영양을 받지 못하므로 骨質이 허약해지고 쉽게 부러지며, 骨이 상한 후에 쉽게 아물지도 않는다. 《素問·痿論》에서 "腎에 熱이 있으면 腰脊을 움직일 수 없으며 骨髓가 점차 枯竭되어 骨痿*가 발생한다(腎氣熱則腰脊不擧, 骨枯而髓減, 發爲骨痿)."고 하고 《素問·生氣通天論》에서 "억지로 힘을 쓰면 腎氣가 상하여 허리의 脊骨이 손상된다(因而强力, 腎氣內傷, 高骨乃壞)."고 하였다. 모두 腎이 손상되면 骨에 영향이 파급됨을 설명한 것이다.

"이는 骨의 잉여분(齒爲骨之餘)"이므로 齒牙와 骨骼이 영양을 흡수하는 來源은 모두 같다. 腎精의 滋養에 의존하여 生長하므로 《雜病源流犀燭·口齒脣舌病源流》에서 "이는 腎의 標이고, 骨의 本이다(齒者, 腎之標, 骨之本)"라고 하였다. 임상에서 소아의 치아가 늦게 자라거나 성인의 치아가 흔들리며 빠지는 현상은 모두 腎精의 부족과 밀접한 관계가 있다. "腎主骨"의 이론에 근거하여 補腎法으로 骨骼 및 齒牙를 치료하면 좋은 효과를 거둘 수 있다.

2. 骨의 생리기능

骨의 성질이 堅剛하므로 《靈樞·經脈》에서 "骨爲幹"이라 하였다. 骨骼은 인체를 구성하는 기본윤곽이며, 신체를 지탱하고 내장을 보호하는 조직기관으로 생명활동을 유지하는 중요조직이다. 또한 骨骼이 조성하는 關節은 肢體運動의 지렛대이다. 병리상태에서 骨의 손상은 筋·肉에 파급되며 肢體의 운동기능에 영향이 미치고, 심하면 內臟組織器官의 기능적 활동에도 영향을 준다. 그러므로 《難經·十四難》에서 "第五損은 骨이 손상된 것으로 骨이 늘어져 자리에서 일어날 수 없게 된다(五損損于骨, 骨痿不能起于床)"라고 하

*骨痿(골위) : 「素問·痿論」에 있음. 痿證의 하나이다. 症狀은, 腰背가 痠軟하여 直立하기 어렵고, 下肢가 萎弱無力하며, 面色이 暗黑하고, 齒牙가 乾枯하는 等이다. 大熱로 因해 陰液을 灼傷하거나, 或은 長期的인 過勞, 腎精의 虧損, 腎火의 亢盛 等에 依해 骨이 枯槁해지고, 髓液이 減少된 所致이다.

였다.

(五) 脈

脈은 血脈이며 氣血이 운행하는 통로이다. 《素問·脈要精微論》에서 "脈은 血의 府이다(夫脈者, 血之府也)"라고 한 것과 같다. 脈은 氣血을 실어 나르며, 水穀의 精微를 수송하여 안으로 五臟六腑, 밖으로 四肢百骸까지 전신에 영양을 공급한다.

肺는 心肺와 밀접하게 관계한다. 심장이 血脈을 주관하고 肺가 百脈을 朝會한다함은 혈액이 심장의 搏動과 肺의 宣布作用에 의존하여 脈管을 흐르는 것을 가리킨다. 三者의 生理活動은 서로 쓰임이 되어 공동으로 氣血의 循環運行을 완성한다.

脈에 관한 內容은 臟腑·經絡 章에 자세히 기술되어 있다.

第二節 官 竅

一. 官竅의 槪念

"官"과 "竅"의 개념은 약간의 차이가 있다. 官은 유기체에서 특정한 기능을 하는 부분으로 예를 들면, 耳·目·口·鼻·咽喉를 "官"이라 한다. 竅는 孔竅·苗竅의 뜻으로 유기체의 生理와 病理상태를 반영하는 창구이다. 古代에 "五官"·"七竅"·"九竅"의 說이 있었다. 五官은 耳·目·口·鼻·舌을 가리키며, 七竅는 口·鼻·舌에 두 귀와 두 눈을 더한 것이고, 九竅는 七竅에 前·後陰을 더한다. 습관적으로 五官을 竅라고도 하고 前陰·後陰은 竅라고만 하며 官이라 하지 않는다.

二. 官竅의 기능 및 臟腑經絡과의 관계

官竅는 인체와 外界를 연결하는 중요한 器官이며 五臟을 중심으로 하는 機能體系와 밀접한 관계가 있다. 《靈樞·五閱五使》에서 "鼻는 肺의 官이고, 目은 肝의 官이며, 口脣은 脾의 官이고, 舌은 心의 官이며, 耳는 腎의 官이다(鼻者, 肺之官也; 目者, 肝之官也; 口脣者, 脾之官也; 舌者, 心之官也; 耳者, 腎之官也)"라 하고 《素問·金匱眞言論》에서 "北方은 黑色이고 腎으로 通하며 二陰으로 開竅한다(北方黑色, 入通于腎, 開竅于二陰)"라고 한 것과 같다. 외계환경의 각종 변화는 官竅를 통해 內臟에 영향을 주고 內臟機能活動의 정상여부는 官竅에 반영된다. "五臟은 항상 內에서 面部의 七竅를 통솔하고 있다. 肺氣는 鼻와 통하므로 肺臟의 기능이 정상이면 鼻는 냄새를 분별할 수 있고, 心氣는 舌과 통하므로 心臟의 기능이 정상이면 舌은 五味를 알 수 있으며, 肝氣는 目과 통하므로 肝臟의 기능이 정상이면 目은 五色을 분별할 수 있고, 脾氣는 口와 통하므로 脾臟의 기능이 정상이면 口는

五穀의 滋味를 분별할 수 있으며, 腎氣는 耳와 통하므로 腎臟의 기능이 정상이면 五音을 분별할 수 있다. 五臟의 기능이 비정상이면 七竅가 通暢할 수 없음을 알 수 있다(五藏常內閱于上七竅也, 故肺氣通于鼻, 肺和則鼻能知臭香矣; 心氣通于舌, 心和則舌能知五味矣; 肝氣通于目, 肝和則目能辨五色矣; 脾氣通于口, 脾和則口能知五穀矣; 腎氣通于耳, 腎和則耳能聞五音矣. 五藏不和則七竅不通)"《靈樞·脈度》. 官竅는 또 대부분 유기체가 자연계와 물질교환을 하는 통로이다. 예를 들면 유기체가 필요로 하는 공기·물·음식물은 口·鼻를 통해 체내로 섭취되며, 유기체의 생리활동과정에서 만들어진 찌꺼기(大小便 및 기타 노폐물)는 前·後陰을 통해 체외로 배설된다.

(一) 耳

耳는 頭部의 양측에 있는 인체의 청각기관이며 淸陽한 氣가 上通하는 곳이므로 "淸竅"에 속한다. 耳의 外殼을 耳廓 또는 耳輪(귓바퀴)이라 하고 이륜의 중앙에는 耳孔이 있고, 耳孔 前面의 튀어나온 것을 耳門이라 하고, 하단의 유연한 부분을 耳垂(귓불)라 하며 根部를 耳根이라 한다.

耳의 주요한 생리기능은 청각을 주관하는 것이다. 耳와 전신의 臟腑經絡은 밀접한 관계가 있으므로 耳廓에 전신의 臟器 및 肢體의 反應點(耳穴)이 있다. 耳穴을 이용하여 각종 질병을 치료할 수 있고 針刺하여 마취시킬 수도 있다. 다만 耳는 그 중 腎·心 및 부분적으로 耳를 통과하는 經脈과 더욱 밀접한 관계를 맺는다.

1. 耳와 腎

耳는 腎의 外竅이며, 腎은 耳의 생리기능을 주관하므로 《素問·陰陽應象大論》에서 "腎은 耳를 주관하고……竅는 耳에 있다(腎主耳……在竅爲耳)"라고 하였다. 腎은 精을 저장하는 臟으로 五臟六腑의 精을 받아들여 저장한다. 腎에 精이 충만하면 위로 耳竅를 滋潤하여 청력이 민감해진다. 《靈樞·脈度》에서 "腎氣는 耳로 通하고……腎이 조화로우면 耳는 五音을 들을 수 있다(腎氣通于耳, 腎和則耳能聞五音矣)"라 한 것과 같다. 腎精이 손상되면 耳鳴·耳聾 등의 현상이 나타난다. 《靈樞·海論》에서 "髓海가 不足하면 腦가 돌아가는 것 같으며 귀가 운다(髓海不足, 則腦轉耳鳴)"라고 한 것과 같다. 老年이 되면 腎의 精氣가 점차 쇠약해지므로 청력도 감소한다.

2. 耳와 心

《素問·金匱眞言論》에서 "南方의 붉은색이 體內에 들어오면 心에 通하고 귀로 竅를 연다(南方赤色, 入通于心, 開竅于耳)"라고 하였다. 《證治準繩·雜病》에서도 "心의 竅는 舌에 있다. 舌에는 孔竅가 없으므로써 耳에 開竅를 의존한다. 까닭에 腎은 耳竅를 主官하게 되고 心은 耳竅의 손님이 되는 것이다(心在竅爲舌, 以舌非孔竅, 因寄竅于耳, 則是腎爲耳竅之主, 心爲耳竅之客)." 라고 하였다. 耳와 心은 생리적으로 연결되어 있다. 腎은 耳로 開竅하고 心은 耳에게 寄竅(開竅를 의존)하며, 心은 火에 속하고 腎은 水에 속하며 心火와 腎水가 상부상조하면 "淸淨精明한 氣가 위의 淸竅로 간다. 귀가 이것을 받으면 청력이 좋아진다(淸淨精明之氣上走淸竅, 耳受之則聽斯聰矣)." 心腎이 失調하면, 水火가 상호구제하지 못하므로 역시 청력이 예민함을 잃어 버린다.

3. 耳와 經絡

耳는 宗脈이 모이는 곳이다. 《靈樞·邪氣藏府病形》에서 "十二經脈, 三百六十五絡, 其血氣皆上于面而走空竅, ……其別氣走于耳而爲聽."이라 하였다. 그 중 직접 耳를 循行하는 經脈은 다음과 같다 : 足少陽膽經·手少陽三焦經은 모두 耳後에서 耳中으로 들어가 耳前을 지나며, 足陽明胃經은 頰車에서 耳前으로 상행하고, 手太陽小腸經은 外眼角에서 耳中으로 들어가며, 足太陽膀胱經은 정수리에서 耳上角으로 간다.

耳가 經脈 및 臟腑 등과 전신에 걸쳐 맺는 광범위한 관계는 耳針으로 질병을 診斷治療하는 근거가 된다.

(二) 目

目은 眼睛이며 古代의 일부 문헌에서 "命門"이라고도 한 인체의 시각기관이다. 白睛은 흰자위, 黑睛은 검은자위라 하고 黑睛 중앙의 둥근 구멍을 瞳子 혹은 瞳神이라 하며, 目의 內角을 內眼角, 目의 外角을 外眼角이라 하고 상하눈꺼풀을 約束*이라 하며, 眼球를 안으로 腦에 연결하는 脈絡을 目系라 한다.

目이 시각을 주관하므로 《素問·脈要精微論》에서 "夫精明(目)者, 所以視萬物, 別黑白, 審短長."이라 目의 시각기능에 대해 간단하게 서술하였다.

*約束(약속) : ① 眼瞼(眼胞). ② 括約筋에 該當함. 例 : 肛門括約筋. 眼輪筋 등.

《靈樞·大惑論》에서 "五臟六腑의 精氣는 모두 目으로 올라가 精이 된다(五臟六腑之精氣, 皆上注于目而爲之精)."라 하고 《靈樞·口問》에서 "눈은 宗脈이 모인 곳이다(目者, 宗脈*之所聚也)."라 하였다. 이상은 目과 臟腑經絡의 관계를 설명한 것인데 그 중에서도 肝 및 부분적으로 目을 循行하는 經脈과는 더욱 밀접한 관계가 있다.

1. 目과 肝

《素問·金匱眞言論》에서 "肝開竅于目"이라 하였다. 肝은 혈액을 저장하고 目은 肝血의 滋養에 의존하여 시각기능을 한다. 《素問·五臟生成篇》에서 "肝受血而能視"라 하고 《靈樞·脈度》에서 "肝氣通于目, 肝和則目能辨五色矣"라고 하였다. 병리상황에서 肝病은 왕왕 目에 반영된다. 예를 들면, 肝陰이 부족하면 두 눈이 마르고 거칠어지며, 肝血이 부족하면 夜盲이 되거나 시야가 흐려지고, 肝經에 風熱*이 들면 目이 붉어지고 가려우며 아프다. 肝火가 上炎하면 目이 붉어지고 부어오르며 아프다. 肝陽이 上亢하면 머리가 어지럽고 눈이 침침해지며, 肝風이 內動하면 斜視가 된다. 이로써 目이 肝과 생리·병리적으로 밀접한 관계를 맺음을 알 수 있다.

2. 目과 五臟

目은 肝과 밀접하게 관계할 뿐만 아니라 五臟六腑의 精氣가 모두 目으로 흘러들어가므로 目과 五臟六腑는 내재적으로 연결된다. 《靈樞·大惑論》에서 "骨의 精은 瞳子로 흘러 가고, 筋의 精은 검은자위로 흘러 가며 血의 精은 目의 血絡으로 흘러 가고, 目窠*氣의 精은 흰자위로 흘러 가며, 근육의 精은 눈꺼풀로 흘러 간다(骨之精爲瞳子, 筋之精爲黑眼, 血之精爲絡, 其窠氣之精爲白眼, 肌肉之精爲約束)."고 부분적인 눈의 조직과 五臟의 대응관계를 구체적으로 설명하였다. 여기서 骨·筋·血·氣·筋肉은 사실상 腎·肝·心·肺·脾의 代名詞이므로 目은 五臟病變의 징후가 된다. 상술한 관점을 기초로 하여 후세에 발전한 "五輪"학설은 眼科辨證施治의 강령이 되었다.

3. 目과 經絡

---

*宗脈 : 으뜸이 되는 脈. 脈中에서 다른 맥을 지도하고 이끄는 기능을 담당한다는 뜻.

*風熱(풍열) : 風邪에 熱을 兼挾한 것을 말함. 臨床表現은 發熱이 重하고 惡寒이 輕하며, 口渴·舌邊尖紅·苔微黃·脈浮數 등이며, 甚하면 口燥·舌乾·目赤·咽痛·衄血 等의 症을 發한다.

*目窠 : 窠는 窩穴의 뜻으로 目의 凹陷處를 말하며, 目窠는 眼眶과 上下眼胞를 포괄한다.

目과 臟腑는 주로 經絡에 의존하여 유기적으로 연결되므로, 臟腑의 精氣가 目으로 흘러 가서 目이 필요로 하는 영양을 공급할 수 있고, 目과 전신의 활동이 통일되어 정상적인 생리기능이 이루어질 수 있다. 《靈樞 · 邪氣臟腑病形》에서 "十二經脈, 三百六十五絡, 其血氣皆上于面而走空竅, 其精陽氣上走于目而爲睛……."이라 하였다. 그 중 직접 目을 循行하는 經脈은 다음과 같다 : 足太陽膀胱經은 內眼角의 睛明穴에서 시작하고 足少陽膽經은 外眼角의 瞳子髎穴에서 시작하며, 手少陰心經의 支脈은 目系에 연결되고, 足厥陰肝經은 目系에 이어지며, 手少陽三焦經의 支脈은 外眼角에 이른다. 手太陽小腸經은 內眼角에서 끝난다. 奇經八脈의 하나인 督脈의 한 支流는 內眼角에서 足太陽과 결합하며 任脈은 얼굴을 따라 目으로 들어가고, 陰蹻脈은 內眼角의 睛明穴에 이어지며, 陽蹻脈은 內眼角에 이른다. 이상으로 보건대, 目에 經絡이 빈틈없이 분포함을 알 수 있다. 그러므로 《素問 · 五臟生成篇》에서 "諸脈者, 皆屬于目."이라 하였다.

(三) 鼻

明堂이라고도 하는 鼻는 얼굴의 중앙에 융기해 있으며 額部에 이어져 있는 상단을 콧대(頞) 혹은 "山根" · "王宮"이라 한다. 前面下端의 코 끝을 鼻準이라 하는데 "準頭" · "面王"이라고도 한다. 鼻準 양쪽에 원형으로 융기한 부분을 鼻翼이라 한다. 鼻의 下部에 있는 두 구멍은 鼻孔이며, 콧대에서 鼻準까지의 突起한 콧마루를 鼻梁 혹은 "天柱"라고 한다. 鼻孔의 내부에는 鼻毛가 있으며 鼻孔의 深部를 鼻隧라 한다. 鼻는 肺의 外的徵候이며, 肺系의 所屬이다.

鼻의 생리기능은 후각을 관리하는 것이며, 鼻는 氣體가 出入하는 門이다. 《醫學入門》에서 "鼻乃淸氣出入之道"라 하였으므로 "淸竅"에 속한다.

鼻와 臟腑經絡의 관계 :

1. 鼻와 肺

鼻는 氣體가 出入하는 통로로서 肺에 직접 연결되므로 鼻를 肺의 竅라 한다. 鼻의 通氣와 嗅覺作用은 肺氣의 作用에 의존한다. 《靈樞 · 脈度》에서 "肺氣通于鼻, 肺和則鼻能知臭香矣."라 한 것으로 肺와 鼻가 생리기능상 서로 관계함을 알 수 있다. 肺氣가 宣暢하면 呼吸이 순조롭고 鼻竅가 소통되면,

냄새를 맡을 수 있다. 病理上, 肺部의 질병은 왕왕 口鼻로 들어오는 外邪에 의해서 유발된다. 臨床에서 鼻竅의 질병을 치료할 때, 항상 肺에 주의하여 辨證한다.

2. 鼻와 腦

鼻는 足太陽膀胱經·督脈經 및 腦와 相通하므로 鼻와 腦는 생리적으로 비교적 밀접하게 관련된다. 《景岳全書》에서 "鼻의 山根(콧대) 이상은 太陽經과 督脈經에 이어져 腦에 통한다(自山根以上, 則連太陽督脈, 以通于腦)."라고 하였다. 그러므로 임상에서 鼻部의 질환은 시일이 지남에 따라 腦에 영향을 미치고, 腦部의 병변도 鼻에 영향을 미쳐 후각이 감퇴되고 탁한 콧물이 흐르게 된다.

3. 鼻와 經絡

鼻를 循行하는 經脈에는 다음과 같은 것이 있다 ; 足陽明胃經은 鼻翼의 측면에서 시작하여 鼻根部로 상행하였다가 鼻의 外側을 따라 하행하여 上側의 잇몸으로 들어간다. 手陽明大腸經의 支脈은 人中에서 左右交叉하며, 鼻孔의 兩側에 분포한다. 足太陽膀胱經은 內眼角에서 시작하여 額部로 상행한 다음 정수리에서 交會한다. 手太陽小腸經의 支脈은 頰部에서 鼻旁을 지나 內眼角에 이른다. 督脈은 額部의 正中을 따라 鼻骨로 하행하여 코끝에 이르렀다가 윗입술로 간다. 任脈·陽蹻脈은 직접 鼻의 側部를 循行한다. 鼻의 生理·病理變化는 상술한 經脈과 일정한 관계가 있다.

(四) 口·舌

口는 脣·齒·舌·咽喉를 포괄한다. 엄격히 말하면, 舌은 孔竅가 아니며 口에 종속되나 중국의 歷代文獻에서 모두 官竅의 하나로 일컬었다. 예를 들면, 《素問·陰陽應象大論》에서 "脾主口, ……在竅爲口"라 하고 "心主舌, ……在竅爲舌."이라 하였다. 다만 口와 舌은 생리기능상 서로 관련되므로 "口는 身體의 門이며, 舌은 心의 官으로서 五味를 맛보아 五臟에 퍼뜨린다(口爲身之門, 舌爲心之官, 主嚐五味, 以布五臟焉)"《世醫得效方》. 《難經》에 口·齒·唇·舌의 生理解剖에 대해 비교적 상세한 기록이 있다. "口의 폭은 二寸半이며 脣에서 齒까지의 길이는 九分, 齒에서 喉頭蓋까지의 깊이는 三寸半, 최대용적은 五合이다. 舌의 중량은 十兩, 길이는 七寸, 폭은 二寸半

이다. 咽門의 중량은 十二兩, 폭은 二寸半, 胃까지의 길이는 一尺六寸이다(口廣二寸半, 唇至齒長九分, 齒以後至會厭, 深三寸半, 大容五合. 舌重十兩, 長七寸, 廣二寸半. 咽門重十二兩, 廣二寸半, 至胃長一尺六寸)."라고 고대인의 口·齒·脣·舌에 대한 해부학적 탐색을 설명하였다.

口·舌의 중요한 생리기능은 水穀을 받아들이고, 五味를 분별하며 津液을 분비하고 穀食을 갈며, 音聲을 내는 것이다. 《血證論》에서 "입은 위의 문이다(口者胃之門戶)"라 하고 《靈樞·憂恚無言》에서 "口脣者, 音聲之扇也", "舌者, 音聲之機也"라 한 것과 같다.

口·舌과 臟腑經絡의 관계

1. 口·舌과 心·脾

脾는 口를 주관하며 心은 舌을 주관하고, 舌은 心의 苗이며 脾의 外的徵候이다. 《靈樞·脈度》에서 "心氣通于舌, 心和則舌能知五味矣; 脾氣通于口, 脾和則口能知五穀矣"라 하였다. 脾氣가 健實하면, 식욕이 왕성하고 穀食에서 향기를 느낀다. 脾가 運化를 주관함이 정상이면, 津液이 口腔으로 흘러들어가 입술이 붉어지고 윤택해지며, 혀밑의 金津·玉液 두 穴이 津液을 분비하여 소화를 돕는다. 脾가 運化하지 못하면 食欲이 부진하여 맛을 느끼지 못하고 脾에 濕熱이 있으면 주로 口甜·口膩 등이 나타난다. 脾는 근육을 주관하고 "唇舌은 근육의 本(唇舌者肌肉之本也)"《靈樞·經脈》이므로, 임상에서 唇舌로써 脾에서 발생한 병변의 豫後를 진단한다. 《靈樞·師傳》에서 "脾는 전신을 보호하며, 음식물의 精微를 전신의 각부에 수송하여 영양을 유지케 한다. 唇舌의 좋고 나쁨을 보면 脾病의 吉凶을 알 수 있다(脾者, 主爲衛, 使之迎粮, 視脣舌好惡, 以知吉凶)"라고 한 것과 같다.

舌은 心의 苗이며 心氣는 舌로 통하므로 心氣가 健實하면 위로 舌이 건강하여 五味를 분별할 수 있다. 心血이 부족하면 舌質이 淡薄하고 윤택하지 않으며, 心血이 瘀滯되면 舌質이 암자색이 되거나 斑狀出血이 발생한다. 心火가 극성하거나 心陰이 손상되면, 口舌에 부스럼이 생기므로 《外臺秘要》卷二十二에서 혀는 心이 주관하는데 心臟에 熱이 있으면 瘡이 생기며 혀가 갈라지고 입술이 들리고 붉어진다(舌主心, 藏熱卽應舌生瘡裂破, 脣揭赤")고 하였고 舌은 "出語音"하므로 心이 神志를 주관하는 기능에 이상이 생기면 失語·譫語 등의 병변이 발생한다. 이러한 현상은 舌과 心이 生理·病理上

내재적으로 연결됨을 설명한다.

口舌은 心脾와 밀접하게 관계할 뿐만 아니라 전신의 臟腑와 연결되므로 唐容川은 "臟腑의 氣는 口로 나와 舌에 대부분 安着하므로 舌苔를 살펴봄으로써 臟腑의 諸病을 진단할 수 있다(臟腑之氣, 發于口者, 多着于舌, 故察舌苔可以診知臟腑諸病)"고 하였다. 古人은 舌의 특정부위를 특정한 臟腑에 分屬시켜, 所屬된 臟腑의 병변을 파악하였다. 예를 들면, 舌尖은 心肺에 舌中은 脾胃에 舌邊은 肝膽에 舌根은 腎에 속한다. 그러므로 "望舌"은 診斷學의 중요한 내용이 되었다.

2. 口舌과 經絡

口舌은 經絡과 밀접하게 연관되며, 口를 循行하는 經脈은 비교적 많다. 예를 들면 手陽明大腸經은 口의 양측을 순행하여 下齒로 들어가며, 足陽明胃經은 上齒로 들어가 口의 양측으로 나와 입술을 돈다. 足厥陰肝經의 支脈은 頰裏로 하행하여 口唇을 돌며, 督脈은 하행하여 齦交에 이르고, 任脈・衝脈은 咽喉를 지나 상행하여 口唇을 돈다. 舌 역시 많은 經脈과 연결된다. 예를 들면, 手少陰心經의 別絡은 舌本에 연결되고, 足太陰脾經은 舌本에 이어지며, 舌下에 분포한다. 足厥陰肝經의 支脈은 脣의 內部를 돌며, 足少陰腎經은 목구멍을 지나 舌本의 양측을 순행하고 足太陽膀胱經의 經筋은 舌本에 연결된다. 舌은 經絡을 통해 전신의 臟腑와 연결되고 臟腑의 병변도 經絡을 통해 舌象에 반영되므로 "舌質을 변별하여 五臟의 虛實을 판단하고 舌苔를 살펴 風・寒・暑・濕・燥・火 六淫의 病邪가 침입한 정도를 안다(辨舌質, 可辨五臟之虛實, 視舌苔, 可現六淫之深淺)"《辨舌指南》.

(五) 咽喉

咽喉는 口와 肺胃를 연결하는 통로로서 前部는 舌本에 연결되어 齒・腭・脣과 결합하여 口를 형성하는데 下部로 喉頭蓋를 사이에 두고 氣道에 이어져 聲門과 결합하는 부분을 목구멍이라 하며, 이 부분은 肺와 通하므로 肺系에 所屬되고 食道에 이어지는 부분은 胃腑를 直貫하여 胃腔의 통로가 되므로 胃에 소속된다. 咽喉의 중앙에 있는 목젖은 音聲의 관문이다.

咽喉는 인체의 중요한 器官으로 두 가지 생리기능을 한다. 첫째로 呼吸을 하고 發聲한다. 《靈樞・憂恚無言》에서 "喉嚨은 氣가 上下로 출입하는 곳이며, 喉頭蓋는 音聲의 출입문이고 口脣은 음성을 내는 사립문이며 舌은 음성의 樞機이고, 목젖은 음성의 관문이다(喉嚨者, 氣之所以上下者也；會厭者, 音, 聲之戶也；口唇者, 音聲之扇也；舌者, 音聲之機也；懸壅垂者, 音聲之關也)"라고 하였다. 咽喉는 淸氣와 濁氣가 출입하는 門戶로서 呼吸이 이루어지는 곳이다. 發聲은 목구멍·喉頭蓋·口唇·舌·목젖 등의 器官機能의 綜合作用이며, 그 중 목구멍·喉頭蓋·목젖은 咽喉의 구성부분이므로 咽喉는 주요 發聲器官이다. 둘째로 음료와 곡물의 통로이다. "咽은 胃의 系統(咽者, 爲胃之系)"이므로 음식물은 입으로 들어가 혀아래의 金津·玉液이 분비한 타액에 의해 調潤되어 咽의 呑咽作用을 거쳐 食道를 따라 胃로 곧장 내려간다. 《儒門事親》에서 "咽과 喉, 喉頭蓋과 舌, 四者는 모두 一門에 있으나 그 작용은 각각 다르다. 喉는 氣를 살피는 작용이므로 喉氣는 하늘에 통하고 咽은 음식물을 삼키는 작용이므로 咽氣는 땅에 통한다；喉頭蓋는 喉를 상하로 나누어 開闔을 관리한다. 음식이 내려오면 받아들인 다음 닫고, 氣가 올라가면 내보내면서 열린다. 四者는 상호작용하며 하나가 부족하면, 음식을 먹지 못하므로 죽는다(咽與喉, 會厭與舌, 此四者同在一門, 而其用各異. 喉以候氣, 故喉氣通于天；咽以咽物, 故咽氣通于地；會厭與喉上下以司開闔, 食下則吸而掩, 氣上則呼而出；四者相交爲用, 缺一則飮食廢而死矣)."고 한 것과 같다.

咽喉와 臟腑經絡의 관계

1. 咽喉와 肺胃

상술한 바와 같이 咽은 胃系에 이어지고 喉는 肺系에 속한다. 그 생리적 연관에 대해 鄭梅澗의 《重樓玉鑰》에 자세히 설명되어 있다. "咽喉는 肺胃의 上部에서 작용한다. 咽은 呑咽이며 水穀의 通利를 주관하므로 胃系이고 胃氣의 통로이다. 喉는 空虛하며 호흡을 주관하여 呼出·吸入하므로 肺의 통로가 된다. 그러므로 인체에서 咽喉는 가장 중요한 器官이다(夫咽喉者, 生于肺胃之上, 咽者咽也, 主通利水穀, 爲胃之系, 乃胃氣通道也；喉者空虛, 主氣息出人呼吸, 爲肺之通道也；人之一身, 惟此最爲關要)."

2. 咽喉와 經絡

咽喉를 순행하는 경락에는 다음과 같은 것이 있다. 手太陰과 手陽明의 經別은 목구멍을 순행하며, 足陽明經의 支脈은 人迎으로 하행하여 목구멍을 순행한다. 足太陰經은 咽喉의 양측을 순행하여 舌根에 이어지며, 手少陰經의 支脈은 위로 咽喉의 양측을 순행하고, 手太陽經은 咽喉를 순행하여 횡격막으로 내려간다. 足少陰經의 直行하는 脈은 목구멍을 순행하며, 手厥陰의 經別은 상행하여 목구멍을 순행한다. 足少陽의 經別은 상행하여 咽喉의 양측을 순행하며, 足厥陰經은 목구멍을 순행하여 頏顙으로 들어간다. 奇經八脈의 督脈은 아랫배를 지나 직상하여 咽喉로 들어가며, 任脈은 咽喉로 가고, 衝脈의 상행하는 支脈은 咽喉의 상부와 鼻道로 나오며 陰蹺脈은 咽喉로 가서 衝脈과 교차한다. 그러므로 이들 經脈이 病邪의 침입을 받으면, 그 영향이 咽喉까지 파급되며, 咽喉가 病邪의 침입을 받으면 역시 經脈을 통해 관련된 臟腑에 까지 영향이 미친다.

(六) 前陰·後陰

前陰·後陰을 합하여 二陰이라 한다. 前陰은 男女外生殖器 및 尿道의 총칭이다. 男性의 前陰은 陰莖·陰囊 및 陰囊에 있는 두 개의 睾丸을 포함하고 女性의 前陰은 陰門·尿孔을 포함한다. 後陰은 肛門 혹은 "魄門"이라 한다.

二陰의 생리기능 : 前陰은 排尿·生殖器官이고 後陰은 大便을 배설하는 통로이다.

二陰과 臟腑經絡의 관계

1. 二陰과 腎

腎은 二陰으로 開竅하며 二陰의 生理機能은 주로 腎의 통제를 받는다. 腎과 前陰의 관계는 주로 排尿와 生殖機能 두 방면에 나타난다. 尿液의 形成은 腎이 水液을 주관하는 機能과 관계 있으며, 前陰은 尿液이 배설되는 통로이고, 前陰의 排尿機能은 腎의 氣化를 주관하고 開合을 관장하는 作用에 의존한다. 濕熱이 腎에 맺히면 氣化가 순조롭지 못하므로 尿道에 澁痛을 느끼고, 尿意가 빈번해진다. 前陰의 生殖機能 역시 腎의 기능에 의존하며, 腎이 저장한 精에 의해 化生된 天癸는 인체가 생식기능을 유지하는 데 필요한 기본물질이다. 天癸가 성숙함에 따라 인체의 생식기관인 前陰도 점차 성숙하여 생식기능을 갖추게 된다. 성기능의 정상여부는 腎精의 盛衰와 밀접하게 관련되므로 "精이 盛壯하면 陽이 强해지고 精이 쇠약해지면 陽이 위축된다(精盛則陽强, 精衰則陽萎)"《景岳全書》. 임상에서 陽萎는 대부분 腎氣의 虛衰에 기인하고, 陽强·早漏는 腎의 相火가 지나치게 항진되어 발생한다. 《諸病源候論·虛勞陰萎候》에서 "腎은 二陰으로 開竅하며, 만약 過勞하여 腎을 상하면 腎이 虛弱해져 陰器에 자양을 주지 못하므로 陰器도 萎縮된다(腎開竅于陰, 若勞傷于腎, 腎虛不能榮于陰器, 故萎弱也)."고 한 것과 같다.

腎과 後陰의 관계는 주로 大便排泄에서 나타난다. 大便의 배설은 大腸·脾胃의 기능과 유관하나 腎陰·腎陽과도 관계가 있다. 腎陽이 충실하면 脾陽이 健運하고 大腸이 정상적으로 傳化하며, 腎陰이 충실하면 大腸이 滋潤되므로 상쾌하게 排便할 수 있다. 반대로 腎陽이 부족하면 脾陽도 虛해져 運化를 못하므로 五更泄 혹은 虛寒下痢 등이 나타난다. 한편, 腎陽이 부족하면 津液을 蒸化하여 腸道를 滋潤하지 못하며 腎陰이 손상되어도 大腸을 滋潤하지 못하므로 모두 腸道가 건조해져서 便秘에 걸린다. 《雜病源流犀燭》에서 "便秘는 腎病이다. 經에서 말하였다. 北方의 黑水가 腎으로 흘러가서 二陰으로 開竅하므로, 腎이 五液을 주관하여 津液이 충분하면 排便이 순조롭다(大便秘結, 腎病也. 經曰; 北方黑水, 入通于腎, 開竅于二陰, 蓋以腎主五液, 津液盛則大便調和)."고 설명하였다.

2. 前陰과 肝

足厥陰肝經은 大腿의 內側을 순행하여 陰毛로 들어가 陰器를 돈다. 肝이 筋을 주관하므로 宗筋의 結聚處인 前陰의 생식기능은 肝과 관계가 있다. 肝에 病이 있으면, 男子는 陽萎·滑精, 女子는 白帶* 등의 병변이 발생한다. 《素問·痿論》에서 "房事가 지나치면 宗筋이 이완되며, 발전하여 근육이 위축되거나 滑精·白帶 등의 병변이 발생한다. 그러므로 《下經》에서 筋痿(陽萎)는 肝에서 발생하며, 방사가 지나쳐 精氣가 소모되었기 때문이다(入房太甚, 宗筋弛縱, 發爲筋痿, 及爲白淫, 故《下經》曰: 筋痿者, 生于肝, 使內也)."

---

*白帶(백대): 陰道에서 白色의 계란 흰자위와 같은 粘液이 連續해서 流出되어, 帶와 같은 것을 「白帶」라 함. 正常的인 狀況에서, 成年婦女의 陰道는 少量의 粘液을 分泌하며, 대개는 無色 無臭(或은 微腥)하다. 白帶가 增多되면 病態에 屬한다. 脾虛로 因한 경우는, 白帶의 量이 많고, 神疲, 面黃, 肢冷, 便溏 等症을 兼發한다. 肝鬱에 起因한 경우는, 白帶가 많을 때도 있고 적을 때도 있으며, 情緒의 不安定, 頭眩, 胸悶, 乳脹 等症을 兼發한다. 濕熱의 下注에 起因한 경우는, 帶下에 腥臭가 있고, 陰痒(外陰膣眞菌症·膣트리코모나스에서 비교적 많이 볼 수 있음), 頭暈, 倦怠 等症을 兼發한다. 이밖에 虛寒, 虛熱, 痰濕 등도 白帶增多를 일으킬 수 있다.

라고 하였다. 한편 女子의 月經, 男子의 精液排泄은 肝이 血을 저장하고 疏泄을 주관하는 기능과 관계가 있다. 肝血이 부족하면 月經이 줄어들고 肝火가 亢進하면 여자의 경우 月經이 많아지고 남자의 경우 早漏·遺精 등의 병변이 발생한다. 肝이 疏泄하지 못하면 經期가 불규칙해지고, 남자는 발기하지 못한다. 《雜病源流犀燭》에서 "사람이(화를 내거나 사려과다 등으로) 志를 잃어 정신이 억울되면 肝이 손상되어 肝木은 疏泄기능을 다하지 못하므로 역시 陰萎가 되어 발기할 수 없다(失志之人, 抑鬱傷肝, 肝木不能疏達, 亦致陰痿不起)."라고 한 것과 같다. 이와 같이 생식기능장애는 肝과 관계가 있다.

3. 後陰과 脾

脾가 運化를 주관하므로 음식물은 脾에 의해 소화·흡수된다. 그 精微는 전신에 흩어지고, 찌꺼기는 腸으로 수송된 다음 大腸에 의해 전도되어 後陰을 통해 체외로 배설된다. 脾는 淸氣를 상승시키는 생리적 특성을 갖고 있으므로 "脾氣가 원래 上升하면 健康해진다(脾宜升則健)." 脾虛하여 오랫동안 설사하고, 脾가 升淸하지 못하면 中氣가 下陷*하므로 脫肛 혹은 大便失禁 등의 증상이 나타난다. 後陰과 脾의 기능이 밀접하게 관계함을 알 수 있다.

4. 二陰과 經絡

前陰을 순행하는 經絡에는 다음과 같은 것이 있다. 足厥陰肝經은 陰器를 지나며, 足少陽膽經은 毛際를 돌고 足陽明의 筋은 陰器에 모이며 足太陰經筋의 직행하는 分支도 陰器에 모인다. 足少陰의 筋은 太陰의 筋과 함께 상행하여 陰器에 모이며 足厥陰의 筋도 陰器에 모인다. 任脈은 中極*의 下部에서 시작하여 毛際로 상행한다. 督脈은 아랫배 밑의 骨中央에서 시작하여 陰器에 絡하며, 女子의 廷孔*에 이어지고, 男子의 陰經을 순행하여 簒*(會陰)에 이른다. 蹻脈은 陰股*를 순행하여 前陰으로 들어간다. 이외에도 《素

---

*中氣下陷(중기하함) : 「氣虛下陷」, 「脾氣下陷」이라고도 함. 이는 「中氣不足」이 더 進行發展한 것이다. 主要症狀은 面色淡白, 眩暈易汗, 短氣, 倦怠, 食少, 便溏, 腹部重墜, 便意頻數, 小便淋瀝 等이다. 胃下垂, 腎下垂, 子宮下垂, 脫肛, 慢性腸炎, 慢性痢疾 等病에서 多見된다.

*中極 : 穴位名. 前正中線上, 臍下 4寸에 있다.

*廷孔 : 女子의 尿道口를 말함.

*簒 : 會陰, 下極, 屛翳라고도 함. 外生殖器의 후방, 肛門의 前方部位.

*陰股 : 股陰이라고도 하며 大腿의 內側을 말한다.

問·厥論》에 "前陰은 宗筋이 모이는 곳이며, 太陰과 陽明이 만나는 곳이다(前陰者, 宗筋之所聚, 太陰陽明之所合也)."라 하고 《素問·痿論》에서 衝脈은 "與陽明合于宗筋."이라 하였다. 後陰을 순행하는 經絡에 足太陽經別이 있어 "尻下五寸되는 곳으로 상행하고 肛門으로 別行한다(下尻五寸, 別入于肛)."

附錄 : [文獻考察]

《靈樞·師傳》: "身形支節者, 藏府之盖也(身形肢節은 五臟六腑의 외부를 감싼다)."

《靈樞·經脈》: "骨爲幹, 脈爲營, 筋爲剛, 肉爲墻, 皮膚堅而毛髮長(骨骼은 인체의 枝幹이고, 脈道는 氣血을 운영하며, 筋은 剛하게 骨骼을 約束하고, 肉은 牆壁처럼 인체를 보호하며, 피부는 견고하고 모발은 길게 자란다)"

《素問·皮部論》: "皮有分部, 脈有經紀, 筋有結絡, 骨有度量, 其所生病各異(皮膚에 일정한 分部가 있으며, 經脈의 循行에 規律이 있고 筋脈에도 이어지는 部位가 있으며, 骨骼에도 일정한 度量(용적 容積)이 있다. 皮·脈·筋·骨이 일으키는 病證은 각기 다르다)."

"欲知皮部以經脈爲紀者, 諸經皆然. ……凡十二經脈者, 皮之部也(皮部의 區劃을 알려면 經脈이 피부를 순행하는 곳을 標識으로 해야 하는데 모든 經이 이와 같다. ……十二經脈의 浮絡*이 皮膚에 분포하는 부위가 十二皮部이다)."

"皮者脈之部也, 邪客于皮則腠理開, 開則邪入客于絡脈, 絡脈滿則注于經脈, 經脈滿則入舍于府藏也(皮部는 經脈의 분포에 따라 區劃되어 진다. 邪氣가 皮部를 침범하면 腠理가 열리고, 이 틈을 타 絡脈에 침입한 邪氣가 絡脈에 가득 차면 經脈으로 흘러 가며, 經脈에 가득 차면 臟腑에 머문다)."

《難經·二十四難》: "肝者, 筋之合也; 筋者, 聚于陰器而絡于舌本(肝脈은 筋에 外合하며 筋脈은 陰器에 聚合하고 舌根에 絡한다)."

---

*浮絡 : 皮下의 淺表에 있는 絡脈을 말함.

《醫鈔類編·肢體門》: "皮膚亦曰腠理. 津液滲泄之所曰腠, 文理縱會之中曰理. 腠理亦曰元府, 元府者汗孔也, 汗液色元從空而出也(피부를 腠理라고도 한다. 진액이 배어나오는 곳을 腠라 하고 文理가 종횡으로 만나는 것을 理라 한다. 腠理를 元府라고도 하며 元府란 땀구멍인데 땀은 땀구멍으로 나온다)."

"經曰腎主骨, 在體爲骨, 在藏爲腎, 又曰腎之合骨也, 其榮髮也, 少陰者多脈也, 伏行而濡骨髓也. 又曰手屈而不伸, 其病在筋, 伸而不屈者, 病在骨(經에서 말하였다. 腎은 骨을 주관하는데 體에서는 骨이며 五臟에서는 腎이다. 腎은 骨과 合하고 髮에서 華하며 少陰으로서 多脈이며, 伏行하여 骨髓를 濡潤한다. 손을 굽혔다가 펴지 못하면 病因이 筋에 있으며, 폈다가 굽히지 못하면 病因이 骨에 있다)."

《靈樞·脈度》: "五藏常內閱于上七竅也, 故肺氣通于鼻, 肺和則鼻能知臭香矣; 心氣通于舌, 心和則舌能知五味矣; 肝氣通于目, 肝和則目能辨五色矣; 脾氣通于口, 脾和則口能知五穀矣; 腎氣通于耳, 腎和則耳能聞五音矣(五臟은 內에서 面部의 七竅를 거느리는데 肺氣는 鼻와 통하므로 肺臟의 기능이 정상이면 鼻는 냄새를 분별할 수 있고, 心氣는 舌과 통하므로 心臟의 기능이 정상이면 舌은 五味를 알 수 있으며, 肝氣는 目과 통하므로 肝臟의 기능이 정상이면 目은 五色을 분별할 수 있고, 脾氣는 口와 통하므로 脾臟의 기능이 정상이면 口는 五穀의 滋味를 분별할 수 있으며, 腎氣는 耳와 통하므로 腎臟의 기능이 정상이면 五音을 분별할 수 있다)."

《甲乙經》: "鼻者, 肺之官. 目者, 肝之官. 口脣者, 脾之官. 舌者, 心之官. 耳者, 腎之官. 凡五官者, 以候五藏(鼻는 肺에 이어지는 感覺器官이며, 目은 肝에 이어지는 감각기관이고, 口脣은 脾에 이어지는 감각기관이며, 舌은 心에 이어지는 감각기관이고, 耳는 腎에 이어지는 감각기관이다. 그러므로 五官으로써 五臟의 병변을 살핀다)."

《形色外診簡摩·卷下》: "目分五臟者, 目雖主肝而出于腦, 腦受五臟之精也; 舌分五臟者, 舌雖主心而本于胃, 胃爲臟腑之海; 此皆氣化之所通也. 神明者, 性情之有知覺者也, 如耳能知五音也, 目能知色也, 鼻能知臭也, 口能知味也, 舌能出音也, 此皆有五臟知覺

以主之，而非外竅所能爲也，故曰神明所發也(目이 五臟에 分屬된다는 것은 目이 肝의 주관을 받으나 五臟의 精을 받아들인 腦에서 그 기능이 나오고, 舌이 五臟에 分屬되는 것은 心의 주관을 받으나 臟腑의 海인 胃에 뿌리를 두기 때문이다. 이러한 연결은 모두 氣化에 의존해서 이루어진다. 神明이란 耳가 五音을, 目이 色을, 鼻가 냄새를, 口가 味를 분별하고 舌이 음성을 내는 것과 같이 知覺을 하는 性情을 말하며, 이것은 五臟의 작용에 의해 知覺할 수 있고 외부에 있는 官竅 자체로만은 불가능하다. 그러므로 神明이 발산되는 곳이라 한다)."

《形色外診簡摩·卷上》:"肝開竅于目， 目藏精于肝， 肝病在頭，在筋；心開竅于耳，耳藏精于心， 心病在五藏， 在脈；脾開竅于口，口藏精于脾，脾病在舌本，在肉；肺開竅于鼻，鼻藏精于肺，肺病在背， 在皮毛；腎開竅于二陰， 二陰藏精于腎， 腎病在谿， 在骨(肝은 目으로 開竅하고 目은 肝에 精을 저장하며 肝病은 頭와 筋에 나타난다. 心은 耳로 開竅하고 耳는 心에 精을 저장하며 心病은 五臟과 脈에 나타난다. 脾는 口로 開竅하고, 口는 脾에 精을 저장하며, 脾病은 舌根과 肉에 나타난다. 肺는 鼻로 開竅하고 鼻는 肺에 精을 저장하며 肺病은 背와 皮毛에 나타난다. 腎은 二陰으로 開竅하며 二陰은 腎에 精을 저장하며 腎病은 谿와 骨에 나타난다)."

《素問·五藏生成論》:"心之合脈也，其榮色也， 其主腎也. 肺之合皮也，其榮毛也，其主心也. 肝之合筋也，其榮爪也， 其主肺也. 脾之合肉也，其榮唇也，其主肝也. 腎之合骨也，其榮髮也，其主脾也(心은 血脈과 합하며 榮華는 面色에 나타나고 腎의 制約을 받는다. 肺는 皮膚와 합하며 榮華는 毛에 나타나고 心의 제약을 받는다. 肝은 筋과 합하며 榮華는 爪에 나타나고 肺의 제약을 받는다. 脾는 肉과 합하고 榮華는 唇에 나타나며, 肝의 제약을 받는다. 腎은 骨과 합하고 榮華는 頭髮에 나타나며 脾의 제약을 받는다)."

《靈樞·天年》:"五十歲，肝氣始衰， 肝葉始薄， 膽汁始滅，目始不明(五十歲 전후가 되면 肝氣가 쇠퇴하기 시작하고 肝葉이 薄弱해지며 膽汁이 감소하기 시작하고 視力도 감퇴한다)."

《靈樞・大惑》:“目者, 心使也, 心者, 神之舍也(눈은 心의 使者이고 心은 神이 머무는 곳이다).”

《蘭室秘藏》:“夫五臟六腑之精氣, 皆稟受于脾, 上貫于目. 脾者諸陰之首也. 目者血脈之宗也, 故脾虛則五臟之精氣皆失所司, 不能歸明于目矣(五臟六腑의 精氣는 모두 脾에서 받은 것이며, 目으로 흘러들어간다. 脾는 모든 陰의 首이고 目은 血脈의 宗이므로 脾虛하면 五臟의 精氣가 혼란되어 눈을 밝게 할 수 없다).”

《醫林改錯》:“精汁之清者, 化而爲髓, 由脊骨上行入腦, 名曰腦髓……兩目即腦汁所生, 兩目系如綫, 長于腦, 所見之物歸于腦(清淨한 精汁이 髓로 化生되어 脊骨로 상행하여 腦로 들어간 것을 腦髓라 한다……兩目은 腦漿이 化生한 것이며, 兩目系가 綫과 같이 腦에 이어지므로 눈에 비친 事物의 象은 腦로 전해진다).”

《仁齋直指方》:“目者肝之外候也, 肝取木, 腎取水, 水能生木, 子肝母腎, 焉有子女而能相離哉? 故肝腎之氣充, 則精彩光明, 肝腎之氣乏, 則昏蒙暈眩(目은 肝의 외부로 드러나는 徵候이다. 肝은 木의 象을 취하고 腎은 水의 象을 取하여 水가 木을 生育하므로 肝은 자식과 같고 腎은 부모와 같다. 세상에 어떻게 子女와 이별함이 있겠는가? 그러므로 肝腎의 氣가 충만하면 눈에 精彩가 있고 밝으며, 肝腎의 氣가 부족하면 눈이 어지럽고 어둡다).”

《證治準繩・七竅門》:“瞳神, ……乃先天之氣所生, 後天之氣所成, 陰陽之妙用, 水火之精華, 血養水, 水養膏, 膏護瞳神, 氣爲運用, 神則維持(瞳神은 곧 先天의 氣가 생하며 後天의 氣가 이루고 陰陽의 妙用이며 水火의 精華이다. 血은 水를 養하고, 水는 膏를 養하며, 膏가 瞳神을 보호하고, 氣는 눈을 운용하고 神은 눈을 유지한다).”

《靈樞・大惑》:“目者五藏六腑之精也, 營衛魂魄之所常營, 神氣之所生也(目은 五臟六腑의 精으로 이루어졌으며, 營・衛・魂・魄이 항상 이를 운영하고, 神氣가 생하는 것이다).”

《審視瑤函》:“夫目之有血, 爲養目之源, 光和則有發生長養之功, 而目不病, 少有虧滯, 目病生焉(目의 血은 目을 養生하는 근원으로, 目

이 빛날 때 血이 養生의 작용을 하고 있으므로, 눈병이 생기지 않으나 血이 조금이라도 손상됨이 있으면 눈병이 생긴다)."

"目有五輪, 屬乎五臟, 五輪者, 皆五臟之精華所發, 名之曰輪, 其象如車輪圓轉運動之意也(目에는 五臟에 속하는 五輪이 있다. 五輪은 五臟의 精華가 발산되는 곳으로, 五輪이라 함은 그 象이 둥근 수레바퀴처럼 회전하기 때문이다)."

《形色外診簡摩 · 卷下》: "膀胱脈正屬目本名曰眼系 ; 胃正脈系目系, 心別脈屬目系, 膽正脈系目系, 肝脈連目系, 故肝氣絕目運 ; 衛氣平旦出于目, 目者宗脈所聚也(膀胱의 經脈은 目本에 直屬하는데 眼系라 하며, 胃의 經脈이 目系에 연결되며 心의 別脈이 目系에 속하고 膽의 經脈이 目系에 연결되며, 肝의 經脈이 目系에 이어지므로 肝氣가 끊어지면 目이 어지럽다. 衛氣는 새벽에 目으로 나오고, 目은 宗脈이 모이는 곳이다)."

《靈樞 · 邪氣藏府病形》: "十二經脈, 三百六十五絡, 其血氣皆上于面而走空竅, 其精陽氣上走于目而爲睛, 其別氣走于耳而爲聽, 其宗氣上出于鼻而爲臭, 其濁氣出于胃, 走唇舌而爲味(十二經脈과 三百六十五絡의 血氣는 面部로 상행하여 空竅로 주행한다. 精陽한 氣가 目으로 가면 볼 수 있고, 別氣가 耳로 가면 들을 수 있으며, 宗氣가 鼻로 가면 냄새를 맡을 수 있고, 濁氣가 胃에서 나와 혀로 가면 맛을 알 수 있다)."

《靈樞 · 五癃津液別》: "五臟六腑, 心爲之主, 耳爲之聽, 目爲之候, 肺爲之相, 肝爲之將, 脾爲之衛, 腎爲之主外, 故五臟六腑之津液盡上滲于目(五臟六腑는 心臟이 주인되며, 耳는 들어주고 目은 보는 역할을 하며, 肺는 재상이 되고, 肝은 將軍이 되며, 脾는 호위가 되고, 腎은 外方을 주관하므로, 五臟六腑의 진액이 모두 위로 目에 갈 수 있다)."

《素問 · 金匱眞言論》: "南方赤色, 入通于心, 開竅于耳(南方의 赤色은 체내에 들어오면 심장과 상응하며, 심장은 耳로 開竅한다)."

《靈樞 · 口問》: "耳者, 宗脈之所聚也(耳는 宗脈이 모이는 곳이다)."

《諸病源候論 · 耳病諸候》: "腎爲足少陰之經, 而藏精氣通于耳. 耳宗脈之所聚也. 若精氣調和, 則腎藏强盛, 耳聞五音. 若勞傷血氣,

兼受風邪, 損于腎臟而精脫, 精脫者則耳聾(腎은 足少陰經이며 精氣를 갈무리하며 耳로 통하고 있다. 耳는 宗脈이 모이는 곳이다. 精氣가 조화되면 腎臟이 강해지므로 耳로 五音을 들을 수 있다. 과로하여 血氣를 상하고 겸하여 風邪의 침입을 받게 되어 腎臟이 상하면 精이 탈진한다. 精이 탈진하면 耳聾이 생긴다)."

《形色外診簡摩·卷下》: "胃脈上耳前, 陽明結于顙大, 顙大者鉗耳也; 大腸別脈, 其支者入耳中, 合于脈, 耳者宗脈之所聚也; 小腸脈入耳中, 膀胱脈支者從巓至耳上角, 三焦脈系耳後上出耳上角, 入耳中出走耳前, 膽脈下耳, 其支者從耳後入耳中, 出走耳前; 少陽結于窗籠, 窗籠者耳中也; 包絡正脈出耳後, 合三焦脈于完骨之下(足陽明胃經은 耳前으로 올라가서 顙大에 이어지는데 顙大는 鉗耳이다. 大腸經의 別脈의 分支는 耳中으로 들어가서 여러 脈과 合流하니 耳는 宗脈이 모이는 곳이다. 小腸의 經脈은 耳中으로 들어가고 膀胱經의 分支는 정수리에서 耳上角으로 가며, 三焦의 經脈은 耳後로 이어지고 耳上角으로 나와 耳中으로 들어가서 耳前으로 나온다. 膽의 經絡은 耳로 하행하며, 分支는 耳後에서 耳中으로 들어갔다가 耳前으로 나온다. 少陽經은 窗籠에 이어지며, 窗籠은 耳中이다. 心包絡의 經別은 耳後로 나와 完骨의 하부에서 三焦經과 만난다)."

《證治準繩·七竅門》: "耳者腎之竅, 足少陰經之所主, 然心亦寄竅于耳, 在身十二經脈中, 除足太陽手厥陰外, 其餘十經脈絡皆入耳中. 盖腎治內之陰, 心治外之陽, 合天地之道, 精氣無處而不交通, 故清淨精明之氣, 上走空竅, 耳受之而聽斯聰矣(耳는 腎의 竅이므로 足少陰腎經의 지배를 받으나 心臟도 耳로 寄竅하며 전신의 十二經脈 중 足太陽膀胱經과 手厥陰心包經을 제외한 나머지 十經의 脈絡이 모두 耳中으로 들어간다. 대개 腎은 內部의 陰을 다스리고 心은 外部의 陽을 다스려 天地의 道에 부합한다. 精氣가 흐르지 않는 곳은 없으므로 清淨精明한 氣가 空竅로 상행하면 耳가 이를 받아들임으로써 귀가 밝아진다)."

《靈樞·口問》: "口鼻者, 氣之門戶也(口鼻는 氣가 出入하는 門이다)."

《素問·五藏別論》: "心肺有病, 而鼻爲之不利(心肺에 병이 있으면

鼻가 그로 인하여 기능이 순조롭지 못하다)."

《難經·四十難》:"心主嗅, 故令鼻知香臭(심장이 후각을 주관하여 鼻로 하여금 냄새를 맡게 한다)."

《靈樞·憂恚無言》:"口脣者, 音聲之扇也(口脣은 음성의 사립문과 같다)."

《靈樞·陰陽淸濁》:"胃之淸氣, 上出于口(胃의 淸氣는 상행하여 口로 나온다)."

《靈樞·師傳》:"脾者, 主爲衛, 使之迎糧, 視脣舌好惡, 以知吉凶(脾는 호위를 주관하므로 음식을 섭취하게 할 수 있다. 그러므로 脣舌의 상태를 보고 脾病의 吉凶을 알 수 있다)."

《諸病源候論·唇口病諸候》:"手少陰, 心之經也, 心氣通于舌; 足太陰, 脾之經也, 脾氣通于口. 臟腑熱盛, 熱乘心脾, 氣衝于口與舌, 故口舌生瘡也(手少陰은 심장의 經脈이며 心氣는 舌로 통하고, 足太陰은 脾臟의 經이며 脾氣는 口로 통한다. 臟腑의 열이 극성하면 熱이 心脾를 통해 口舌로 상충하므로 口舌에 瘡이 생긴다)."

"足太陰爲脾之經, 其氣通于口. 足陽明爲胃之經, 手陽明爲大腸之經, 此二經脈并挾于口(足太陰은 脾의 經脈이며 脾氣는 口로 통한다. 足陽明은 胃經이고 手陽明은 大腸經인데 이 두 경맥은 口의 양측을 순행한다)."

《醫學綱目》:"中央黃色, 入通于脾, 開竅于口, 藏精于脾, 故病在舌本, 屬脾也(中央의 황색은 인체로 들어와 脾로 통하고 口로 開竅하며 精을 脾에 저장하므로 病이 舌根에 있으면 脾病에 속한다)."

《靈樞·憂恚無言》:"舌者, 聲音之機也(舌은 音聲을 내는 기관이다)."

《靈樞·經脈》:"脣舌者, 肌肉之本也(脣舌은 肌肉의 本이다)."

《臨症驗舌法》:"舌者心之苗也, 五臟六腑之大主, 其氣通于此, 其竅開于此也. 查諸臟腑圖, 脾肺肝腎無不系根于心, 核諸經絡, 考手足陰陽, 無脈不通于舌(舌은 心의 苗로 五臟六腑의 大主인 心의 氣가 이곳으로 통하며 開竅한다. 臟腑圖를 조사해보면 脾肺肝腎 四臟이 모두 심장에 연결되어 있거나 뿌리를 두고 있으며, 手足陰陽의 經絡을 살펴보면 舌에

통하지 않는 脈이 없다)."

《世醫得效方》:"舌爲心之官, 主嚐五味, 以布五藏焉. 心之本脈系于舌根, 脾之絡脈系于舌旁, 肝脈循陰器絡于舌本, 腎之津液出于舌端, 分布于五藏, 心爲主也(舌은 심장에 속하는 기관으로 五味의 맛을 분별하는 작용을 주관하여, 五臟에 그것을 분배한다. 심장의 本脈은 舌根에 이어지며, 脾의 絡脈은 舌旁에 이어지고, 肝脈은 陰器를 돌아 舌本으로 이어지며 腎의 津液은 舌端으로 나와 五臟으로 분포되니 心이 主가 된다)."

《口齒類要》:"經言舌乃心之苗, 此以竅言也. 以部分言之, 五藏皆有所屬, 以證言之, 五藏皆有所主(《內經》에서 舌을 心의 苗라 한 것은 심장이 舌로 開竅함을 말한 것이다. 舌이 부분으로 나뉨을 말한다면 五臟에 모두 소속이 있고 舌의 증상을 가지고 말한다면 五臟에 모두 主하는 증상이 있다)."

《素問·厥論》:"前陰者, 宗筋之所聚, 太陰陽明之所合也(前陰은 宗筋이 모이는 곳이며, 太陰經과 陽明經이 合流하는 곳이다)."

《靈樞·五味》:"陰者, 積筋之所終也(陰器는 모든 筋이 최종적으로 모이는 곳이다)."

《靈樞·刺節眞邪》:"莖垂者, 身中之機, 陰精之候, 津液之道也(陰莖은 宗筋이 모이는 신체의 樞機이며, 陰精의 候이며 津液의 통로이다)."

《素問·五藏別論》:"魄門亦爲五藏使, 水穀不得久藏(肛門 또한 五臟의 濁氣를 배설하는 器官으로 찌꺼기가 이곳에 오랫동안 지체함이 없다)."

第五章 體　質

第一節 體質의 개념 및 체질 학설의 형성과 발전

一. 體質의 개념

고대한의학에 "體質"이란 용어는 없었다. 이 용어는 한의학서적에 비교적 늦게 출현하였으나, 《黃帝內經》에서 동의어를 볼 수 있다. 예를 들면, 《素問·逆調論》에서 "이 사람은 본래 腎氣가 왕성하다(是人者, 素腎氣勝)."고 하였고 《素問·厥論》에 "이 사람의 質은 强壯하므로 秋冬에 과로하면, …… (是人者質壯, 秋冬奪于所用……)" 등의 설명이 있다. 그 후의 것으로 唐의 《千金要方》에 "稟質", 宋의 《婦人良方》에 "氣質", 《小兒衛生總微論方》에 "賦稟"라는 용어가 있다. 明의 張介賓은 "稟賦", 趙養葵는 "氣稟", 淸의 徐靈胎·尤在涇은 "氣體" 등 서로 다른 용어를 사용하였으나 실제로 지시하는 것은 같다. 淸代後期에 비로소 "體質"이란 용어가 의학서적에 나타난다. 예를 들면, 兪根初는 《通俗傷寒論》에서 "太陽傷寒의 病邪는 少陽·陽明으로만 전해지는 것이 있고 少陽·陽明으로는 전해지지 않고 三陰으로 전해지는 것이 있다. 각기 그 사람의 체질의 陰陽과 臟腑의 寒熱에 따른다(凡太陽傷寒, 其邪有但傳少陽·陽明, 有不傳少陽·陽明, 越傳三陰者, 各隨其人之體質陰陽, 臟腑寒熱)."고 하였다.

(一) 基本槪念

體質은 개체의 기능·형태·구조상 상대적으로 안정된 특수성이며, 生理上 개체의 생리반응의 특성으로 표현되고, 病理上 개체의 發病傾向性으로 표현된다. 체질은 선천적으로 형성되고 후천적으로 類型이 고정되므로 일부에서는 체질을 "유기체의 遺傳性 및 獲得性 특징의 合金" 大連醫學院編《病理生理學》이라 한다.

(二) 체질의 특징

체질은 모든 개체에 존재하며, 개체에 체질이 표현되지 않는 때는 없다. 체질이 개체에 표현될 때 다음과 같은 특징이 구체적으로 나타난다.

一. 普遍性 : 모든 개체는 예외없이 체질을 갖고 있다.

二. 複雜性 : 인류의 체질은 복잡하고 다양하다.

三. 全面性 : 체질은 인체의 形(형체의 모든 부위)과 神(모든 정신활동)의 체계에 전면적으로 표현된다.

四. 連續性 : 체질은 개체의 身上에 지속적으로 존재한다. 구체적으로 말해서 개체에는 시시각각 체질의 특성이 나타나고 체질의 특성은 개체생명의 전과정에 수반된다.

개체는 整體的 생명과정에서 두 가지 상태에 놓이게 된다. 건강상태 혹은 질병상태에 처하게 되므로 체질의 형식 역시 두 방면에서 표현된다. 첫째로 생리상태하에서의 生理反應性이고 둘째로 병리상태하에서의 發病傾向性이다. 생리반응성은 개체에서 유기적으로 시시각각 내외환경에 대응하는 因子의 반응으로 나타난다. 유기체의 경향성(體質)을 띤 조절능력과 유기체에 대해 작용하는 힘이 상호 모순된 작용을 쌍방간에 가하는 과정에서 유기체에 체질의 특성이 표현된다. 그러므로 체질은 일정한 정도로 유기체의 內·外環境에 대한 조절수준을 반영한다. 이러한 조절수준은 엄격히 말해서 시시각각 변화하나 일정한 범위내에서의 변화는 일반적으로 말하는 生理狀態(혹은 건강상태)이며, 이 때 체질은 生理反應으로 표현된다. 유기체의 조절수준이 유기체가 균형을 유지할 수 있는 범위를 너머서면, 병리상태(혹은 질병상태)에 놓이며, 이 때 체질은 병리상의 傾向性으로 표현된다. 구체적인 병리경향성은 다음과 같이 三分된다.

1. 유기체가 일부 外邪를 쉽게 感受하는 성질——易感
2. 유기체에 질병(病症)이 쉽게 발생하는 성질——易發
3. 질병(病症)이 쉽게 轉化하는 성질——易轉

체 질
- 생리——반응성
- 병리——경향성
  - 易感
  - 易發
  - 易轉

《素問·調經論》에서 "陰陽이 상대적 평형을 유지하여 형체가 충실하고 三部九候의 脈象이 협조일치하면, 正常人이라 한다(陰陽勻平, 以充其形, 九候若一, 命曰平人)."고 질병의 본질이 유기체의 음양이 動態的 평형을 失調하는 데 있음을 설명하였다. 평형을 잃어버린 후, 최종적으로 어느 쪽으로 偏向하는가 하는 것 즉 발병 후에 寒·熱·虛·實의 어느 증후로 나타나는가는 유기체의 傾向性을 띤 조절능력과 病理因子, 이 서로 모순적인 雙方의 투쟁 중에서 어느 쪽이 우세한가에 의해 결정되므로 쌍방의 性(陰陽屬性)과 量(力量의 강약)은 결정적이다. 체질이 질병의 轉化에 미치는 영향 역시 體質傾向과 病理作用간의 性·量의 대비에 의해 결정되며, 이러한 모순된 대비 속에서 體質傾向은 왕왕 주도적인 위치를 점유한다. 이상의 내용은 임상에서 쓰이는 체질이론의 기초를 구성한다.

(三) 體質과 臟腑·氣血의 관계

앞서 말한 바와 같이 체질은 일종의 특성이며, 특성은 형체를 떠나서 존재할 수 없으므로 체질특성은 形體를 통해 형성되어 이 형체의 특징을 대표한다. 臟象學理論에 의하면 形體 즉, 臟腑·經絡·四肢·五官·五體 등 모든 器官組織의 실체 및 기능을 五臟으로 개괄하여 五臟을 中心으로 하는 五大系統을 세울 수 있다. 생명활동을 유지시키는 精·氣·血·津·液 등을 포괄하는 모든 물질과 기능을 氣血·陰陽으로 대표하고 개괄할 수 있다. 情志·意識·思維 등 정신활동을 포괄하는 유기체의 모든 생명활동의 표현 역시 五臟에 귀속시킬 수 있다. 그러므로 "形體"라는 개념은 한의학에서 실제로는 臟腑·氣血을 개괄한다. 나아가서는, "形體"가 具有한 모든 기능은 臟腑·氣血의 기능이 표현된 것이다. 그러므로 체질은 개체의 臟腑·氣血의 기능과 형태적 특성을 반영한다.

臟腑·氣血의 기능과 형태상의 특수함은 체질의 차이를 결정한다. 最初의 체질에 대한 인식은 개체의 臟腑·氣血의 기능적 특징에서 부터 시작하였다. 예를 들면, 《內經》에서 이른 바, 체질의 "剛柔"·"强弱"·"陰陽" 등은 상당부분이 기능적 특징을 가리킨다. 形體의 肥·瘠도 氣血의 强弱과 多少에 의해 결정된다. 예를 들면 《靈樞·陰陽二十五人》에서 "血氣가 충분하면 근육이 肥强하고 윤택하며, 氣가 충분하나 血이 부족하면 근육이 肥强하나 윤택함이 없고, 氣血이 모두 부족하면, 수척하고 윤택함이 없다(其肥而澤者, 血氣有餘; 肥而不津者, 氣有餘, 血不足; 瘦而無澤者, 氣血俱不足)."고 하였다. 즉 형체의 비만에도 氣血機能의 상이함으로 인한 "肥"·"膏"·"肉"의 구분이 있는 것과 같다(《靈樞·衛氣失常》을 보시오). 陰陽의 편차와 五臟機能의 강약에 의해 針刺反應의 개체별 차이가 나타난다. 예를 들면, 《靈樞·行針》에서 "重陽人은 神氣가 쉽게 격동하므로 得氣*가 빠르고(重陽之人, 其神易動, 其氣易往也)", "多陰하고 少陽하면 神氣가 침체하여 得氣가 어려우므로 수차례 침자하여야 반응을 알 수 있으며(多陰而少陽, 其氣沉而難往, 故數刺乃知也)", "심장과 폐장의 氣가 충분하면 陽氣가 왕성하여, 神氣가 쉽게 격동하므로 得氣가 빠르다(心肺之藏氣有餘, 陽氣滑盛而揚, 故神動而氣先行)"는 등등의 설명을 하였다. 또한 張介賓은 "臟氣有强弱, 禀賦有陰陽"이라 하였고 錢君穎은 "선천적으로 臟에 陽氣가 많은 사람은 便이 燥하고, 冷한 것을 잘 먹으며, 매운 것을 싫어하고 補劑를 받지 않으며, 熱氣를 꺼리고 凉氣를 좋아한다. 선천적으로 臟에 陰氣가 많은 사람은 변이 묽고, 熱한 것을 먹기 좋아하며 冷한 것을 먹으면 설사하고, 매운 맛을 좋아하며 冷氣를 꺼린다(禀陽臟者, 便燥, 能飮冷, 惡辛辣, 不受補劑, 畏熱喜凉, 禀陰臟者, 便溏, 喜熱飮, 飮冷即瀉, 喜辛辣, 畏冷)."고 하였다. 역시 체질의 차이와 臟腑·氣血의 기능은 관계가 있다.

이외에도 臟腑·氣血의 형태상의 개체별 특이성은 체질을 형성하는 근원이다. 《內經》에 이에 대한 적지 않은 논술이 있다. 예를 들면, 《靈樞·逆順肥瘦》에서 "血이 검고 탁하며 氣의 흐름이 불규칙하고 느리면, 사람됨이 이기기를 좋아하고 진취적이며(其血黑以濁, 其氣澁以遲, 其爲人也貪于取與)", "壯士인 眞骨은……동작이 무거우면 氣의 흐름이 불규칙하고 血이 탁하며……동작이 가볍고 힘이 있으면 氣의 흐름이 원활하고 血이 맑다(壯士眞骨……

*得氣: 穴位에 針刺한 후, 나타나는 특수한 반응으로 주로 痠·麻·脹·重 등을 느낀다. 《靈樞·小針解》에 나오는 針刺術語로 針感을 말한다.

此人重則氣澁血濁……勁則氣滑血淸)"고 체질이 血의 淸濁과 유관함을 설명하였다. 《靈樞·本藏》에서는 진일보하여 臟腑의 형태·재질·위치의 特異함으로 인하여 체질의 차이가 발생한다 하여 "五藏者, 固有小大高下堅脆端正偏傾者, 六腑亦有小大長短厚薄結直緩急"이라 설명하였다. 또한 이로써 직접 發病과 體質의 관계를 설명하였다. 이외에도 臟腑組織의 形態·構造·位置의 특이성으로 인해 勇猛하거나 怯弱한 특성도 형성된다(《靈樞·論勇》을 보시오). 기능과 형태는 동일한 사물의 양면이므로 臟腑·氣血의 機能과 형태상의 차이는 體質의 차이를 유발한다. 체질과 臟腑·氣血·形態·構造의 관계에 대해서 지금까지 알려진 바가 매우 적으므로 微視的 硏究를 통한 실제적 증명이 기대된다.

二. 體質學說의 형성과 발전

체질의 문제는 매우 이른 시기에 발견·인식되었다. 질병을 치료하려면 인체의 생리와 병리를 관찰해야만 한다. 개체에 표현되는 생리기능과 병리변화에는 공통성이 있고, 개성이 있으며 공통성은 개성 가운데 존재한다. 古人은 인체의 생리기능을 연구하고 질병의 발생·발전과정을 관찰하던 중, 필연적으로 개체와 개체 사이에 체질의 차이가 존재함을 발견할 수 있었으므로, 체질에 대한 인식의 기원과 의학의 기원은 거의 동시적이라 할 수 있다. 실제로 기원전 3,4세기 고대 그리이스의 철학자 힙포크라테스는 체질을 膽汁·多血·粘液·黑膽汁의 네가지 유형으로 나누어 질병의 發生機制와 개체의 차이성을 해석하였다. 체질에 대한 분류유형의 출현은 당시의 체질에 대한 관찰과 연구가 이미 상당한 정도의 수준에 이르렀음을 설명한다. 다시 말하면 체질에 대한 연구는 실제로 기원전 3·4세기에 最初로 시작되었다.

고대중국에서도 그리이스보다 늦지 않은 시기에 체질에 대해 연구하기 시작하였다. 현존하는 最初의 의학경전인 《黃帝內經》에 이미 체질에 대한 전면적이며 계통적인 분류에서 체질·생리·병리·치료의 광범위한 관계 및 체질과 수명의 관계 등에 이르기까지 일련의 문제를 비교적 명확하고 상세하게 논술하였다. 《內經》의 作者는 장기적인 의료행위를 통해 개체와 개체

사이에 존재하는 다양한 체질의 차이점을 먼저 인식하였다. 예를 들면, 《靈樞·壽夭剛柔》에서 "余聞人之生也, 有剛有柔, 有弱有强, 有短有長, 有陰有陽."이라 하였다. 인체의 통증과 독에 대한 耐性 및 經絡의 感覺傳導현상과 針刺時의 반응상에도 현저한 차이가 존재함을 아울러 관찰할 수 있었다. 체질이론상, 《靈樞·陰陽二十五人》과 《靈樞·通天》은 먼저 크게 분류하고 다시 세분하는 분류형식을 사용해서 비교적 전면적으로 체질을 분류하여, 체질의 복잡다양함을 구체적으로 드러내었다. 《內經》은 체질의 차이가 발생하는 이유는 개체간의 臟腑·氣血 등이 상이하기 때문이며, 체질은 臟腑組織의 위치·형태·구조와 밀접하게 관련된다고 단언하였다. 發病에 대해 《內經》은 질병의 발생·발전·예후가 체질과 유관하다고 인식함으로써 發病學의 특색을 형성하였다. 체질을 연구하는 목적은 임상에 응용하려는 것으로, 《內經》은 이미 체질과 임상의 각 부문을 긴밀하게 결합시켰다. 이로써 《內經》이 체질을 연구하고 응용해서 얻은 성과가 비교적 높은 수준에 이르렀음을 알 수 있다. 더우기 체질분류의 이론성·전면성 및 합리성과 체질과 임상의학 결합의 긴밀성, 응용의 광범위성은 히포크라테스가 미치지 못한 수준의 성과이다. 《內經》 이후, 체질을 논한 많은 학자들은 체질을 임상과 밀접하게 결합시켜 辨證治療를 이끌어나가는 공통된 특징을 갖고 있다. 예를 들면, 東漢의 張仲景은 《傷寒論》과 《金匱要略》에서 체질과 外感熱病·內傷雜病의 발병관계를 중시하였다. "酒客"·"尊榮人" 등 체질을 의미하는 명사의 출현은 장중경이 辨證時 이미 체질적 요인을 고려했음을 보여준다. 唐의 孫思邈은 《千金要方》에서 體質의 형성에 대해 논하였고, 宋代 陳自明의 《婦人良方》 및 南宋의 《小兒衛生總微論方》 등은 체질이 태아기에 형성됨을 믿어 의심치 않았다. 체질의 形成·類型의 固定·變化에 영향을 미치는 외부의 요소에 대해 淸代 汪宏의 《望診遵經》과 王燕昌의 《王氏醫存》에 이미 명확한 인식이 있었다. 《內經》이후의 역대 醫家들은 체질을 논할 때, 대부분 체질의 병리경향성 및 병리성 체질에 치중하였으나, 체질의 생리반응성에 대해서도 논하였다. 예를 들면, 《四診抉微》·《醫貫》 등은 정상인의 飮食·二便·寒暖에 대한 반응을 관찰한 내용이 실려있는 의서이다. 체질분류면에서 후세의 醫家들은 일반적으로 臨床辨證에서 출발하여 綱領을 찾아내어 체질을 분류하였으며, 그 標準은 대체로 陰陽·臟腑·寒熱·燥濕·强弱 등이었다. 이러한 체질

분류의 특징은 《內經》과 같이 전면적 체계가 아니나 임상과 더욱 밀접하게 결합한 점이다. 역대 醫家들은 《內經》의 이론을 근거로 한 오랜세월에 걸친 임상실천을 통해 체질과 진단방면을 적지 않게 발전시켰다. 체질진단은 더욱 밀접하게 임상과 결합하였으며 그 내용이 진단전문서적에 반영되었다. 예를 들면, 《四診集成》에서는 "천성적으로 陰虛하며, 겸하여 酒色이 지나치고, 평일에 혹 조금 피로하거나 빨리 걷거나 과식하면, 얼굴이 發赤하고……이와 같은 것은 根基가 깊지 않아 腎氣가 固攝하지 못하므로 陽氣가 쉽게 상승하기 때문이다(有一等禀賦陰虛兼之酒色過度, 平居或遇微勞, 或行走急速, 或飲食過熱, 面即發赤戴陽……凡若此者, 皆因根基淺露, 腎氣不固, 陽易升上故也)."라는 林愼菴의 말을 인용하였다. 이러한 논의들은 診斷方面에서 일정한 가치를 발휘한다. 체질과 치료의 관계에 대해 역대문헌에서 많은 언급을 하였다. 역대 醫家들은 辨證論治를 하는 동시에 "辨體論治"원칙을 준수하였으므로 양자는 융합되어 한의치료학을 형성하였다.

외국에서는 히포크라테스 이후, 통계에 의하면 二, 三十명이상의 적지 않은 學者가 체질(실제로는 대부분이 氣質이다)을 분류하였다. 분류하는 방법과 근거는 상이하나, 그 중 고대인도의학과 같은 원시의학에서는 인간의 체질을 동물의 상이한 특성에 따라 羚羊·牡鹿과 數種의 牛型으로 분류하였다. 독일의 칸트는 혈액의 질량에 근거하였고, 그레이치모올(kretschmen)은 생리형태와 체격의 기본적인 유형에 근거하였으며 벤데는 신경계통이 외계환경에 반응하는 속도와 의지력의 강약에 따라 비교적 과학적인 분류를 하였다. 이상의 독일 심리학자들은 심리기질에 치중하여 분류하였다. 1930년대 소련의 생리학자 파블로프는 조건반사활동의 강약과 평형에 근거하여 체질을 興奮型·柔軟型·安定型·抑制型의 네종류로 분류하였고, 두개의 信號系統의 균형관계에 의해 예술형·사유형·중간형으로 분류하였다. 그러나 이러한 분류들은 대부분 心理氣質과 神經活動에 치중하였으므로 유기체의 생리·병리와 연결되어 임상의학을 지도하기 어려웠다. 따라서 시일이 지남에 따라 임상에서 응용되지 않았다는 점이 한의체질학설과 나르나.

三. 體質學說을 硏究하는 意義

체질학설은 한의학의 이론체계를 구성하는 중요한 부분으로, 그 내용은 기초이론과 임상각과를 포괄하고 질병의 진단·치료·예방 등의 영역에 광범위하게 응용된다. 예를 들면, 한의학의 이론원칙중의 하나인 "辨證施治" 자체는 체질을 辨別한다는 뜻을 함축하고 있다. 같은 발병요소가 상이한 체질의 유기체에 작용하면, 필연적으로 이에 상응하는 상이한 증후가 발생하므로, 체질은 각종 증후발생의 객관적 원인 중의 하나이다. 질병을 진단하는 과정에서 질병의 발생특징을 분석하여 환자의 체질적 특성을 파악함으로써 병세의 발전추세와 회귀를 예측할 수 있다. 질병치료과정에서 "因人制宜" 치료법칙의 實質은 개체별 체질에 따라 합당한 치료를 하는 것이고, 이른바 "異病同治"·"同病異治"의 치료법칙은 체질의 차이로 인한 각종 病과 證에 대한 이해와 밀접한 관계가 있다. 그러므로 체질학설에 대한 학습과 연구는 辨證施治原理를 깊이 이해하게 하며, 질병을 진단하고 치료하는 수준을 높이는 중요한 의미를 갖는다.

한편, 모든 개체의 생리특성은 공통적인 면과 개성적인 면을 갖고 있다. 공통성을 중시하고 개성을 무시하는 것은 단편적인 행위이다. 그러므로 전체적 의학의 연구범주는 인체생리·병리변화의 일반적 규율과 개체마다의 생리·병리변화의 특수한 규율들을 포괄해야 한다. 후자는 체질학설의 연구범주에 속한다. 체질학설의 발전과 광범위한 응용은 전체적 의학의 발전을 도울 것이다.

第二節　體質의 분류

체질은 매우 복잡한 개체의 특성으로 個體群의 체질을 분류하지 않으면 그 규율을 파악할 수 없다. "體質分類"는 人群중에서 개체가 갖는 체질을 각자 상이한 각종표현에 근거하여, 일정한 표준에 따라 일정한 방법으로 整理·分析·歸納하여 진행하는 전면적이며 계통적인 분류이다.

一. 분류의 방법

체질은 臟腑·氣血의 특성을 대표하므로 체질분류는 개체의 臟腑·氣血의 기능적 특징을 주요 근거로 한다. 인체의 기능은 協調·偏亢·偏弱의 범위를 벗어나지 않는다. 陰陽의 속성으로 분류하자면, 기능의 偏亢은 陽에 속하고 기능의 偏弱은 陰에 속하며, 기능의 협조는 陰陽이 조화를 이루는 현상으로 표현된다. 그러므로 기능적 角度에서 인류의 체질을 대체로 偏陽體質·偏陰體質과 陰陽和平體質의 三大 基本類型으로 나눌 수 있다. 이 세가지 체질유형중, 陰陽和平體質은 비교적 우수한 체질에 속하며, 偏陽과 偏陰體質은 비교적 열등한 체질에 속한다.

二. 체질의 특징

체질의 분류는 "生理反應性"·"病理傾向性"·"體質變化趨勢" 세 방면을 포괄한다. "生理反應性"은 개체의 생리활동에서 나타나는 개성적 특징이며 개체의 適應·耐性·外界의 자극에 대한 반응·自家調節 등의 방면으로 표현된다. "病理傾向性"은 개체에 발생하는 질병의 발생·발전을 좌우하는 중요한 요인이다. 그러므로 清代 醫家 吳德漢은 "風을 받아 쉽게 발병하는 자는 表氣가 본래 虛하고, 寒氣를 받아 쉽게 발병하는 자는 陽氣가 본래 허약하며, 熱을 받아 쉽게 발병하는 자는 陰氣가 본래 쇠약하고, 쉽게 食傷하는 자는 脾胃가 虧損된 것이며, 쉽게 피로한 자는 中氣가 虧損된 것임을 알아야 한다(要知易風爲病者, 表氣素虛；易寒爲病者, 陽氣素弱；易熱爲病者, 陰氣素衰；易傷食者, 脾胃必虧；易勞傷者, 中氣必損)"《醫理輯要·錦囊覺後篇》고 하였다. "體質變化趨勢"는 생장발육에 따라 정해지는 체질("原形體質"이라고도 한다)을 말하니 연령이 높아짐에 따라, 체질자체가 갖고 있는 본연의 發展力과 외부에서 작용하는 힘의 작용하에 일정한 방향으로 變化되어, 점차 양적 변화에서 질적 변화를 하면 일정한 병리변화와 병리산물의 趨勢와 規律이 만들어지게 되는데, 이 趨勢는 體質變化의 내적 요인이며 조건이다.

(一) 陰陽和平體質

陰陽和平體質은 기능이 비교적 조화를 이루는 체질이다.

生理反應性：신체가 强健하며 적당히 살이 찌고, 살이 쪘더라도 壅滯됨이 없으며, 말랐더라도 활력이 있다. 얼굴색과 피부색은 지나치게 희거나, 붉거나 누렇거나 창백하거나 검지 않고 환하고 윤기가 있다. 눈빛에는 정기가 있고 식사량은 적당하며, 밤에 安眠하고 二便의 배설이 순조롭다. 寒暑에 대한 적응능력이 비교적 강하고, 精力이 충만하며 일에 대한 잠재력이 크고 휴식효율이 높다. 성격이 유순하고 명랑하며 조급하지 않고, 혀는 홍색으로 윤기가 있으며, 脈은 조화되는 가운데 힘이 있다.

病理傾向性：自家調節能力과 對外適應能力이 강하므로 쉽게 外邪의 침입을 받지 않는 까닭에 잘 發病하지 않는다. 발병하였다 할지라도 치료하면 쉽게 낫거나 약을 쓰지 않고도 낫는다. 특히 강한 外邪의 침입을 받았을 때는 대부분 表證 혹은 實證으로 쉽게 완쾌되고, 완쾌된 후의 회복도 빠르다.

體質變化趨勢：이 類型의 체질은 陰陽이 협조하여 균형을 이루므로, 후천적으로 알맞은 조섭을 하고, 장기간 起居를 함부로 하지 않으며, 지나치게 작업이나 휴식을 취하지 않고 방사를 과도히 하지 않으며, 편식하거나 외상을 입지 않으면 쉽게 체질이 변하지 않으며 장수할 수 있다. 《內經》의 《靈樞·天年》에서 "五臟이 强健하면 血脈이 和順하고, 근육의 사이에 막힘이 없으며, 피부조직이 치밀하고 營·衛氣가 정상적으로 운행하며, 호흡이 완만하고 氣가 규칙적으로 순행하며, 六腑가 정상적으로 음식을 소화하고, 津液의 분포가 모두 정상상태를 유지하므로 장수할 수 있다(五藏堅固, 血脈和調, 肌肉解利, 皮膚致密, 營衛之行不失其常, 呼吸微徐, 氣以度行, 六府化穀, 津液布揚, 各如其常, 故能長久)."라고 서술한 것과 같은 체질이다. 현대의 노인의 장수에 대한 조사와 보고에 의해 실제로 증명된 내용이다. 일상생활에서 이러한 체질인 사람은 나이가 많아도 정정하며 질병이 없고, 노쇠한 정도가 동년배보다 크게 덜하다.

陰陽和平體質에도 다음과 같은 편향성이 있다.

(1) 脾胃의 氣가 특히 왕성하므로 氣血이 왕성한 경우가 있다. 체격과 기세가 웅장하며, 섭취하는 음식량이 많고, 성격이 호방한 것이 그 특징이며 이러한 사람은 대부분 대개 이 유형에 속한다. 다만, 신체가 壯大하고 섭취하는 음식량이 많아도 소화·흡수가 잘 되므로 장기간 동안 안일하게 지내며, 일하지 않으면서 많이 먹기만 하면 氣血이 壅滯되어 痰濕·瘀血이 발생하여 임상에서 말하는 "痰濕"·"瘀血"의 병리성 체질로 변화된다.

(2) 腎氣가 특별히 왕성한 경우가 있다. 精力이 특히 왕성하며 年老해도 생식능력이 있고 수명이 긴 것이 특징이다. 《素問·上古天眞論》에서 이른바 "身年雖壽, 能生子也"한 예와 현대에 보도된 자녀를 생산한 백세노인들은 이 유형에 속하는 체질이다.

(二) 偏陽體質

偏陽體質은 극도의 흥분·熱의 偏勝·강한 운동성 등의 특성을 보여준다.

生理反應性: 몸체가 상당히 마르거나 비교적 단단하며, 평상시에 熱氣를 꺼리며 冷氣를 좋아하고, 간혹 체온이 쉽게 상승하며 운동시 땀이 많이 흐르고 입이 쉽게 마르며, 물을 마시기 좋아하고 입에서 쓴맛을 느낀다. 얼굴색이 부분적으로 붉어지거나, 창백한 흑빛이 되며 얼굴에 여드름이 생기거나, 油性皮膚이며 성욕이 비교적 왕성하다. 입술과 혀가 부분적으로 붉어지며, 설태가 엷고 黃色을 띠며, 脈象은 偏陽하다. 外向的 性格으로 움직임을 좋아하고, 동작이 민첩하며 활기가 있고 반응이 빠르다. 다만 왕왕 지속적인 작업을 견디지 못한다. 조급한 성격으로 격동하기 쉽고 자제력이 부족하다.

病理傾向性：風·暑·溫邪에 대한 전염성이 비교적 강하여, 邪氣의 침습을 받으면 대부분 熱症·實症으로 나타나며, 아울러 쉽게 煩躁하며 陰이 손상된다. 과로하거나 邪氣의 영향을 받을 때마다 발열하는 경향이 있고 피부가 쉽게 화농하며, 종기가 생긴다. 잡병에 걸리면 대부분 陰氣가 허해지고 火氣가 왕성해지며, 陽氣가 항진하는 증상이 나타나고, 쉽게 咯血·吐血·便血·尿血·不眠·頭痛·현기증 등이 발생한다.

體質變化趨勢：이러한 類의 체질은 기능적으로 항진하며, 운동성이 강하고 靜態性이 적으므로 오랜 시일이 지나면 반드시 陰이 소모된다. 거듭 과로하고 지나치게 思慮하며, 방탕하여 精을 상실함으로써 陰의 손상을 가속하면 임상에서 이른 바 "火熱"·"陰虛"·"痰熱" 등의 병리성 체질로 변화된다.

偏陽性體質은 다음과 같이 다시 나눌 수 있다.

(1) 肝의 陽氣가 極盛함으로 표현된다. 조급하여 쉽게 화내며, 脈은 弦象을 띠고, 여자는 대부분 월경량이 지나치게 많다. 쉽게 風邪에 動하여 "肝火上炎"·"肝陽上亢"·"肝陰不足" 등의 病機가 나타난다.

(2) 心陽의 극성함을 뚜렷히 볼 수 있다. 思慮가 지나치고 반응이 빠르며, 수면시간이 짧고 쉽게 놀래 잠에서 깨어나며, 꿈이 많고 激動時 심장이 뛰며 혀끝이 부분적으로 붉다. 질병과정에서 정신이 혼미해지고, 헛소리를 하는 등의 神志症狀과 "心陽偏亢"·"心陰不足"·"心腎不交" 등의 病機가 나타난다.

(三) 偏陰體質

偏陰體質은 결핍성이며, 寒氣가 편승하고 허약하며 靜態的 특성이 나타난다.

生理反應性：體形이 약하면서 살이 찌거나 혹은 무른 살이 찐다. 음성이 낮고 쉽게 피로하며, 寒氣를 꺼리고 熱氣를 좋아하며, 手足이 쉽게 冷하고 겨울에 동상에 잘 걸리며, 체온이 매우 낮고 얼굴에 화색이 없다. 脈象은 偏陰하며 舌質은 淡薄하고, 성격은 내향적이며 침착하고 혹은 겁이 많고, 움직이기 싫어하며 반응이 비교적 느리다. 이런 유형의 체질은 모든 기능이 허약한 것이 특징이다.

病理傾向性: "感染"면에서 쉽게 風·寒·濕邪의 침입을 받는다. 寒邪의 침입을 받은 후, 寒化하여 表虛證이 되며 지나치게 발열하면, 쉽게 病邪가 내부로 침투하며 심하면 外邪가 직접 중심부로 들어간다. 雜病면에서는 기운이 부족하여 運化하지 못하므로, 精·血·津·液의 化生과 輸送에 영향이 미쳐, 臟腑氣血의 虛證과 水·濕·痰·瘀가 고이는 증상이 나타난다. 그러므로 발생하는 병증은 대부분 虛弱性 혹은 本虛標實·虛實交雜의 성격을 띤다.

體質變化趨勢: 이러한 유형의 체질은 陽氣의 허약함이 장기적으로 발전하면, 陽氣不足이 되며 陽氣가 虛하면, 臟腑의 氣血이 부족해진다. 그러므로 임상에서 이른 바, "陽虛"·"氣虛"·"氣血不足" 등의 체질은 대부분 여기에서 變化된 것이다. 동시에 陽氣가 부족하면, 臟腑의 氣가 허약해지므로 水·濕·痰·瘀가 생성되어, 임상에서 이른 바 "痰濕"·"痰飮"·"瘀血" 등의 병리성 체질이 된다.

偏陰體質은 다음과 같이 다시 나눌 수 있다.

(1) 肺의 陽氣가 뚜렷하게 허약하다. 얼굴이 창백하고 화기가 없으며, 모발이 듬성듬성하고 견고하지 못하며, 날씨가 한랭하면 코가 냉해져서 맑은 콧물이 흐르고 風寒을 견디지 못해 재채기를 하며, 땀을 흘리고 感氣·咳嗽·氣喘 등의 증상과 肺虛氣弱·痰飮·水氣* 등의 병리성 경향을 보인다.

(2) 脾의 陽氣가 뚜렷하게 허약하다. 肥滿하고 무력하며 체질적으로 대변이 연하고 묽으며, 음식의 섭취량이 적고 과식하면 복부가 脹滿하며 쉽게 설사한다. 脾虛氣弱·氣血兩虧·脾胃虛寒·痰飮水腫·脾不統血 등의 병리성 경향을 보인다.

(3) 腎의 陽氣가 뚜렷하게 허약하다. 얼굴색은 잿빛이며 秋冬에 허리부근과 下肢가 냉하고, 과로하면 다리와 허리가 시리며 성욕이 저하되고 여

---

*水氣(수기):「水腫」을 말함. 水氣는 病理에서 말한 것이고, 水腫은 症狀에서 말한 것임. 體內水分의 運行은, 主로 肺氣의 通調肅降, 腎氣의 開闔調節, 脾氣의 運化轉輸에 依存하는데, 그중 어느 一臟의 機能異常을 일으키면, 水가 化氣하지 못하여(水不化氣), 水分이 停留되어 水腫을 發한다.「金匱要略」에서는 「風水」,「皮水」,「正水」,「石水」,「黃汗」等의 類型으로 나누었고, 또 五臟의 證候에 따라서 「五水」로 나누었다. 그런데 臨床上으로는 일반적으로 「陰水」,「陽水」의 二種類로 大別한다. 有關各項을 參照.

자는 월경시 허리가 심하게 시린다. 치아가 견고하지 못하고 윤기가 돌지 않으며, 치근이 얕고 느슨하다. 尺脈이 미약하다. 병리상 腎陽이 쇠퇴하여 腎氣虧虛·腎精不足 등의 병리적 경향을 보인다. 병이 중태일 때 쉽게 虛脫症狀이 나타난다.

(4) 氣와 液의 흐름(流化)이 정체된다. 《內經》에서 이른 바, 氣의 운행기능의 허약함을 반영하는 "氣澁"에 상당한다. 살이 졌거나 찌는 중이고, 동작이 느리고 대변이 묽으며, 새벽에 일어나면 喉頭에 미약하게 포말성 痰이 있거나 입안이 끈적함을 느끼며, 쉽게 땀을 흘린다. 끈적한 설태가 끼며 脈은 원활하게 뛴다. 이 유형의 체질에서 볼 수 있는 주요한 機制는 氣機不暢으로, 점차 氣機가 閉塞되는 것은 자연적인 추세이다. 중년이 되어 元氣가 점차 쇠약해지면, 津液의 분포와 水液의 轉輸가 통창하지 못함으로 인해, 液이 적취되어 痰이 되므로 이 유형은 병리성 "痰濕"체질이 형성되는 주요근원이다. 이외에, 氣가 정체하면 혈액의 운행이 불규칙해짐으로 인해 病理性 "瘀血"체질이 된다. 이 유형의 체질은 일반적으로 중년 이전에는 안전하나, 중년이후에 痰證·濕證·濕熱證·胸痺·消渴·眩暈·中風·痰厥·喘咳·浮腫 등의 병리적 경향이 나타난다.

(5) 혈액의 운행이 현저하게 느리다.

《內經》에서 이른 바, 혈액의 운행기능의 허약을 반영하는 "血濁"에 상당한다. 얼굴색과 피부색이 검고 입술·혀·손톱색 역시 검으며, 脈은 澁象을 띤다. 이 유형의 체질은 자연발전적인 추세에 따라, 중년 이후에 元氣가 점차 쇠퇴하여 瘀血이 형성된다. 동시에 瘀血은 氣機의 通暢을 가로막아 痰이 생기고, 임상에서 이른 바 병리성 "瘀血" 혹은 "痰瘀"체질로 변화한다. 瘀와 痰이 점차 血脈을 가로막음이 일정 수준에 이르면, 中風 혹은 心痺, 혹은 癥塊積聚 등 병리적 경향이 나타난다. 임상에서 "痰濕"·"瘀血"·"陰虛"·"陽虛" 등의 체질에 대한 전통적인 칭호는 병리성 체질유형으로 객관적으로 존재함을 유의해야 한다. 다만, 이러한 병리성 체질유형은 일반적으로 원형체질 變化過程의 일부 단계에서 나타나는 체질적 특징이며, 이 단계에서 나타나는 체질의 一面 혹은 多面이 變化되어, 이미 생리성을 넘어

---

*滑脈(활맥) : 脈象의 一種. 脈의 흐름이 미끄러워 圓滑하게 느껴지며, 마치 圓珠를 쟁반에서 굴리는 듯한 脈狀이다. 痰飮 食滯 實熱 等證과 관련되며, 또 姙娠과도 관련된다. 이밖에 健康人에게도 滑利한 脈狀을 볼 수 있다.

병리성 상태에 이름으로써 질적 변화가 발생했음을 보여준다. 그러나 이러한 병리변화의 정도가 미약하므로, 유기체의 代償機能(compensation)의 작용하에서는 뚜렷한 病態가 나타나지 않는다. 이러한 "病理性體質"이 왕왕 개체에 장기적으로 內在하면, 개체가 상응하는 병증을 유발하는 성질을 높이므로, 결국 병리성 체질을 기초로 하여 상응하는 急·慢性疾患이 발생한다. 이것은 체질이 生理에서 病理로 변화됨으로써, 유기체가 건강상태에서 병리상태로 되는 기본 도식이다.

附錄 : 《內經》의 체질분류

《內經》의 체질분류는 二大部分으로 나뉘어져 있다.

첫째로 국부적인 체질분류이다. 이는 개체가 지닌 어떤 一面의 특징을 근거로 한 체질분류를 가리킨다. 예를 들면, 《靈樞·衛氣失常》의 "肥·膏·肉" 세 종류의 체질유형은 비만인에 대한 체질분류이다. 《靈樞·行針》의 重陽·重陰人은 유기체를 針刺反應에 국한시켜 분류한 것이다. 《素問·三部九候論》 등의 편에 언급되어 있는 肥人·瘦人 역시 體型만을 근거로 한 것이며, 《論勇》 등의 勇士·怯士는 성격을 근거로 한 분류이다.

둘째로 전면적 체질분류이다. 이는 인간체질의 모든 표현특징을 전면적 계통적으로 분류한 것으로, 《靈樞·陰陽二十五人》의 "陰陽二十五人" 分類와 《靈樞·通天》의 "五態人"分類가 있다.

"陰陽二十五人"體質分類는 五行分類法을 사용하였다. 古人은 우선 상이한 피부색을 근거로 五行相配의 원칙에 따라 木·火·土·金·水, 다섯 종류로 분류하였다. 나아가서 外形의 長短大小, 氣質의 安靜·躁急·好惡, 態度의 端正·輕薄, 行爲의 眞善·僞惡 등을 재결합하여 일정한 귀속관계를 근거로 귀납해서 五大基本型을 만들어냈다. 그러나 체질의 복잡다양함으로 인해, 이 다섯 종류의 유형으로 포괄할 수 없으므로, 각각의 기본형에 亞型을 편성하여 체질의 복잡성에 대응하였다. 亞型은 무엇을 근거로 한 분류인가? 古人은 당시에 상용하는 比類法을 응용하여, 音調의 高低變化가 복잡한 "五音(角·徵·宮·商·羽)"을 比類對象으로 선택하였다. 角·徵·宮·商·羽는 音調의 고조를 근거로 하여 나눈 五音階이며, 黃鐘의 宮音의 增損長短에 따라 十二律을 만들었으므로 변화가 다양하다. 예를 들면, 角音의

正•偏과 太・少의 分別로서, 上角・大角・左角・釱角(右角)・判角 등의 여러 종류를 만들었으며, 이는 체질의 다양화와 매우 유사하다. 木形을 예로 들면, 기본형은 "上角"이며, 大角・左角・釱角・判角에 比類하여 네 종류의 亞型을 나눔으로써 체질의 복잡한 정도와 음조변화의 유사성을 나타내었다. 이는 周學海가 말한 "五正形外, 各有四兼形"《形色外診簡摩》과 같으며, 이로써 五大基本型을 위주로 하고, 四個 亞型으로 보완한 "二十五人" 체질 분류가 형성되었다.

"陰陽二十五人"의 "陰陽"은 분류의 속성이 아니라, 基本型(臟一陰一綱)으로 亞型(腑一陽一目)을 통솔한 以綱帶目의 부호이다. 동시에 매 組의 亞型 중의 "左・右・上・下"(左・上一陽, 右・下一陰) 또한 張介賓이 이른바 "陰陽之中復有陰陽"이며, 복잡다양한 의미를 함축하고 있다.

"五態人"분류는 방법상 陰陽分類法에 속한다. 이는 개체가 지닌 陰陽의 多少에 의거하여 분류한 것으로, 張介賓이 "太陰・少陰・太陽・少陽 體質은 經絡의 三陰三陽과는 다르며, 天禀이 純陰인 체질을 太陰이라 하고, 多陰少陽인 체질을 少陰이라 하며, 純陽인 체질을 太陽이라 하고, 多陽少陰인 체질을 少陽이라 하며, 여기에 陰陽和平體質을 더하여 五態로 분류한다(太陰・少陰・太陽・少陽者, 非如經絡之三陰三陽也, 蓋天禀之純陰者曰太陰, 多陰少陽者曰少陰 ; 純陽者曰太陽, 多陽少陰者曰少陽, 并陰陽平和之人而分爲五態也)."라고 注解한 것과 같다. 다시 "五態人"분류 체질의 특징적 표현을 보면, 대부분 心理氣質과 道德行爲에 속하며 "陰陽二十五人"분류와 마찬가지로 臟腑・氣血을 물질기초로 하고, 太陰人은 "多陰而無陽, 其陰血濁, 其衛氣澁"하고, 少陰人은 "小胃而腸大, 六府不調, 其陽明脈小而太陽脈大"《靈樞・通天》함을 증명자료로 삼아 形과 神의 통일을 반영하였다. 동시에 동일한 유형에 속하는 체질의 氣質禀性과 道德行爲가 상당히 부합함을 발견하고, 그 인과관계를 제시하였다. 예를 들면 太陰人은 "탐욕스럽고 어질지 못한(貪而不仁)" 품성으로 도덕행위면에서 "표면적으로 겸허하고 성실을 가장하나 내심은 음험하며, 得을 좋아하고 失을 싫어한다(下齊湛湛, 好內而惡出)." 少陰人은 "작은 이익을 탐하고 암암리에 적개심을 품는(貪而賊心)" 성품으로, 도덕행위면에서 "다른 사람의 손실을 보면 자신이 무엇을 얻은 듯이 만족해 하고, 파괴하고 해치기를 좋아하며, 다른 사람에게 영예가 있으면 도리어 분노하고, 마음 속에 질투심을 품어 은혜를 베풀지 않는다(見人有亡, 常若有得, 好傷好害；見人有榮, 乃反慍怒, 心疾而無恩)." 少陽人은 "정밀하고 빈틈이 없으며 자존심이 강한(諟諦好自貴)" 품성으로, "낮은 관직이 있으면서도 지나치게 자아를 선전한다(有小小官, 則高自宜)." 《靈樞·通天》.

"陰陽二十五人"과 "五態人" 분류의 체질표현에 어떤 관계가 있음을 간파할 수 있다. 水形人은 太陰人·少陰人과 유사하며, 모두 "陰人"에 속한다. 火形人은 太陽人·少陽人과 유사하며, 모두 "陽人"에 속한다. 木形人은 陰陽의 중간에서 陽型으로 편향하며, 金型人은 陰陽의 중간에서 陰型으로 편향하고, 土形人은 陰陽和平人과 가깝다. 이 두 분류는 상호보완한다.

《內經》의 체질분류는 古代 醫家들이 장기간에 걸쳐, 인체의 生理·病理·形態·禀性·行爲·情志 등을 관찰해서 얻은 결과와 임상에서의 검증을 총괄적으로 귀납하여 제시한 것이다. 역사적 조건의 제한으로 인하여, 예를 들면 인간의 피부색과 외형 등은 그 기계적인 분배에 의한 분류와 같지 않으며, 운명적 내용("水形人은……殺戮을 당할 것이다(水形之人……戮死)." "形色이 균형을 이룬 자는, 富貴大樂한다(形色相得者, 富貴大樂)")이 삽입되어 있고, 용어의 난해성과 같은 몇 가지 문제점이 존재하지 않을 수 없다. 그러나 총체적으로 볼 때, 방법·사고의 방향·내용면에서 이론적 의의와 응용가치를 지니고 있으므로 후세 체질학설연구의 기초가 되었다.

(一) "陰陽二十五人" 分類

類型	基本型					
	特徵					
	五音	類屬	皮膚色	體形	禀性	適應能力
木形	上角	足厥陰肝	蒼白	머리가 작고, 얼굴이 길며, 肩背가 넓고, 신체가 곧으며 手足이 작다.	재능과 지혜가 있으며, 생각을 많이 하고, 근심을 지나치게 하며, 온화하고 점잖고, 체력이 약하다.	봄·여름을 잘 견디고, 가을·겨울을 견디지 못한다. 가을·겨울에 寒邪의 침입을 쉽게 받는다.
火形	上徵	手少陰心	赤色	치근이 넓고, 안면이 좁고 적으며, 肩背	氣魄이 있고, 재물을 가볍게 여기며, 성질이 급하고, 걸음이 빠르며,	봄·여름을 잘 견디고, 가을·겨울을 견디지 못한다. 가을·겨울에

				髀腹이 균형을 이루고, 手足이 비교적 적으며, 肩背部가 풍만하다.	몸을 흔들며 걷는다. 경박하며 착실하지 않고 분석능력이 강하다.	寒邪의 침입을 쉽게 받는다. 천수를 누리지 못하고, 갑자기 사망한다.
土形	上宮	足太陰脾	黃色	얼굴이 둥글고 머리가 크며, 肩背가 풍만하고, 배가 크다. 하체가 건강하고 수족이 작으며, 상하가 균형을 이루고, 침착하게 걷는다.	성실하며 충직하고, 온후하다. 마음이 안정되어 있고, 타인을 돕기를 좋아하며, 타인과 함께 하는 것을 즐거워하고, 권세를 다투지 않는다.	가을·겨울을 잘 견디고, 봄·여름을 견디지 못하며, 봄·여름에 쉽게 溫邪와 熱邪의 침입을 받는다.
金形	上商	手太陰肺	白色	피부색이 희고 맑으며, 얼굴은 정방형이고, 머리가 작으며, 복부가 협소하고, 手足이 작으며, 발뒤꿈치가 튼튼하고 돌출되어 있다.	품성이 청렴 결백하며, 냉정하고, 각박하여 은혜를 베풀지 않고, 성질이 급하며, 동작이 민첩하고, 움직이지 않으면 잠잠히 있으나, 움직이면 용맹스럽고 과감하여 결단력이 있다.	가을·겨울을 잘 견디고, 봄·여름을 견디지 못하며, 봄·여름에 쉽게 溫邪와 熱邪의 침입을 받는다.
水形	上羽	足少陰腎	黑色	얼굴에 광택이 없고, 머리가 크며, 頰腮部가 넓고, 두 어깨가 좁으며, 복부가 크고, 手足을 움직이기 좋아하며, 보행시에 몸을 흔들고, 尻骨과 脊背가 비교적 길다.	불손하고 두려워하는 것이 없으며, 옹졸하고 비속하고, 사기를 잘 치며, 피살당하게 된다.	가을·겨울을 잘 견디고, 봄·여름을 견디지 못하며, 봄·여름에 쉽게 溫邪와 熱邪의 침입을 받는다.

亞		型	
特		徵	
五音	類 屬	態 度	
大角	左足少陽膽經之上	온화하고 양보를 잘한다.	血氣가 성하면 수염이 길고 아름다우며, 虛氣가 적으면 수염이 짧고 아름답다.
左角	右足少陽膽經之下	순종적이고 유순하다.	足脛部의 솜털이 길고 아름답다.
釱角	右足少陽膽經之上	진취적·발전적이다.	血氣가 성하면 수염이 길고 아름다우며, 血氣가 적으면 수염이 짧고 아름답다.
判角	左足少陽膽經之下	정직하며, 아첨하지 않는다.	足脛部의 솜털이 길고 아름답다.
質徵	左手太陽小腸經之上	언행이 떳떳하고 정당하다.	수염이 많으며, 血氣가 성하면 面部가 평평하고, 살이 많으며, 血氣가 적으면 面部가 마르고 검다.
少徵	右手太陽小腸經之下	의심이 많다.	血氣가 성하면 손바닥에 살이 많고, 血氣가 적으면 손바닥이 마르고 따뜻하지 않다.
右徵	右手太陽小腸經之上	활기가 있고, 발전적이다.	수염이 많으며, 血氣가 성하면 面部가 평평하고 살이 많으며, 血氣가 적으면 面部가 마르고 검다.
質判	左手太陽小腸經之下	스스로 즐거워하고 만족해한다.	血氣가 성하면 손바닥에 살이 많고, 血氣가 적으면 손바닥이 마르고 따뜻하지 않다.
大宮	左足陽明胃經之上	완곡하고 착하다.	수염이 아름답고 길다.
加宮	左足陽明胃經之下	늘 즐거워하며, 낙관적이다.	胸腹部에 털이 비교적 많다.
少宮	右足陽明胃經之上	원만하고 완곡하다.	수염이 많고 아름답다.
左宮	右足陽明胃經之下	확고하며 강직하다.	胸腹部에 털이 비교적 많다.

釱商	左手陽明大腸經之上	청렴결백하고 자부심이 강하다.	血氣가 성하면 콧수염이 아름답다.
左商	左手陽明大腸經之下	소탈하고 호방하다.	겨드랑이에 털이 많다.
右商	右手陽明大腸經之上	시비를 분명히 가린다.	血氣가 성하면 콧수염이 아름답다.
少商	右手陽明大腸經之下	정중하고 엄숙하다.	겨드랑이에 털이 많다.
大羽	右足太陽膀胱經之上	득의양양하다.	血氣가 성하면 눈썹이 짙고 아름답다.
少羽	左足太陽膀胱經之下	마음이 답답하고 상쾌하지 못하다.	발뒤꿈치가 튼튼하며, 血氣가 부족하면 筋이 뒤틀리고, 발뒤꿈치에 통증이 있다.
衆羽	右足太陽膀胱經之下	우아하고 침착하다.	발뒤꿈치가 튼튼하며, 血氣가 부족하면 筋이 뒤틀리고, 발뒤꿈치에 통증이 있다.
桎羽	左足太陽膀胱經之上	느릿느릿하며, 편안하고 한가롭다.	血氣가 극성하면 눈썹이 짙고 아름답다.

(二) "五態人" 分類

	체질의 근거	特徵	
		품　성	외　모
太陰人	陰이 많고, 陽이 없으며, 陰血이 濁하고, 陰陽이 不和하며, 衛氣의 흐름이 원활하지 못하다.	탐욕스럽고 어질지 못하나 표면적으로 겸허하고, 성실을 가장하나 내심은 음험하며, 得을 좋아하고 失을 싫어한다. 기쁨과 성냄이 얼굴에 나타나지 않고, 극단적으로 이기적이다.	신체가 長大하고 얼굴빛이 검으며, 고의로 태도를 가장하고 겸허한 척하며, 비굴하게 아첨을 잘 한다.
少陰人	陰이 많고 陽이 적으며, 胃가 적고 腸이 크다.	암암리에 적개심을 품으며, 작은 이익을 탐하고 질투심이 많으며, 다른 사람을 해치기를 좋아하고, 온정을 베풀지 않는다.	외관상 고결하게 보이나 암암리에 못된 짓을 하며, 다른 사람을 해치려는 음험한 마음을 품고 있고, 서 있으며 조급하고 불안하며, 보행시 기어가는 것 같다.

太陽人	陽이 많고 陰이 적다.	자기를 드러내기 좋아하며, 득의양양하고 허풍을 잘 치나 능력이 부족하며, 실천보다 말이 앞서고 高遠한 것을 추구하나, 태도가 졸렬하며 감정적으로 일을 처리한다. 스스로 과신하여 좌절을 당해도 후회하지 않는다.	득의만만한 표정을 짓고, 가슴을 펴고 배를 내민 위풍당당하고 득의양양한 태도를 한다.
少陽人	陽이 많고 陰이 적으므로 絡脈이 多大하고 經脈이 細小하며, 血脈은 深部에 있고, 氣는 淺表에 있다. 치료시에는 陰經을 實하게 하고, 陽絡을 瀉해야 한다.	정밀하고 빈틈이 없으며 자존심이 강한 품성으로, 지나치게 自己를 선전하고 외교적인 일을 좋아하며, 앞에 나서기를 좋아하고, 정신을 집중하여 일하기를 싫어한다.	서있을 때 머리를 높이 쳐들고, 걸을 때 몸을 흔들며, 뒷짐을 지는 것이 습관이다.
陰陽和平人	陰氣·陽氣가 조화를 이루므로, 血脈이 순조롭다.	태도가 안정되고, 개인의 名利得實을 따지지 않으며, 마음이 편안하여 두려움이 없다. 情志가 담담하여 함부로 좋아함이 없고, 사람들과 다투지 않으며, 事物의 발전규율에 순종하고, 지위가 높아도 매우 겸손하다.	온화하고 점잖으며, 표정이 부드러우면서 엄하다. 눈빛이 자상하고 상냥하며, 부드럽게 사람을 대한다. 태도가 공명정대하며, 행동거지에 절도가 있다.

힙포크라테스의 體質分類

膽汁質	多血質	粘液質	黑膽質
침착하고 果斷性이 있으며, 용감하고 격앙되기 쉬우며, 野心滿滿하고 성질이 급하여 쉽게 성을 내고 오만하다.	敏捷하고 낙관적이며, 경망스럽고 쉽게 변한다.	냉정하고 침착하며, 유약하고 是非를 잘 가린다.	思慮가 깊고, 懷疑가 많으며, 妄想이 많고, 비관적이며 유약하다.

第三節 체질의 形成·유형의 固定 및 變化

체질은 개체가 갖는 형체의 특성으로, 형체가 形成·生長·發育·壯盛·衰老의 상이한 단계를 거치므로, 체질 역시 이에 상응하여 形成·類型의 고정 및 變化過程을 거친다.

形體臟腑·氣血이 형성되고 완전해지는 과정을 두 단계로 나눌 수 있다.

一. 胎兒期

출생시, 신체의 臟腑와 氣血은 이미 초기형태를 갖추고 있으며, 체질 역시 초보적으로 형성되어 있다.

二. 生長發育期

생장발육을 통해서 臟腑·氣血은 완전해지고 충만해진다. 《靈樞·天年》에서 "출생후, 十歲가 되면, 五臟이 일정한 정도까지 발육하며, 血氣의 운행이 通暢하고…… 二十歲가 되면, 血氣가 壯盛해지기 시작하며, 근육이 발달한다(人生十歲, 五藏始定, 血氣已通……二十歲, 血氣始盛, 肌肉方長)."라고 하였으며, 《素問·上古天眞論》에도 유사한 논술이 있다. 그러므로 한의학에서는 유기체의 臟腑·氣血은 기본적으로 十歲 이후에, "일정한 정도까지 발육하며(始定)", 二十歲 이후에 "壯盛해지기 시작(始盛)"한 후, 成年期로 접어든다고 인식되어왔다. 이 때, 臟腑·氣血은 형태구조에서 기능에 이르기까지 완전해지며, 상대적으로 안정된다. 이에 따라 체질의 유형도 초보적으로 고정된다. 유형이 고정된 이후, 체질은 유기체의 壯盛·老衰, 臟腑·氣血의 盛衰에 따라, 생명이 끝날 때까지 끊임없이 變化되는 變化期에 접어든다. 그러므로 체질이 형성되고, 유형이 고정되면 變化되는 세 시기를 다음과 같이 나눌 수 있다. 태아가 발육되어 유기체가 출생하기까지를 形成期, 유기체가 출생해서 발육이 끝날 때까지를 類型固定期, 成年이 되어서 사망할 때까지를 變化期라 한다.

一. 체질의 形成·類型의 고정 및 變化에 영향을 미치는 요소

유기체가 자연적, 사회적 환경 속에서 생활하므로 자연·사회 및 자연·사회를 기초로 하는 인간의 생활양식·음식문화·작업환경·사고방식 등의 요소는 대를 이은 체질의 형성 및 개체자체의 체질유형의 고정과 變化에 매우 큰 영향을 미친다.

(一) 자연적인 요소

인간이 오랫동안 어떠한 자연환경에서 생활함에 따라, 이에 상응하는 체질이 형성됨을 古人은 이미 인식하였다. 예를 들면, 《素問·異法方宜論》에서 東·西·南·北·中 다섯 방위의 地域·地理·氣候가 각기 다르므로 생산되는 산물도 각기 다르고, 인간의 적응능력·생활습관·작업조건 또한 이로 인하여 상이해지는 까닭에, 방위가 체질에 영향을 미친다고 논하였다. 이외에 현대의 환경지리학에서도 지질의 발전과정에서 점차 지각표면의 원소가 불균형하게 분포됨으로 인해, 수질·토질의 지역적 차이가 발생하여 생태계의 분포와 인간의 체질에 영향을 미친다고 인식한다. 《望診遵經》에서 "토질이 견고한 지역의 사람들은 剛健하며, 토질이 약한 지역의 사람들은 柔弱하고, 腐植土로 된 지역의 사람들은 壯大하며, 沙土로 된 지역의 사람들은 纖細하고, 층층으로 융기한 땅의 사람들은 아름다우며, 척박한 땅의 사람들은 추하다. 산림지역의 사람들이 털이 많고, 각진 것은 木氣를 많이 받았기 때문이며, 川澤地域의 사람들이 검고 윤택한 것은 水氣를 많이 받았기 때문이고, 구릉지역의 사람들이 專橫하며 키가 큰 것은 火氣를 많이 받았기 때문이며, 비옥한 땅에서 사는 사람들이 명석하고 수척한 것은 金氣를 많이 받았기 때문이고, 낮고 습한 곳에 사는 사람들이 비대하고 작은 것은 土氣를 많이 받았기 때문이다(堅土之人剛, 弱土之人柔, 墟土之人大, 沙土之人細, 息土之人美, 秏土之人醜. 山林之人毛而方, 得木氣多也；川澤之民黑而澤, 得水氣多也；丘陵之民專而長, 得火氣多也；墳衍之民皙而瘠, 得金氣

多也；原隰之民豊而庳，得土氣多也).”라는 기술은 이와 같은 인식과 부합한다. 현대의 “長壽村”에 대한 보고에 의하면, 예를 들어 中國 廣西의 都安縣·巴馬縣과 소련의 코카서스 산악지구, 남미 에쿠아도르의 빌카밤바 등지에 비교적 많은 장수노인이 집중되어 있다. 장수지구의 노인과 비장수지구 노인의 두발에 含有된 망간과 동의 함량을 보면, 장수지구의 노인이 비장수지구의 노인보다 망간의 함량이 높고, 동의 함량은 그와 반대이다. 이는 地區마다 水·土에 포함된 元素의 성분과 수량이 다르기 때문이다. 이외에도, 질병의 지역에 따른 발병경향성은 자연적인 요소가 체질에 미치는 영향을 보여준다. 또한 현대공업의 발전에 따라 조성된 환경오염이 체질에 미치는 영향도 과소평가해서는 안된다.

(二) 사회적인 요소

사회가 변천함에 따라, 인간의 발병경향·수명 등에도 이에 상응하는 변화가 발생한다. 이는 주로 사회의 변천이 인간의 생활조건·생산방식·사상과 의식·정신상태에 변화를 가져옴으로써 인간의 체질에 영향을 미치는 까닭이다. 빈곤한 후진사회와 풍족한 선진사회, 혼란된 사회와 안정된 사회에 거주하는 사람들의 발병경향성과 수명 등에 차이가 있음이 이미 증명되었다.

동일한 사회내에서도, 貧·富·卑·尊의 사회적 지위에 따른 환경은 일정한 정도로 체질의 변화에 영향을 미친다. 역대문헌에서 상용되는 “膏粱”·“藜藿”이란 용어는, 이를 잘 설명해준다.

(三) 음식과 생활습관 등의 요소

《素問·上古天眞論》에서 “술을 물 마시듯 하며, 생활에 절도가 없어 醉한 채로 入房하여, 精을 소모함으로써 眞氣가 고갈되며, 眞氣를 충실히 유지할 줄 모르며, 정신을 때로 가다듬지 아니하고 쾌락만을 도모하며 정상적인 生活에서 오는 樂을 거부하고, 무절제하게 起居하므로 오십세 전후로 곧 노쇠한다(以酒爲漿，以妄爲常，醉以入房，以欲竭其精，以耗散其眞，不知持滿，不時御神，務快其心，逆于生樂，起居無節，故半百而衰也).”라고 음식과 생활습관이 체질에 미치는 영향을 설명하였다. 우선, 생활습관은 체질에 매우 큰 영향을 미친다. 廣西 巴馬縣의 장수노인에 대한 조사보고에 의하면, 장수노인은 보편적으로 생활에 규율이 있고, 음식의 섭취량이 적당하며 폭음폭식하지 않고, 항상 勞動에 참여한다. 이 보고는 음식 및 생활습관이 건강한 체질을 유지하는 데 필요한 중요요소임을 증명한다. 지나치게 피로하면 체질이 虛한 쪽으로 轉化된다. 오랫동안의 편안한 생활 역시 氣血의 운행에 영향을 미치며, 심하면 氣滯*하고 血瘀하며, 濕이 積聚되어 痰이 생김으로써 "痰瘀"체질로 轉化된다. 오랫동안 과식하거나 굶주리면, 체질이 實하거나 虛해지며, 편식하면 대부분 좋지 않은 방향으로 체질이 변한다. 예를 들면 오랫 동안 달고 기름진 음식을 많이 먹으면 痰濕이 생기고, 염분을 많이 섭취하면 骨과 血이 손상되어 瘀가 생기므로, 《內經》에서 수차례 이에 대해 경고하였다. 이외에도, 직업에 따라 체질이 변하며 심하면 직업성 질병이 발생한다.

(四) 기타 요소

기타요소란 情志·疾病·藥物·身體鍛煉 등의 요소를 말한다. 유쾌한 정신과 안정된 情志는 좋은 체질의 형성 및 유지에 매우 커다란 영향을 미친다. 체질의 형성기에 모체가 큰 정신적인 충격을 받으면, 자녀의 체질에 그 영향이 미친다. 체질의 유형이 고정되는 시기와 變化期에 장기적으로 지속된 좋지 않은 정서는, 심하면 체질의 유형과 變化를 좌우하는 중요한 요소이다. 미국의 두 학자는 상이한 성격의 발병경향을 연구하여 급하고 화를 잘 내며, 정서가 불안한 특징을 갖는 A型 성격은 암·고혈압·심장병·정신실조 등과 같은 심각한 질병의 발병율이 기타 성격유형에 비해서 뚜렷하게 높음을 발견하였다. 다시 廣西 巴馬縣의 장수노인에 대한 보고에 의하면 92%의 장수노인이 명랑하고 낙천적이며 상냥한 성격을 갖고 있었고, 8%만이 조급한 성격이었으며, 고독하고 우울한 성격은 없었다. 이러한 현상들은 情志的 要素가 체질에 매우 큰 영향을 미침을 설명해준다.

체질과 질병은 서로 원인과 결과가 된다. 체질은 일면 질병의 발병경향을 결정하고, 다른 일면에서 질병 역시 체질의 형성·유형의 고정 및 變化에

---

*氣滯(기체) : 體內의 氣의 運行이 不暢하여, 어느 한 部位에서 阻滯가 생기는 病理를 말함. 臨床의 主된 表現은, 局部的으로 脹滿 혹은 疼痛의 症狀이 出現하는 것이다. 氣滯가 오래 되면 血瘀를 惹起하여 「氣滯血瘀」를 形成해서 局部의 疼痛을 加重시키며(刺痛拒按) 甚하면 腫塊를 形成하고 或은 肌肉을 부패시킨다.

영향을 미친다. 홍역이나 천연두같은 질병은 한 번 발병하면, 일생동안 면역이 되어, 이 병에 대한 체질의 특정 반응을 변화시킨다. 일부 질환은 환자에게 후유증을 남김으로써 일생동안 그 체질에 영향을 미친다. 다른 일부의 질환, 예를 들면 慢性咳嗽喘息은 잘 완쾌되지 않으며, 시일이 경과하면 반드시 肺·脾·腎이 虛해져서 체질의 변화를 초래한다. 질병이 체질에 미치는 영향은 體質變化의 후기단계에 더욱 뚜렷하게 나타난다. 이외에, 체질의 형성단계에서, 모체의 질환은 자녀의 비교적 열등한 체질 혹은 생리적 결함을 유발한다.

신체의 단련이 체질에 영향을 미치는 현상을 흔히 볼 수 있다. 일반적으로 적당한 신체단련은 체질이 좋은 방향으로 變化되도록하나, 자신의 체질에 맞지 않거나 과도한 신체단련은 유기체 자체의 조화를 깨뜨려 체질이 급속도로 좋지 않은 방향으로 變化되도록 한다.

藥物에는 偏向性이 있으며, 질병에도 寒·熱·虛·實의 편향성이 있으므로, 약물의 편향성으로 질병의 편향성을 바로 잡음(以偏糾偏)으로써 질병을 치료할 수 있다. 陰陽平衡의 각도에서 체질을 보면 모두 偏向된 것이므로, 偏向으로 偏向을 바로잡음(以偏糾偏)으로써 좋지 않은 체질을 바로잡을 수 있다. 다만 바로잡음이 지나치거나 偏向으로 偏向을 촉진하면 체질의 편향성을 더욱 강화시켜 좋지 않은 방향으로 변화시킨다. 예를 들어, 陰으로 편향된 체질은 陽藥을 복용함으로써, 체질의 개선을 도울 수 있다. 陽藥을 과다하게 복용하거나 장기간 복용하면, 偏向으로 偏向을 촉진하게 되므로 陰으로 偏向된 체질이 역전되어 陽으로 偏向된다. 신체단련과 약물은 체질유형의 고정과 變化에 영향을 미치므로 체질교정에 필요한 전제조건 중의 하나이다.

二. 체질의 형성

태아기에는 새로운 유기체의 형태구조가 형성되는 동시에, 부모의 유전형질을 획득함으로써 유기체의 일반성과 특수성이 형성된다. 일반성은 유기체의 일반적인 생리기능이고, 특수성은 체질이다. 이에 대해서 東漢의 王充은《論衡·命義》에서 다음과 같이 명확하게 논술하였다. 체질에는 “正·隨·遭의

三性이 있다. 正은 五常의 性質을 받은 것이며, 隨는 부모의 性質을 따른 것이고, 遭는 粗惡한 物象을 접하는 데서 기인한다(亦有三性, 有正·有隨·有遭. 正者, 禀五常之性也；隨者, 隨父母之性；遭者, 遭得惡物之象故也)." 여기에서 이른바 "正性"은 유기체의 일반성을 가리킨다. "隨性"·"遭性"은 유기체의 특수성을 가리키나, "隨性"은 부모를 따라서 얻는 성질로 체질과 유전의 관계를 보여주며, "遭性"은 태아기에 모체가 극심한 변동을 겪음으로써 자녀의 체질에 영향을 미치는 점이 다르다. 이상의 三性은 모두 태아기에 형성된다. 唐代의 孫思邈은 《千金要方·養胎門》에서 "대개 수태한지 삼개월이 되면, 만물의 영향을 받아 변화하므로 아직 禀質은 결정되지 않는다(凡受胎三月, 逐物變化, 禀質未定)"라고 하였다. 宋代 《婦人良方》에서도 "天地의 性이 갖추어지고, 만물의 영기가 모여서 음양이 조화를 이룸으로써 氣質이 완성되면, 형체가 이루어진다. 그러나 陰陽의 법칙이 있어 넘치고 모자람이 있고 陰陽이 用을 달리함에 强하고 弱함이 있으며 血氣의 운행과 보호는 차고 비는 만물의 이치를 벗어날 수 없으니 禀質이 형성되는 初期를 누가 이와 같이 개괄할 수 있겠는가?(具天地之性, 集萬物之靈, 陰陽平均, 氣質完備, 成其形爾. 然而奇耦異數, 有衍有耗, 剛柔異用, 或强或羸, 血氣營衛, 不能逃于消息盈虛之理, 則禀質之初, 詎可概論耶)."라고 하였다. 모두 체질이 태아기에 형성된다는 견해이다. 최근 장수노인의 가족사에 대한 조사와 병행하여 노인의 염색체 이상율을 분석한 결과, 장수와 유전의 관계가 증명되었고, 체질이 태아기에 형성된다는 문제 역시 간접적으로 증명되었다. 그러므로 《靈樞·壽夭剛柔》에서 "생명의 禀賦는 각기 달라서 체질에 剛·柔·强·弱의 차이가 있고 체형에 長·短의 구분이 있으며, 生理·病理變化에 陰·陽의 다름이 있다(人之生也, 有剛有柔, 有弱有强, 有短有長, 有陰有陽)."라고, 출생시에 이미 체질의 특성이 초보적으로 갖추어짐을 설명하였다.

체질이 태아기에 형성되므로, 부모의 체질 및 전체 가족의 체질상황 모두와 임신기간동안의 모체의 生活·起居·情志·疾病 등은 자녀의 체질형성에 직접적인 영향을 미친다. 그러므로 한의학에서는 일련의 優生學的 조치를 취함으로써, 정상적인 受胎와 태아의 發育을 확보하여 자녀가 좋은 체질을 지니도록 하는 것을 매우 중요시한다.

三. 體質類型의 고정

출생 후, 嬰·幼·兒童期에는 "五臟六腑가 완전하지 않고……완전하다 할지라도 健壯하지 않으며(五臟六腑成而未全……全而未壯)", "쉽게 虛症 또는 實症이 발생하며, ……寒性의 약을 복용하면, 신체가 냉해지고 熱性의 약을 복용하면 熱이 나며(易爲虛實, ……服寒則生冷, 服熱則生熱)"《小兒藥證直訣》, "陰과 陽이 충실하지 않고 미숙하며(稚陽未充, 稚陰未長)", "臟腑와 四肢 및 신체의 피부가 성기고 엷으므로, 쉽게 영향을 받아 변화를 일으키고……근육과 피부가 연하며, 神氣가 弱하여 쉽게 동요하는(臟腑薄, 藩籬疏, 易于傳變, ……肌膚嫩, 神氣怯, 易于感動)"《溫病條辨》 등의 기본적인 특징이 있다. 그러므로 체질 역시 변화가 많고 불안정한 특징을 갖는다. 이 시기에 유기체는 빠른 속도로 생장하므로 臟腑·氣血이 나날이 생장하여 완전해진다. 嬰幼兒期에서 青年期에 이르는 동안, 臟腑·氣血·皮膚·筋肉·骨骼은 형태구조에서 기능에 이르기까지, 小에서 大로, 弱에서 强으로, 少에서 多로, 虛에서 盈으로, 불완전에서 완전으로, 未備에서 完備로 발전한다. 이외에도 智力·性格 등 심리활동의 틀도 유기체가 생장·발육함에 따라 점차 형성되며, 마지막으로 정서가 불안정하고 변화가 많은 시기를 거쳐 성년기로 바로 진입함으로써 상대적으로 안정되고, 체질 또한 이에 따라 그 유형이 고정된다.

체질의 유형이 고정되는 과정에는 일반적으로 비교적 강한 可塑性이 존재하는 까닭에, 쉽게 외부요소의 영향을 받는다. 그러므로 외부요소가 체질유형의 고정시기에 미치는 영향은 다른 두 시기 즉, 形成期와 變化期에 비해서 상당히 크다. 예를 들면, 출생후 육개월동안 모유로 기른 영아의 智力發育과 병에 대한 저항력은 인공우유로 기른 영아보다 뛰어나다. 다른 연구결과에 의하면 생후 일년동안의 영양상태는 대뇌의 발육에 특히 중요한 영향을 미친다. 이와 같은 例證은 매우 많다. 다시 사회적 요소를 보면, 체질유형의 고정시기에 받은 貧富·貴賤의 차별은 체질의 유형을 剛堅 혹은 柔弱하게 고정시킬 수 있다. 유아기에 부모를 잃은 고아의 성격은 괴팍하게 형성될 수 있다. 더 나아가 영유아기에 타인과 단절된 환경에 처한 상태로,

수년이 경과하면, 체질이 변화되어 정상인과 매우 다른 수준의 유형으로 고정된다. 인도의 "이리에 의해서 길러진 아이인 카마라와 아마라", 프랑스의 "아비뇽의 野生兒"는 매우 실감나는 例證이다. 성년 이후에 이러한 환경에 다시 놓이게 되더라도, "이리소년"·"야생아"와 같은 체질의 이변은 일어나지 않는다. 체질유형 고정기에 특징적으로 강한 可塑性은 체질이 개조되는 과정에서 체질유형 고정기의 중요성을 결정한다.

四. 체질의 變化

체질의 유형이 고정된 이후, 어느 정도 상대적으로 안정된 상태에 놓이게 된다. 다만, 안정은 변동이 없는 것과 같지 않으며 유형이 고정된 후, 체질은 내적 요인과 외적 요인의 상호작용하에서 완만한 변화를 시작한다. 이것이 체질의 變化이다. 체질변화의 변수는 극소하며, 變化는 장기간에 걸친 不知不識의 과정으로 청춘에서 노쇠하기까지, 건강상태에서 질병상태에 이르기까지의 모든 생명과정과 동시에 진행된다.

(一) 體質變化의 조건

체질은 내적 요인과 외적 요인의 陰陽의 對立矛盾을 통하여 變化된다. 그 변화는 체질 자체의 陰 또는 陽으로의 自然發展的 趨向力(내적 요인)과 陰 또는 陽의 성질을 띤 외부에서 작용하는 힘(외적 요인)이 상호작용한 결과이다. 내적 요인·외적 요인·시간은 變化의 三大條件이며, 그 중에 어느 것도 결핍될 수 없다.

1. 내적 요인

체질의 變化를 촉진하는 내적 요인은 체질 자체의 自然發展的 趨向力이며, 이로 인해 체질의 陰陽偏差가 발생한다. 세가지 기본 체질유형 중 偏陽·偏陰體質의 陰陽偏差는 비교적 뚜렷하며, 설사 陰陽和平體質이라 할지라도, 상대적인 조화가 있을 뿐이다. 이와 같은 偏差는 체질이 본래 편향된 방향으로 變化되도록 하는 자연발전적 趨向力을 조성한다. 체질의 偏差가 크면 클수록 趨向力도 커진다.

예를 들면, 陰陽和平體質은 陰陽의 偏差가 적으므로, 偏差의 방향에 따라 발전하는 變化의 趨向力이 약한 까닭에 變化의 속도가 느리며, 쉽게 陰陽이 실조되지 않는다. 그러므로 陰陽和平體質은 상대적으로 노쇠가 느리며, 질병이 적고 수명 또한 길다. 陰陽이 부조화된 偏陽 혹은 偏陰體質은 그렇지 않다. 陰陽偏差의 정도가 크므로, 偏差의 방향에 따라 발전하는 變化의 趨向力이 강한 까닭에 變化의 속도가 빠르다. 이 체질은 빠른 속도로 陰陽이 실조되는 臨界狀態(critical state)로 들어가며, 심하면 陰陽失調로 인한 병리변화가 나타난다. 예를 들면, 偏陽體質은 "陰虛陽盛"으로 표현되며, 偏陰體質에는 "陽虛陰盛"이 나타난다. 혹은 痰·濕·瘀 등의 병리성 경향을 보인다. 이 체질은 비교적 조기에 老衰와 慢性病理變化의 단계에 접어 드는 까닭에 수명 또한 짧다.

陰陽失調는 질병을 유발하는 근본적인 機制로서 만년이 되어, 질병을 앓으면서 겨우 살아가는 경우는 그 원인을 분석해 보면 陰陽失調로 기인한 예가 아닌 것이 없다. 陰陽이 失調되는 원인으로 외부에서 오는 발병요소 외에, 체질의 變化라는 중요한 원인이 있어 유기체의 陰陽偏差를 가속화시키고, 끝내는 평형을 깨뜨려 모든 생리기능을 저하시킴으로써, 질병에 대한 저항력을 떨어뜨린다. 그러므로 수명의 장단, 건강과 질병은 체질의 變化狀態에 따라 크게 좌우되며, 變化狀態는 체질의 편차정도와 자연발전적 추향력의 강약에 의해 결정된다.

2. 외부적 요인

외부적 요인은 체질 자체의 자연발생적 추향력 이외의 체질의 變化를 촉진시키고 영향을 미치는 모든 요소로서, 자연계의 기후·지리적 요소, 사회의 변천·동란 및 情志變化를 일으키는 요소, 그리고 생활습관·조건, 음식·작업·휴식·起居·체육·질병 등과 같은 유기체의 외부에서 작용하는 모든 요소를 포괄한다.

3. 시간

체질의 變化는 외적 요인과 내적 요인의 상호작용을 필요로 하는 동시에 시간적인 조건과 분리될 수 없다. 이는 체질의 상대적 안정성 때문이다. 《靈樞·天年》에서 "삼십세 전후에 五臟의 形質이 완전히 갖추어지고, 근육이 견고해지며, 血脈이 충실해지므로……사십세 전후에 五臟六腑·十二經脈이 모두 완전히 성장하여 상대적으로 고정되며, 腠理가 이완되기 시작하고……

오십세 전후에 肝氣가 쇠퇴하기 시작하며, 肝葉이 薄弱해지고, 膽汁이 점차 감소하며 시력도 감퇴한다. 육십세전후에 心氣가 쇠퇴하기 시작하여 항상 우울과 비애를 느끼며, 血氣의 운행이 느려지므로……칠십세 전후에 脾氣가 허약해지고 피부가 건조해진다. 팔십세 전후에 肺氣가 허약해지므로, 魄이 떠나는 까닭에……구십세 전후에 腎氣가 고갈되며……백세 전후에 五臟이 완전히 허약해지며, 神氣를 상실하면……(三十歲, 五臟大定, 肌肉堅固, 血脈盛滿……四十歲, 五臟六腑, 十二經脈皆大盛以平定, 腠理始疏……五十歲, 肝氣始衰, 肝葉始薄, 膽汁始滅, 目始不明. 六十歲, 心氣始衰, 苦憂悲, 血氣懈惰……七十歲, 脾氣虛, 皮膚枯. 八十歲, 肺氣虛, 魄離……九十歲, 腎氣焦……百歲, 五臟皆虛, 神氣皆去)"이라고 이에 대하여 간접적으로 논하였다. 《素問·陰陽應象大論》에서도 "사십세가 되면 陰氣가 반이상 쇠퇴하므로, 起居活動도 감퇴한다. 오십세가 되면 몸이 무거워지고 耳目의 기능이 둔해진다. 육십세가 되면 九竅의 기능이 순조롭지 못하게 되며, 下가 虛해지고 上이 實해지며……(年四十而陰氣自半也, 起居衰矣. 年五十, 體重, 耳目不聰明矣. 年六十, 氣大衰, 九竅不利, 下虛上實……)"라고 하였다. 이는 臟腑·氣血·陰陽이 盛에서 衰로 이행되는 대체적인 규율이다. 일상생활과 임상에서 체질의 變化過程을 관찰해보면, 臟腑·氣血·器官이 老衰하는 순서와 정도가 사람에 따라 다름을 알 수 있다. 이 현상은 체질변화의 복잡성을 구체적으로 드러내며 반드시 시간적 조건하에서만 실현될 수 있다.

(二) 體質變化의 일반규율

체질변화과정에서 내적 요인은 근본적인 것이며, 외적 요인은 지엽적인 것으로 내적 요인이 주도적으로 작용하고 외적 요인은 종속적인 위치에 놓인다. 예를 들면, 偏陽體質은 일반적으로 偏陽方向으로 발전하려는 趨向力이 주도적인 위치를 차지하므로, 체질은 偏陽方向으로 變化된다. 마찬가지로 偏陰體質은 일반적으로 偏陰方向으로 발전하려는 趨向力이 주도적인 위치를 차지하므로 체질은 偏陰方向으로 變化된다. 다만, 일정한 조건을 갖춘 외적 요인이 작용하면, 체질 본래의 陰陽偏向이 역전될 수 있다. 陰陽和平體質은 陰陽의 偏差가 적으므로, 自然發展的 趨向力도 약하다. 이 경우, 환경조건이 좋고 養生을 잘 하면 그 체질을 장기간 유지할 수 있고, 변화를 완만하게 할 수 있다. 간혹 좋지 않은 외적 요인의 영향을 받더라도 쉽게 체질이 바뀌지 않는다. 다만 장기적으로 강력한 외적 요인의 영향을 받으면, 체질의 조화상태에 변화가 일어나 체질이 역전된다.

요컨대, 체질의 역전가능성과 변화의 방향은 체질 자체의 자연발전적 趨勢와 관계되는 외부적 요소의 상호작용에 의해 결정된다. 그러므로 합리적인 섭생은 체질이 좋은 방향으로 變化되도록 돕는다.

附錄：[文獻考察]

《靈樞·壽夭剛柔》："形有緩急，氣有盛衰，骨有大小，肉有堅脆，皮有厚薄(형체에는 緩急이 있고 氣에는 盛衰가 있으며, 骨骼에는 大小가 있고 근육에는 堅脆가 있으며, 피부에는 厚薄이 있다)."

《靈樞·本藏》："有其獨盡天壽，而無邪僻之病，百年不衰，雖犯風雨卒寒大暑，猶有弗能害也；有其不離屏蔽室內，無怵惕之恐，然猶不免于病……五藏者，固有小大高下堅脆端正偏傾者；六府者亦有小大長短厚薄結直緩急(어떤 사람들은 천수를 다 누리면서도 外邪에 의해서 발병함이 없고, 백세가 되어도 衰弱해지지 않으며, 大寒·大暑·暴風雨 등의 격렬한 발병요인을 접해도 발병하지 않는다. 다른 일부는 차단된 실내에서 떠나지 않으며 놀란 일도 없는데 질병을 피하지 못한다……五臟에는 본래 大小·高下·堅脆·端正·偏向의 구별이 있고, 六腑에도 大小·長短·厚薄·曲直·緩急의 구별이 있다)."

《靈樞·論勇》："有人于此，并行并立，其年之長少等也，衣之厚薄均也，卒然遇烈風暴雨，或病或不病，或皆病，或皆不病(여기에 어떤 사람들이 함께 걷다가 같이 멈추었는데, 그들의 나이가 같았고 의복의 두께도 같았음에도 불구하고 갑자기 暴風雨를 만나자 어떤 사람은 병이 나고, 어떤 사람은 병이 나지 않았다. 혹은 모두 병이 나거나 모두 병이 나지 않았다)."

《醫貫·陰陽論》："有偏陰偏陽者，此氣禀也．太陽之人，雖冬月身不須綿，口常飮水，色欲無度，大便數曰一行，芩·連·梔·柏·大黃·芒硝，恬不知怪．太陰之人，雖暑月不離複衣，食飮稍凉，便

覺腹痛泄寫，參·朮·薑·桂時不絕口，一有欲事，呻吟不已，此兩等人者，各稟陰陽之一偏者也(偏陰·偏陽體質이 있는 까닭은 타고난 氣가 다르기 때문이다. 太陽人은 겨울에도 면옷을 입지 않으며, 항상 물을 마시고 色欲을 절제하지 못하며, 數日에 한 차례 대변을 보는 까닭에 黃芩·黃連·梔子·黃柏·大黃·芒硝 등을 늘 복용해도 별탈이 없다. 太陰人은 여름에도 겹옷을 벗지 못하며, 음식이 조금만 차가와도 복통을 느끼고 설사를 하므로 參·朮·薑·桂를 수시로 복용하며, 한 번 入房을 하면 신음이 그치지 않는다. 이 두 부류는 타고난 陰·陽氣가 각기 偏向된 체질이다)."

《醫學源流論》:“天下有同此一病，而治此則效，治彼則不惟無效，反而有大害者，何也？則以病同而人異也. 夫七情六淫之感不殊，而感受之人如殊，或氣體有强弱，質性有陰陽，生長有南北，性情有剛柔，筋骨有堅脆，肢體有勞逸，年齡有老少，奉養有膏粱藜藿之不同，受病有深淺之各異，更加天時有寒暖之不同，受病有深淺之各異(같은 병을 앓고 있는 사람이라도 어떤 사람은 치료하면 효과가 있고, 어떤 사람은 치료하면 효과가 없을 뿐만 아니라 오히려 해가 되는 까닭은 무엇인가? 병은 같으나 사람(體質)이 다르기 때문이다. 무릇 七情六淫의 感은 다름이 없으나, 받아들이는 사람의 體質이 같지 않아서 혹은 氣體에 强弱·質性에 陰陽·生長에 南北·性情에 剛柔·筋骨에 堅脆·肢體에 勞逸·연령에 老少·奉養에 膏粱·藜藿의 다름이 있으므로 病邪의 침입에 또한 深·淺이 있게 된다. 더군다나 天時에 寒暖의 다름이 있으므로 病邪의 침입에 역시 深淺이 있게 된다)."

《醫門棒喝·人身陰陽體用論》:“故人稟質有偏勝强弱之殊，或有陰勝陽弱者，或有陰盛于陽者，或有陰陽兩弱者，或有陰陽俱盛者，如《內經》云太陽·少陽·太陰·少陰等人. 推而廣之，類難悉數，以陰陽之用，變化萬殊，故稟各異. 若究其體，則渾然者，固無不同，以故用雖偏勝而仍各遂生生之道也. 體有厚薄，用有强弱，而壽夭不齊. 體有淸濁，則用有明昧，而賢愚不一，是以變化參差，莫可窮盡也(인간의 체질에는 偏·勝·强·弱의 다름이 있어 《內經》에서 太陽·少陽·太陰·少陰 등의 체질에 대해 언급했듯이, 혹은 陰이 勝하고 陽이 弱한

사람이 있고 혹은 陰이 陽보다 극성하며, 혹은 陰과 陽이 모두 弱하고, 혹은 陰陽이 모두 極盛한 체질이 있다. 확대하여 보면, 陰陽의 작용이 천만가지로 변화하여 天禀이 각기 다른 까닭에 그 類를 일일이 열거하기 어렵다. 그러나 그 본질을 탐색해 보면, 본질은 같지 않음이 없으므로 비록 用에는 偏·勝이 있으나, 天地의 만물을 生하는 道를 따라 자기 수명을 다 마칠 수 있다. 本體에 厚薄이 있고, 作用에 强弱이 있으므로 각각 장수하거나 요절한다. 本體에 淸濁이 있고, 作用에 明昧가 있으므로 각각 현명하거나 어리석어 변화가 多端하고 무궁무진하다)."

《靈樞·論勇》: "夫忍痛與不忍痛者, 皮膚之厚薄, 肌肉之堅脆緩急之分也, 非勇怯謂也(대개 고통을 참느냐, 못 참느냐 하는 것은 피부의 厚薄 및 근육의 堅實·脆弱, 緊張의 정도에 의해 결정되는 것이지, 용감하거나 나약한 성격때문이 아니다)."

《靈樞·論痛》: "筋骨之强弱, 肌肉之堅脆, 皮膚之厚薄, 腠理之疏密各不同. ……人之骨强筋弱肉緩皮膚厚者耐痛, 其于針石之痛, 火爇亦然. ……加以黑色而美骨者, 耐火爇. ……堅肉薄皮者, 不耐針石之痛, 于火爇亦然(筋骨의 强弱·筋肉의 견고함·피부의 두께·腠理의 密度는 사람마다 다르다. ……骨이 强하고 筋이 弱하며, 근육이 느슨하고 피부가 두터운 사람은 통증을 잘 참으므로 針刺時의 고통은 물론, 뜸불의 뜨거움도 잘 참는다. ……게다가 피부의 색이 검고 골격의 발육이 왕성한 사람은 뜸불의 뜨거움을 잘 참는다. ……근육이 견고하나 피부가 薄한 사람은 針刺時의 고통은 물론 뜸불의 뜨거움도 못 참는다)."

《靈樞·論痛》: "胃厚色黑大骨及肥者, 皆勝毒, 故其瘦而薄胃者, 皆不勝毒也(胃가 厚하고 色이 검으며 骨骼이 크고 살진 사람은 毒性의 약물에 대해 耐性이 강하고, 반대로 마르고 胃가 薄한 사람은 독성 약물에 대한 耐性이 약하다)."

《形色外診簡摩》(《千金方》引用句): "黑人耐風濕, 赤白人不耐風濕也(피부가 黑色인 사람은 風濕을 잘 견디고, 赤白色인 사람은 風濕을 잘 견디지 못한다)."

《靈樞·通天》: "太陰之人, 多陰而無陽, 其陰血濁, 其衛氣澁,

陰陽不和，緩筋而厚皮，……少陰之人，多陰少陽，小胃而大腸，六府不調，其陽明脈小而太陽脈大．……太陽之人，多陽而少陰，必謹調之．……陽重脫者易狂，陰陽皆脫者，暴死不知人也．少陽之人，多陽少陰，經小而絡大，血在中而氣外，實陰而虛陽，……陰陽平和之人，其陰陽之氣和，血脈調(太陰人은 陰이 많고 陽이 없으며 陰血이 濁하고, 衛氣의 흐름이 원활하지 못하며 陰陽이 불화하므로 筋이 이완되고, 피부가 두터운 까닭에,……少陰人은 陰이 많고 陽이 적으며 胃가 적고 腸이 커서 六腑가 조화를 이루지 못하므로, 足陽明胃經의 脈氣가 微小하고, 手太陽小腸經이 盛大하다. ……太陽人은 陽이 많고 陰이 적으므로 반드시 조심스럽게 조섭해야한다. ……陽氣가 지나치게 손상된 자는 쉽게 발광하며, 陰陽이 모두 탈진된 자는 기절하여 사람을 알아보지 못한다. 少陽人은 陽이 많고 陰이 적으므로 絡脈이 多大하고 經脈이 細小하며, 血은 深部에 있고 氣는 淺表에 있다. 陽이 많고 陰이 적으므로 치료시에는 陰을 實하게 하고 陽을 瀉해야 한다. ……陰陽和平人은 陰陽의 氣가 和順하여 血脈이 조화롭다)."

《靈樞·論勇》:"勇士者，目深以固，長衡直揚，三焦理橫，其心端直，其肝大以堅，其膽滿以傍，怒則氣盛而胸張，肝擧而膽橫，眦裂而目揚，毛起而面蒼，此勇士之所由然也．……怯士者，目大而不減，陰陽相失，其焦理縱，䯏骬短而小，肝系緩，其膽不滿而縱，腸胃挺，脇下空，雖方大怒，氣不能滿其胸，肝肺雖擧，氣衰復下，故不能久怒，此怯士之所由然也(용감한 사람은 눈빛이 깊고 확고하며, 오랫동안 마주보아도 시선을 밑으로 내리지 않고 피부와 腠理의 무늬는 횡선이며, 심장은 바로 잡혀 있고 간장은 튼튼하며, 膽汁은 가득하고, 성을 내면 氣가 왕성해지고 胸廓이 팽창하며, 肝氣가 상역하여 膽氣가 횡행하면 눈초리가 찢어지고, 눈을 위로 뜨며 모발이 서고 얼굴이 새파래지니 이것이 바로 용감한 이유이다. ……겁이 많은 사람은 눈이 크나 깊고 확고하지 못하다. 神氣가 산란하며 氣血이 조화되지 못하고 피부와 腠理의 무늬가 縱綫으로 되어있으며, 근육이 이완되어 있고 검상돌기가 짧고 작으며, 肝系가 이완되어 있고 膽汁이 충분하지 못하며, 膽囊과 胃腸이 이완되어 있고 脇의 하부가 공허하여 肝氣가 충분하지 못해서 크게 성을 내도 怒氣가 胸中에 가득차지 못하므로 肝肺가 怒氣로 인해 위로 들려져도 오래 지탱되지 못하여 氣가 쇠하면 다시 하락하므로 오랫동안 화를 내지 못하니 이것이 바로 겁이 많은 이유이다)."

《論衡·命義》: "禀得堅强之性, 則氣渥厚而體堅强, 堅强則壽命長, ……禀性軟弱者, 氣少泊而性羸窳, 羸窳則壽命短(天禀이 튼튼하고 강한 사람은 氣가 충만하여 신체가 튼튼하며 강한 것으로 튼튼하고 강하면 장수한다. ……天禀이 연약한 사람은 氣가 부족하며 약하여 성품이 나약하며 나태하니 약하고 나태하면 短命한다)."

《小兒衛生總微論方·禀受論》: "人禀父母精血化生……生陰陽夫婦自然之理也, 人之賦禀, 自受氣至胎化, 自成形至生養, 亦皆由焉(인간은 부모의 精血을 받아 化生되며……陰陽은 부부의 자연스러운 이치이므로 氣를 받아 受胎되고 형체가 이루어지며, 生長·養育되기까지 역시 모두 이를 말미암는다)."

《素問·五常政大論》: "一州之氣, 生化壽夭不同, ……高下之理, 地勢使然也. 崇高則陰氣治之, 汚下則陽氣治之, 陽勝者先天, 陰勝者後天, 此地理之常, 生化之道也. 帝曰: 其有壽夭乎? 岐伯曰: 高者其氣壽, 下者其氣夭, 地之小大異也, 小者小異, 大者大異. 故治病者, 必明天道地理, 陰陽更勝, 氣之先後, 人之壽夭, 生化之期, 乃可以知人之形氣矣(한 州內에서도 生化*와 장수 및 요절함에 차이가 있다. ……지세의 高下에 의해 그렇게 되는 것입니다. 지세가 높은 곳은 陰氣가 주재하며 지세가 낮은 곳은 陽氣가 주재하고, 陽熱이 극성한 곳의 만물은 天時(계절·날씨)에 앞서 化生하며, 陰氣가 극성한 곳의 만물은 天時보다 늦게 生長하는 것은 地勢가 만물의 生化에 미치는 일반규율입니다. 황제가 물었다. 이것은 장수 및 요절과 관계가 있는가? 기백이 대답했다. 지세가 높은 곳의 사람은 대부분 장수하고, 지세가 낮은 곳의 사람은 대부분 요절합니다. 지세의 높고 낮은 정도가 다른 데, 정도의 차이가 적은 곳은 사람들의 수명차이 역시 적으며, 정도의 차이가 큰 곳은 사람들의 수명차이

*生化: 生長化收藏의 약어로 볼 수 있다. 즉 생리반응 속도를 말함.

역시 큽니다. 그러므로, 병을 치료할 때는 반드시 天道地理·陰陽의 更勝·계절 및 기후의 先後·인간의 장수·요절 및 化生의 일반규율을 먼저 이해해야만이 인체의 形氣에 있는 병변의 소재를 파악할 수 있습니다)."

《靈樞·衛氣失常》: "人有肥, 有膏, 有肉. ……䐃肉堅, 皮滿者, 肥. 䐃肉不堅, 皮緩者, 膏. 皮肉不相離者, 肉(인체에는 肥·膏·肉의 다름이 있다. ……알통의 근육이 堅厚하고 피부가 풍만한 사람은 肥型이며, 알통의 근육이 堅厚하지 못하고 피부가 이완되어 있는 사람은 膏型이고, 근육이 단단하게 붙어있는 사람은 肉型이다)."

"膏者多氣, 多氣者熱, 熱者耐寒. 肉者多血則充形, 充形則平. 脂者, 其血清, 氣滑少, 故不能大. 此別于衆人也(膏型人은 氣가 많은데 氣는 陽이므로 체질은 偏陽되어 추위를 잘 참는다. 肉型人은 血이 많으므로 形體가 충실해져서 氣質이 조화를 이룬다. 脂型人은 血이 맑고 氣의 순환이 원활하나 적으므로 체형이 크지 않다. 이 세 유형의 氣血의 많고 적음이 이와 같이 일반인과 구별된다)."

附錄 : [體質에 대한 현대적 연구]

一. 體質의 개념

체질에 함축된 의미에 대한 견해는 현재 통일되어 있지 않으나, 대체적으로 다음과 같은 몇가지 說이 있다.

❶ 체질은 개체의 생장발육과정에서 형성되는 代謝·機能 및 構造上의 특수성이다. 이러한 특수성은 특정한 발병인자에 대해 쉽게 감염되는 개체의 성질 및 발생하는 병리변화의 경향을 결정한다.

❷ 체질은 정상상태하에서 유기체가 갖는 自我調節能力이며, 외계환경에 대한 적응능력이다.

❸ 체질(氣質을 포함한)은 선천적인 稟賦와 후천적인 調攝에 의해 형성되며, 자연과 사회환경에 적응한 形態로서 氣化機能·表情 및 態度에 나타나는 特性이다. 체질은 유기체내의 陰陽運動에 의해서 형성된 특수성을 반영하는데 이러한 특수성은 氣血을 기초로 하고 臟腑의 건강과 쇠약함에 의해 결정된다.

❹ 체질은 외부로 드러나는 형태·조직기관의 기능적 특징·氣質(정신적인 면모·성격 정서의 총합)의 三要素로 組成된 개체의 특징이다.

二. 체질과 기질의 관계

일부에서는 體質과 氣質을 구별되면서 밀접하게 연관되는 개념으로 본다. 일반적으로 기질의 보편적 개념은 개인의 심리적 특징을 기초로 하여 형성되었으며, 체질은 형태와 기능면에서 개체가 갖는 특징을 중요시한다. 다만 체질의 유형은 때로 어떤 기질적 특징을 띤다. 다른 견해로서 한의학에서는 형체와 정신의 통일을 강조하여, 체질에 기질적 내용을 포함시킴으로써 兩者를 不可分의 관계로 정의한다.

三. 체질의 분류

체질에 대한 분류는 일치하지 않으며, 다음과 같은 몇 가지 분류로 귀납할 수 있다.

❶ 병리상의 각도에서 여섯 가지로 분류된다.

正常體質·滯冷體質·燥紅體質·倦晄體質·膩滯體質·晦澁體質

❷ 임상상의 각도에서 일곱 가지로 분류된다.

正常體質·陰虛體質·陽虛體質·痰濕體質·濕熱體質·氣虛體質·瘀血體質

❸ 個體의 病質에 따라서 아홉 종류로 분류한다.

無力體質·蒼白體質·粘液體質·紫滯體質·遲弱體質·盜熱體質·冷激體質
奮力體質·結障體質

❹ 생리상의 각도에서 機能調和型·亢奮型·缺乏型으로 분류되며, 각 類型마다 약간의 亞型이 있다.

❺ "體質證候類型"에는 열두 가지가 있다.

陰虛型·陰寒型·陽虛型·陽熱型·氣虛型·氣滯型·血虛型·血瘀型·津虧型·痰濕型·動風型·蘊毒型

四. 임상에서 응용되는 체질학설

1. 體質과 辨證

임상에서의 한의학적 辨證過程은 실제로 체질의 辨別을 포함하고 있다.

이른바 "證"이란, 각종 발병인자가 체질에 작용한 후, 형성된 臨床類型이다. 체질은 특정한 발병인자에 쉽게 감염되는 성질을 결정하는 이외에 발생하는 병변유형의 경향으로 나타난다. 風寒의 邪가 濕한 체질에 작용하면, 風濕證이 생기고, 溫熱의 邪가 熱한 체질에 작용하면, 溫熱病이 생기는 것과 같이, 病因이 다르고 체질이 다르면 형성되는 證(혹은 病)도 다르다. 風寒의 邪가 寒한 체질에 작용하면, 寒證이 형성되고, 熱한 체질에 작용하면, 매우 빠른 속도로 熱症으로 전환되는 것과 같이 병인이 같아도 체질이 다르면 일정한 조건하에서 상이한 證이 발생된다. 熱體에 溫邪가 작용하면 응당 熱證이 발생하지만 寒邪가 작용하여도 熱로 化하여서 熱證이 형성되듯이 병인이 다르더라도 체질이 같으면 일정한 조건하에서 같은 證이 형성된다. 그러므로 "證"은 체질유형에 따라서 변한다. 임상에서 辨證하려면, 체질적 내용을 포함하는 연령·성별·체형·품성·성격 등의 요소를 고려해야 한다. 그러므로 환자의 체질적 특징을 파악하는 것은 질병의 발생·발전과정 중 체내 陰陽의 모순된 轉化를 분석하고 질병의 성질을 판명하며, 證候를 확정하는 과정에서 매우 중요하다. 일부 학자들은 이를 "體質辨證"이라 한다.

2. 체질과 치료

한의학에서는 병을 치료할 때, 整體的 치료를 강조하므로 局部的 병변이라 할지라도 整體性의 失調를 조절하는 데서부터 치료를 시작해야 한다. 이른 바, "治病求本"의 "本"은 어떤 의미에서 체질적 요소를 포함한다. 체질의 다양함으로 인해 임상에서 "異病同證"과 "同病異證"이 나타나므로, 치료시에도 "同病異治"하고 "異病同治"하는 것으로써, 체질이야말로 同一한 병에 다른 치료법을 쓰고 상이한 병에 같은 치료법을 쓸 수 있는 물질적 근거임을 알 수 있다. 이외에, 체질에 따라 약물에 대한 反應性과 耐性에 큰 차이가 나므로 치료효과 역시 현격한 차이가 있다. 그러므로 치료과정에서 처음부터 끝까지 체질적 요소를 주의해야 하며, 신중하게 처방과 약물을 선택해야 한다. 한의학에서 이른 바, "因人制宜"의 치료원칙은 체질에 근거를 둔 치료로 이해된다.

參考文獻

黃帝內經素問	王冰注
靈樞經	〃
難　經	〃
中藏經	華　佗
金匱要略	張　機
傷寒論	張　機
黃帝內經太素	楊上善
諸病源候論	巢元方
備急千金要方	孫思邈
素問病機氣宜保命集	劉完素
儒門事親	張從正
脾胃論	李　杲
格致餘論	朱丹溪
類　經	張景岳
類經圖翼	張景岳
景岳全書	張景岳
醫旨緖餘	孫一奎
醫學入門	李　梴
醫學綱目	樓　英
醫宗必讀	李中梓
醫　貫	趙獻可
醫門法律	喩　昌
醫宗金鑑	吳　謙
沈氏尊生書	沈金鰲
周氏醫學叢書	周學海
吳醫滙講	唐大烈

醫學心悟 程國彭
醫　碥 何夢瑤
醫林改錯 王淸任
血證論 唐容川
中醫學基礎 北京中醫學院 編
中醫基礎理論 印會河
中醫學基礎 上海中醫學院 編
實用中醫基礎學 李德新
經絡學 李　鼎
中醫病理硏究 匡調元
中醫體質學說 王　琦
內經的哲學和中醫學的方法 劉長林
內經講議 北經中醫學院 編
簡明中醫辭典 中醫硏究院, 廣州中醫學院 編
黃帝內經素問校釋 山東中醫學院, 河北醫學院 編
靈樞經校釋 河北醫學院

역자 약력

박찬국(朴贊國)

1978년 경희대학교 한의대과대학 졸업
1981년 경희대학교 대학원 한의학석사 학위 취득
1985년 경희대학교 대학원 한의학박사 학위 취득
1989년 경희대학교 한의과대학 조교수
1989년 경희대학교 한의고전연구소 연구위원
현 재 만당한방병원 병원장
논 문 : 溫病學 발달에 관한 문헌적 연구
저 서 : 『醫學漢文』(1987년, 성보사)
『한의학대사전(Ⅰ·Ⅱ)』
『溫病學』(1989년, 성보사)
『문답식 傷寒金匱溫病』(1990년, 성보사)
『病因病機學』(1992년, 성보사)
『醫學漢文(신편개정)』(2000년, 성보사) 외 다수

장상학(臟象學)

1992년 3월 20일 초판 발행
2002년 9월 11일 2쇄
2008년 10월 20일 3쇄

譯 者 : 朴 贊 國
발행인 : 裵 秉 哲

발행처 : **성보사** 부설 전통의학연구소
경기 성남 분당 야탑동 150 분당테크노파크 A동 605호
☎ 702-9497, 702-9498
등록일 : 1978년 5월 17일
등록번호 : 제1-266호

조 판 : 창 조 문 화 사
인 쇄 : 천 광 인 쇄 사

정가 15,000원

ISBN : 978-89-88794-15-9 93510
홈페이지 : www.imedishop.com